# INTERCONSULTA PSIQUIÁTRICA
## NO HOSPITAL GERAL

# INTERCONSULTA PSIQUIÁTRICA NO HOSPITAL GERAL

EDITORES

Alexandre Jack Dwan

Isabella D'Andrea Garcia da Cruz

Júlia de Melo Koneski

Mauro Shigueharu Olde Junior

Lucas Tokeshi

manole editora

Capa: Ricardo Yoshiaki Nitta Rodrigues
Imagem da capa: istockphoto.com
Projeto gráfico: Departamento Editorial da Editora Manole
Editoração eletrônica: R G Passo

**CIP-BRASIL. CATALOGAÇÃO NA PUBLICAÇÃO**
**SINDICATO NACIONAL DOS EDITORES DE LIVROS, RJ**

---

I48

Interconsulta psiquiátrica no hospital geral / editores Alexandre Jack Dwan ... [et al.]. -
1. ed. - Barueri [SP] : Manole, 2025.
23 cm.

Inclui bibliografia e índice
ISBN 978-85-204-6459-5

1. Psiquiatria. 2. Saúde mental - Estudo e ensino. 3. Serviços de saúde mental. I. Dwan, Alexandre Jack.

25-95861 CDD: 362.2071
CDU: 364.622

---

Gabriela Faray Ferreira Lopes - Bibliotecária - CRB-7/6643



1ª edição – 2025.

**Editora Manole Ltda.**
Alameda Rio Negro, 967, conj. 717
Alphaville Industrial – Barueri – SP - Brasil
CEP: 06454-000
Fone: (11) 4196-6000
www.manole.com.br | https://atendimento.manole.com.br/

Impresso no Brasil | *Printed in Brazil*

# Editores

Alexandre Jack Dwan

Médico formado pela Faculdade de Medicina da Universidade de São Paulo (FMUSP). Psiquiatra formado pelo Instituto de Psiquiatria do Hospital das Clínicas da FMUSP (IPq-HCFMUSP). Ex-coordenador do Serviço de Interconsulta Psiquiátrica do IPq-HCFMUSP e do Grupo de Interconsultas do IPq-HCFMUSP. Ex-colaborador do Ambulatório de Dor do Departamento de Anestesiologia do HCFMUSP. Fundador da Unidade de Cetamina do IPq-HCFMUSP. Colaborador do Ambulatório de Psicodermatoses do Departamento de Dermatologia do HCFMUSP.

Isabella D'Andrea Garcia da Cruz

Médica formada pela Faculdade de Medicina da Universidade de São Paulo (FMUSP). Psiquiatra pelo Instituto de Psiquiatria do Hospital das Clínicas da FMUSP (IPq-HCFMUSP). Preceptora da Graduação da FMUSP 2021. Autora do livro *Compreendendo o suicídio.*

Júlia de Melo Koneski

Médica Psiquiatra pelo Instituto de Psiquiatria do Hospital das Clínicas da Faculdade de Medicina da Universidade de São Paulo (IPq-HCFMUSP). Psiquiatra e supervisora no IPq-HCFMUSP nos serviços de Interconsulta Psiquiátrica, Enfermaria de Ansiedade e Depressão (EAND) e no Departamento de Psicoterapia.

Mauro Shigueharu Oide Junior

Graduação e residência médica em Psiquiatria pela Faculdade de Medicina da Universidade de São Paulo (FMUSP). Bacharelado em Educação Física pela Escola de Educação Física da Universidade de São Paulo (EEFUSP).

Lucas Tokeshi

Graduação em Medicina pela Faculdade de Medicina da Universidade de São Paulo (FMUSP). Residência em Psiquiatria pelo Instituto de Psiquiatria do Hospital das Clínicas da FMUSP (IPq-HCFMUSP). Foi preceptor da graduação da FMUSP e médico psiquiatra do GRAPAL.

# Autores

Alexandre Jack Dwan

Médico formado pela Faculdade de Medicina da Universidade de São Paulo (FMUSP). Psiquiatra formado pelo Instituto de Psiquiatria do Hospital das Clínicas da FMUSP (IPq-HCFMUSP). Ex-coordenador do Serviço de Interconsulta Psiquiátrica do IPq-HCFMUSP e do Grupo de Interconsultas do IPq-HCFMUSP. Ex-colaborador do Ambulatório de Dor do Departamento de Anestesiologia do HCFMUSP. Fundador da Unidade de Cetamina do IPq-HCFMUSP. Colaborador do Ambulatório de Psicodermatoses do Departamento de Dermatologia do HCFMUSP.

André Silva Franco

Médico Assistente do Serviço de Reumatologia do Hospital das Clínicas da Faculdade de Medicina da Universidade de São Paulo (HCFMUSP). Graduação em Medicina pela FMUSP. Residência em Clínica Médica e Reumatologia pelo HCFMUSP. Especialista em Reumatologia pela Sociedade Brasileira de Reumatologia (SBR).

Antônio Fernando B. Azevedo Filho

Residência em Cardiologia pelo Instituto do Coração do Hospital das Clínicas da Faculdade de Medicina da Universidade de São Paulo (InCor-HCFMUSP). Título de Especialista em Cardiologia pela Sociedade Brasileira de Cardiologia (SBC). Especialização em Medicina Intensiva pelo InCor-HCFMUSP.

Antonio Paulo Rinaldi Asciutti

Médico formado pela Faculdade de Medicina da Universidade de São Paulo (FMUSP). Psiquiatra formado pelo Hospital das Clínicas da FMUSP (HCFMUSP). Preceptor da Residência Médica em Psiquiatria pelo HCFMUSP.

Brasil Chian Ping Jeng

Neurocirurgião e Doutor em Ciências pela Universidade de São Paulo. Supervisor da Unidade de Neurocirurgia de Emergência do Hospital das Clínicas da Faculdade de Medicina da Universidade de São Paulo.

Bruna Bartorelli

Médica psiquiatra assistente do Instituto de Psiquiatria do Hospital das Clínicas da Faculdade de Medicina da Universidade de São Paulo (IPq-HCFMUSP). Fundadora e coordenadora do Serviço Interdisciplinar Especializado no Atendimento, Ensino e Pesquisa de Transtornos Somáticos e Transtorno Factício (SOMA).

Camila Eleuterio Rodrigues

Médica assistente do Grupo de Injúria Renal Aguda do Hospital das Clínicas da Faculdade de Medicina da Universidade de São Paulo. Doutorado em Nefrologia pela Universidade de São Paulo. Pós-Doutorado em Nefrologia pela University of New South Wales, Sydney, Austrália.

Débora Luciana Melzer-Ribeiro

Médica Psiquiatra. Formada pela Faculdade de Medicina de Jundiaí. Mestre e Doutora pelo Departamento de Psiquiatria da Faculdade de Medicina da Universidade de São Paulo (FMUSP). Assistente do Serviço de Terapias Biológicas (ECT) e do PROJESQ do Instituto de Psiquiatria do Hospital das Clínicas da FMUSP (IPq-HCFMUSP). Colaboradora do Serviço de ECT do CAISM Vila Mariana - Universidade Federal de São Paulo (UNIFESP). Diretora Clínica da Clínica de Psiquiatria Intervencionista Neuromodula/SOS Psiquiatria.

Dov Charles Goldenberg

Graduação pela Faculdade de Medicina da Universidade de São Paulo (FMUSP). Residência Médica em Cirurgia Geral e Cirurgia Plástica no Hospital das Clínicas da FMUSP (HCFMUSP). Especialista em Cirurgia Plástica pela AMB e MEC (RQE 16027) com certificação na área de atuação de Cirurgia Craniomaxilofacial (RQE 160271). Mestrado e Doutorado pela FMUSP. Professor Livre-Docente pela FMUSP. Chefe do Grupo de Cirurgia Plástica Pediátrica do HCFMUSP. Supervisor do Programa de Residência Médica em Cirurgia Plástica do Hospital das Clínicas da Faculdade de Medicina da Universidade de São Paulo. Editor-Chefe da *Revista Brasileira de Cirurgia Plástica*. Editor Regional da *Plastic and Reconstructive Surgery Journal Global Open* (PRS-GO). Editor Associado do *Journal of Vascular Anomalies*. Ex-presidente da Associação Brasileira de Cirurgia Craniomaxilofacial (ABCCMF). Coordenador Científico da International Society for the Study of Vascular Anomalies (ISSVA). Membro do Conselho da Sociedade Internacional de Cirurgia Craniofacial (ISCFS).

Elisabeth Lima Nicodemo

Diretora técnica e Médica Assistente do Grupo de Interconsultas da Divisão de Clínica de Moléstias Infecciosas do Hospital das Clínicas da Faculdade de Medicina da Universidade de São Paulo.

## Emanuelle Roberta da Silva Aquino

Médica assistente do Grupo de Distúrbios Vestibulares e do Equilíbrio e do Grupo de Emergências Neurológicas do Hospital das Clínicas da Faculdade de Medicina da Universidade de São Paulo (HCFMUSP). Médica do Hospital Sírio-Libanês, trabalhando no Programa de Apoio ao Desenvolvimento Institucional do SUS (PROADI – SUS). Membro titular da Academia Brasileira de Neurologia.

## Felipe Chiodini Machado

Médico anestesiologista com área de atuação em dor. Doutorado pela Universidade de São Paulo. Pesquisador do Hospital das Clínicas da Faculdade de Medicina da Universidade de São Paulo (HCFMUSP) com linha de pesquisa em dor. Membro da Equipe de Controle de Dor da Divisão de Anestesiologia do HCFMUSP. Coordenador da Equipe de Dor do Hospital BP – A Beneficência Portuguesa de São Paulo. Coordenador da Equipe de Dor do Hospital São Luiz Unidade Jabaquara. Coordenador da Pós-graduação em Medicina Intervencionista da Dor do Hospital Israelita Albert Einstein.

## Flora Goldemberg

Médica Assistente do Serviço de Extensão ao Atendimento de Pacientes HIV/AIDS da Divisão de Clínica de Moléstias Infecciosas do Hospital das Clínicas da Faculdade de Medicina da Universidade de São Paulo.

## Gabriel Henrique Beraldi

Psiquiatra pelo Instituto de Psiquiatria do Hospital das Clínicas da Faculdade de Medicina da Universidade de São Paulo (IPq-HCFMUSP). Colaborador do Programa Esquizofrenia (PROJESQ) do IPq-HCFMUSP.

## Isabella D'Andrea Garcia da Cruz

Médica formada pela Faculdade de Medicina da Universidade de São Paulo (FMUSP). Psiquiatra pelo Instituto de Psiquiatria do Hospital das Clínicas da FMUSP (IPq-HCFMUSP). Preceptora da Graduação da FMUSP 2021. Autora do livro *Compreendendo o suicídio*.

## Julia Alice Cavicchioli Goldenberg

Graduação pela Faculdade de Medicina da Pontifícia Universidade Católica de São Paulo, *campus* Sorocaba. Médica Residente do Programa de Residência Médica em Psiquiatria do Hospital Israelita Albert Einstein – São Paulo.

Júlia de Melo Koneski

Médica Psiquiatra pelo Instituto de Psiquiatria do Hospital das Clínicas da Faculdade de Medicina da Universidade de São Paulo (IPq-HCFMUSP). Psiquiatra e supervisora no IPq-HCFMUSP nos serviços de Interconsulta Psiquiátrica, Enfermaria de Ansiedade e Depressão (EAND) e no Departamento de Psicoterapia.

Kasys Meira Gervatauskas

Graduação em Medicina pela Universidade Estadual Paulista Júlio de Mesquita Filho. Possui residência em Clínica Médica – Medicina Interna pelo Hospital das Clínicas da Faculdade de Medicina da Universidade de São Paulo (HCFMUSP). Residência de Hematologia e Hemoterapia no HCFMUSP. Médico Preceptor do Programa de Residência Médica de Hematologia e Hemoterapia no HCFMUSP.

Lívia Ciaramello Vieira

Médica formada pela Faculdade de Medicina de Botucatu (UNESP). Psiquiatra pela Faculdade de Medicina da Universidade de São Paulo. Aprimoranda em Psicanálise pelo Instituto Sedes Sapientiae.

Lucas Tokeshi

Graduação em Medicina pela Faculdade de Medicina da Universidade de São Paulo (FMUSP). Residência em Psiquiatria pelo Instituto de Psiquiatria do Hospital das Clínicas da FMUSP (IPq-HCFMUSP). Foi preceptor da graduação da FMUSP e médico psiquiatra do GRAPAL.

Marcello Menta Simonsen Nico

Médico Dermatologista. Professor Associado e Livre-Docente pela Faculdade de Medicina da Universidade de São Paulo (FMUSP).

Marina Gruenwald Peres

Enfermeira Especialista em Saúde Mental e Psiquiátrica, Instituto de Psiquiatria do Hospital das Clínicas da Faculdade de Medicina da Universidade de São Paulo.

Matheus Polly

Médico Assistente da Enfermaria da Divisão de Clínica de Moléstias Infecciosas do Hospital das Clínicas da Faculdade de Medicina da Universidade de São Paulo.

Mauro Shigueharu Oide Junior
Graduação e residência médica em Psiquiatria pela Faculdade de Medicina da Universidade de São Paulo (FMUSP). Bacharelado em Educação Física pela Escola de Educação Física da Universidade de São Paulo (EEFUSP).

Paula Gerlero
Médica Dermatologista. Médica Voluntária do Ambulatório de Dermatologia do Hospital das Clínicas da Faculdade de Medicina da Universidade de São Paulo (FMUSP).

Pedro Henrique Martins da Cunha
Neurocirurgião. Doutorando do Programa de Pós-graduação em Neurologia – Faculdade de Medicina da Universidade de São Paulo.

Rafael Kitayama Shiraiwa
Graduado pela Universidade de São Paulo (USP). Médico Assistente do Hospital das Clínicas da Faculdade de Medicina da USP. Residência Médica em Endocrinologia e Metabologia na USP. Residência Médica em Clínica Médica na USP.

Samuel Katsuyuki Shinjo
Reumatologista. Professor Associado da Disciplina de Reumatologia da Faculdade de Medicina da Universidade de São Paulo (FMUSP).

Vanessa Favaro
Psiquiatra da Divisão Médica do Instituto de Psiquiatria do Hospital das Clínicas da Faculdade de Medicina da Universidade de São Paulo.

Wellingson Silva Paiva
Neurocirurgião. Professor Livre Docente pelo Departamento de Neurologia da Faculdade de Medicina da Universidade de São Paulo (FMUSP). Coordenador da Unidade de Neurotrauma do Hospital das Clínicas da FMUSP.

# Sumário

# Introdução

## INTRODUÇÃO

A interconsulta psiquiátrica se desenvolveu a partir do início do século XX dentro de unidades psiquiátricas em hospitais gerais. Inicialmente, foi definida como a área da psiquiatria que abrange clínica, atividades de ensino e pesquisa em saúde mental em divisões não psiquiátricas. Na prática, ela auxilia o profissional que não é da saúde mental a diagnosticar, estruturar o tratamento e promover a prevenção de morbidades psiquiátricas em portadores de problemas somáticos ou físicos[1].

Geralmente, o profissional responsável pela interconsulta psiquiátrica recebe a solicitação de avaliação de um colega médico. Ele analisa o caso, as circunstâncias envolvidas e oferece uma resposta à clínica solicitante. As dúvidas podem envolver diagnóstico, conduta ou ambos. Apesar de não ser parte integrante da equipe primária, esse interconsultor atua junto a ela na medida em que sua presença é requisitada. Ao solicitante cabe avaliar as informações prestadas e implementar as medidas propostas pelo interconsultor que forem consideradas apropriadas para o tratamento como um todo.

Com a pandemia de COVID-19, novos desafios surgiram. A ampla variedade de sintomas psiquiátricos e neuropsiquiátricos apresentados pelos pacientes com a doença, o grande número de internações prolongadas e o adoecimento das equipes de saúde que estavam na linha de frente de combate ao vírus demandam a ampliação do escopo da interconsulta psiquiátrica, tanto aos pacientes quanto aos profissionais de saúde inseridos no contexto de pandemia[2].

Nesse período, constatou-se que muitos profissionais de saúde também apresentavam sintomas de adoecimento mental, variando de 25 a 70% de acordo com o local e os tipos de sintomas[2].

Um olhar global aponta que a prevalência de doenças psiquiátricas em pacientes internados costuma variar de 23 a 61%, dependendo do serviço[3,4]. Em pacientes críticos, a prevalência de sintomas neuropsiquiátricos pode chegar a 85%[2].

Entre pacientes admitidos em hospitais gerais, aproximadamente 1% necessita de avaliação especializada em psiquiatria, sendo os transtornos de humor a principal causa de solicitação[3,4].

Em contraste com o modo de atuação convencional da interconsulta médica, alguns estudos recentes sugerem que a realização de rastreio para detecção de casos que necessitem de atenção psiquiátrica pode levar a um atendimento mais precoce. Como desfecho, observa-se maior satisfação dos pacientes e melhor gerenciamento dos recursos humanos e financeiros, sendo um modelo de interconsulta a ser considerado[5].

A interconsulta tradicionalmente é solicitada por médico não psiquiatra. Esse chamado pode ocorrer em contextos diversos, da atenção primária ao serviço hospitalar de emergência. Na maior parte, a atuação ocorre em ambiente hospitalar, com uma equipe variável que se constitui de um psiquiatra, acompanhado ou não de profissionais da área de psicologia e enfermagem, oferecendo suporte a pacientes sob os cuidados de outras equipes[3,6].

No modelo de interconsulta proativo, todos os pacientes internados são submetidos a um rastreio em busca de condições psiquiátricas que possam vir a interferir no cuidado do paciente[5].

No Brasil, temos uma forma própria de pensar na interconsulta como parte do Sistema Único de Saúde (SUS), que é o matriciamento. Formulado em 1999 por Gastão Wagner Campos, o matriciamento (também chamado de apoio matricial) se difere do modelo médico de interconsulta por pensar em estratégias horizontais de atenção e avaliação sem que exista hierarquização profissional e/ou de saberes, em que duas ou mais equipes criam uma proposta de intervenção pedagógico-terapêutica por meio de construção compartilhada[7].

O psiquiatra da equipe, seja em ambiente hospitalar ou de atenção primária, precisa de um amplo conhecimento clínico, pois em muitas ocasiões ele será chamado para avaliar pacientes com comorbidades psiquiátricas que tiveram descompensação aguda de alguma doença clínica. Em outras situações, precisará fazer o diagnóstico diferencial entre uma alteração de origem psíquica e outras de origem orgânica. Dessa forma, faz-se importante realizar uma boa história clínica, um exame físico completo e uma avaliação atenta e crítica com propedêutica armada[8].

Dentre as causas mais comuns de esclarecimentos diagnósticos nas quais a hipótese que motiva a solicitação de interconsulta difere do diagnóstico feito pelo psiquiatra, encontram-se o *delirium* e a depressão. O psiquiatra também se depara frequentemente com situações que envolvem questões sociais, psicológicas e de bem-estar que demandam tempo e outros recursos que vão além das possibilidades de abordagem psiquiátrica na interconsulta[3,6].

Os diagnósticos psiquiátricos em si, suas inter-relações com o indivíduo e sua clínica, somatização e adaptação, além das possibilidades de quadros factícios, tornam o campo de ação da interconsulta psiquiátrica muito vasto e complexo.

Algumas das situações para solicitação de interconsulta mais comuns que observamos no dia a dia do hospital geral são[6]:

- Autolesão, ideação e/ou tentativa de suicídio.
- Insucesso terapêutico no cuidado realizado por não especialista.
- Presença de sintomas psicóticos.
- Antecedente pessoal e/ou familiar de transtorno bipolar.
- Características de funcionamento do paciente que dificultem a condução adequada do caso.
- Ajuste da medicação psiquiátrica do transtorno de base do paciente.

Os trabalhos mostram que uma abordagem mais precoce tende a resultar em uma resposta mais incisiva. Não há um consenso internacional, mas podem-se dividir as interconsultas em emergenciais, urgentes e subagudas, sendo adequada uma abordagem em até uma hora quando emergencial e em até dois dias úteis quando subaguda[6]. O rastreio de situações de risco para intercorrências psiquiátricas pode ser uma solução para melhorar o tempo de resposta das equipes[5].

Equívocos na solicitação ou não da interconsulta estão relacionados a diversos fatores que envolvem questões do sistema, da equipe de saúde e do paciente. Os principais problemas citados são: dificuldades no acesso ao psiquiatra, comunicação ineficiente, baixo reconhecimento da necessidade de cuidados psiquiátricos e questões referentes ao estigma enfrentado pelo paciente com tais necessidades. A avaliação da qualidade do serviço e as metas de cada serviço de saúde são variáveis. Todavia, almeja-se que a interconsulta psiquiátrica colabore com a melhora da custo-efetividade das internações hospitalares e que traga mais segurança e satisfação para os pacientes e para as equipes de cuidado em saúde[9].

Dentro do contexto da interconsulta psiquiátrica, surge a psiquiatria de ligação. Embora muitas vezes usadas de forma intercambiável e até como sinônimos, é importante ressaltar que a interconsulta psiquiátrica e a psiquiatria de ligação possuem diferenças de definição. A psiquiatria de ligação atua na interface entre a saúde física e a mental, visando não só ser o psiquiatra em um ambiente clínico; concentra-se no atendimento de pacientes hospitalizados por outras condições médicas, abordando as questões mentais que surgem durante a internação, contribuindo para o bem-estar global do paciente e podendo exercer função de elo entre as saúdes física e mental e entre as especialidades e profissionais. O psiquiatra de ligação trabalha de forma mais estreita com a equipe médica responsável pelo tratamento da condição médica primária do paciente, garantindo uma abordagem integral e coordenada para o seu cuidado.

O principal objetivo da psiquiatria de ligação é manter esse elo entre a psiquiatria e as demais especialidades médicas dentro do hospital geral, com o intuito de que a abordagem do paciente (não necessariamente psiquiátrico) se realize integrando as suas vertentes biopsicossociais, não necessariamente como consulta, mas como acompanhamento integral[10].

Durante a pandemia de COVID-19, a interconsulta psiquiátrica mostrou-se importante também no suporte às equipes de saúde, não só aos seus pacientes. Diversos hospitais implementaram durante a pandemia serviços de bem-estar, sensibilização para funcionários doentes, grupos de apoio virtuais, psicoeducação, apoio e ajuda para a normalização do processo de autocuidado[2]. Isso mostra como o serviço de interconsulta psiquiátrica pode ser versátil e complexo, a depender do contexto e da demanda. Trata-se de um aspecto particularmente desafiador, considerando-se o impacto na saúde mental e no aumento de comportamentos de negligência com o próprio cuidado enfrentado por equipes de saúde em momentos de crise, além da frequente sobrecarga ocasionada pelo enfrentamento de situações eticamente complexas[11]. A estruturação de metodologias de cuidado preventivo e a atuação da interconsulta auxiliando equipes de saúde no manejo de suas próprias angústias e sentimentos em relação ao paciente podem ocasionar impacto positivo, promovendo melhor instrumentalização para lidar com relacionamentos interpessoais e reduzindo taxas de *burnout*[12], constituindo outra vertente na pletora de áreas em que equipes de interconsulta psiquiátrica podem atuar.

## PERSPECTIVAS FUTURAS

Com a evolução da telecomunicação, novas formas de consultoria têm surgido. Estudos mais recentes mostram que a teleconsulta com câmeras e microfones tem resultado comparável à interconsulta presencial[13]. Durante a pandemia, esse recurso foi amplamente utilizado no cuidado de pacientes em setores de isolamento[2].

O modelo de interconsulta proativa, as adaptações às demandas da COVID e o modelo de matriciamento do SUS são exemplos de como a interconsulta pode ser maleável e evoluir de acordo com o sistema em que está inserida. Extrapolando esse caráter direto, a interconsulta pode auxiliar e direcionar estratégias de tratamento. A utilização da formulação diagnóstica psiquiátrica e o caráter psicoeducacional da comunicação diagnóstica para o paciente e a equipe que o acompanha podem auxiliar em melhorias na estruturação do planejamento terapêutico[13].

Ademais, há uma nascente, porém importante, área de intersecção entre a interconsulta psiquiátrica e aspectos éticos na condução de casos complexos, com implicações em casos de transplantes[15] e na medicina reprodutiva[14].

A despeito dessas diversas frentes promissoras como focos de expansão para a interconsulta psiquiátrica, abordagens para dirimir o estigma relacionado à saúde mental seguem como um desafio imperativo a ser enfrentado nessa área, mantendo-se uma das principais questões enfrentadas na melhor integração da psiquiatria com outras áreas de saúde mental[16].

## REFERÊNCIAS BIBLIOGRÁFICAS


1. Lipowski ZJ. Consultation-liaison psychiatry: an overview. Am J Psychiatry. 1974;131(6):623-30.
2. Shapiro PA, et al. Report of the academy of consultation-liaison psychiatry task force on lessons learned from the COVID-19 pandemic: executive summary. J Acad Consultation-liaison Psychiatry. 2021;62(4):377-386.
3. Poli R, Carreca A, Colmegna F, Ferraris S, Gagliardi E, Tamborini S, et al. The practice of consultation psychiatry in Italy: a multi-centre study. J Psychosom Res. 2017;96:32-34.
4. Nakabayashi TIK, Guerra KA, Souza RM, Loureiro SR, Contel JOB, Cabrera CC, et al. Comparação entre solicitações psiquiátricas de dois hospitais gerais universitários brasileiros: uso do protocolo de registro de interconsulta em saúde mental. Cad Saúde Pública. 2010;26(6).
5. Oldham MA, Khushminder C, Hochang BL. A systematic review of proactive psychiatric consultation on hospital length of stay. Gen Hospital Psychiatry. 2019;60:120-6.
6. Wand APF, Wood R, Macfarlane MD, Hunt GE. Comparison of consultation liaison psychiatry services for inner-city, district or regional general hospitals using a common tool: Does one size fit all? J Psychosom Res. 2016;84:13-21.
7. Chiaverini DH, et al. Guia prático de matriciamento em saúde mental. Brasília: Ministério da Saúde/Centro de Estudo e Pesquisa em Saúde Coletiva; 2011.
8. Lackamp JM. The stages of consultation-liaison psychiatry. Acad Psychiatry. 2015;39:217.
9. Wood R, Wand AP. The effectiveness of consultation-liaison psychiatry in the general hospital setting: A systematic review. J Psychosom Res. 2014;76(3):175-92.
10. Mota A. Psiquiatria de ligação. Med Interna. 2020;7(1):239-245.
11. Greenberg N, Docherty M, Gnanapragasam S, Wessely S. Managing mental health challenges faced by healthcare workers during COVID-19 pandemic. BMJ. 2020;368:m1211.
12. Dattoli VCC, Tannus BG. Grupos Balint e o processo de aprendizagem em medicina. Boletim do Curso de Medicina da UFSC. 2018;4(6).
13. Graziane JA, Gopalan P, Cahalane J. Telepsychiatry consultation for medical and surgical inpatient units. Psychosomatics. 2017.

14. Herschkopf MD. Ethical issues in consultation-liaison psychiatry. Psychiatr Clin North Am. 2021;44(4):591-601.
15. Chin HP. Case vignettes in transplant psychiatry ethics. Camb Q Healthc Ethics. 2022;31(3):386-394.
16. Helingoe KE, Cullum S, Ng L. Stigma in consultation liaison psychiatry: A qualitative study of trainee psychiatrists. Australas Psychiatry. 2022;30(5):658-62.

# 1
# Interconsulta psiquiátrica no pronto-socorro

Gabriel Henrique Beraldi
Lucas Tokeshi
Débora Luciana Melzer-Ribeiro

## SINTOMAS PSIQUIÁTRICOS SECUNDÁRIOS A CONDIÇÕES CLÍNICAS

Nem todo paciente com sintomas psiquiátricos admitidos no pronto-socorro (PS) possuem, necessariamente, uma doença psiquiátrica primária, mas sim, secundária a uma condição clínica. Alguns sinais e sintomas psiquiátricos de transtorno mental secundário são[1,2]:

- Alterações em sinais vitais (como temperatura, pressão arterial, frequência cardíaca e respiratória).
- Alterações no exame físico (especialmente neurológico, como alterações pupilares, distúrbio da marcha e equilíbrio, sinais de traumatismo craniano, entre outras).
- Alterações cognitivas abrutas (como rebaixamento do nível de consciência, amnésia, desorientação, desatenção e desorganização do pensamento).
- Alucinações visuais, especialmente com objetos ou animais.
- Incontinência iniciada recentemente.
- Episódios anteriores de manifestação psiquiátrica de doenças clínicas.
- Doenças clínicas sabidamente conhecidas.
- Início abrupto dos sintomas.
- Uso de substâncias psicoativas.
- Manifestação atípica dos sintomas psiquiátricos.

Ao nos colocarmos diante de um paciente com sintomas psiquiátricos no PS, devemos pautar nossa avaliação pelos seguintes questionamentos:

- A apresentação psiquiátrica dos sintomas é incomum?
- Há alguma condição médica ou uso de substância que pode estar relacionado com o quadro temporalmente?
- Os sintomas psiquiátricos são mais bem explicados por um transtorno mental primário?
- A apresentação psiquiátrica é uma consequência direta de uma doença primária orgânica ou do uso de substâncias?

A Figura 1 resume os passos da avaliação e do manejo do paciente com sintomas psiquiátricos no PS.

## AVALIAÇÃO DO PACIENTE

Não existe nenhum teste, exame ou procedimento que possa diferenciar de modo fácil e acurado um sintoma psíquico primário, decorrente de um transtorno mental, de um sintoma psíquico secundário, decorrente de uma doença clínica. Devem-se identificar possíveis causas para os sintomas psiquiátricos por meio de uma avaliação médica completa, além de realizar exames físicos, laboratoriais e de neuroimagem (Quadro 1)[3,4].

**Quadro 1** Componentes importantes da avaliação de pacientes com sintomas psiquiátricos no pronto-socorro

| |
|---|
| Anamnese médica geral e psiquiátrica completa, buscando identificar sintomas sugestivos de causalidade orgânica |
| Revisão dos medicamentos em uso, buscando principalmente mudanças recentes do esquema terapêutico (doses e horários) |
| Exame físico direcionado |
| Exame do estado mental |
| Exames laboratoriais e de imagem |

## EXAMES COMPLEMENTARES

Métodos auxiliares no diagnóstico de causas orgânicas devem estar disponíveis para o médico, assim como a possibilidade de solicitar interconsulta de outras especialidades (Tabela 1)[3,5].

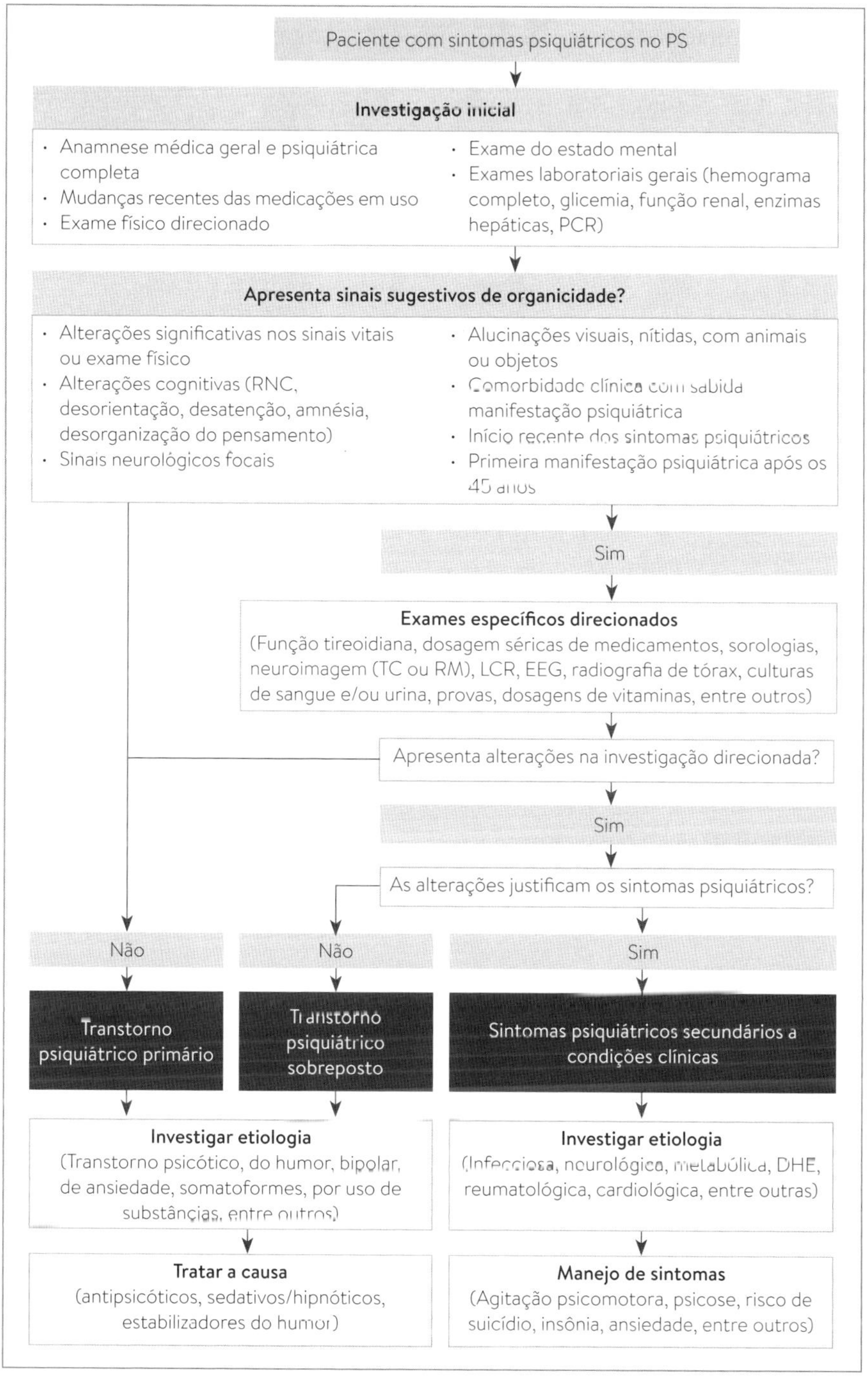


**Figura 1** Avaliação e manejo do paciente com sintomas psiquiátricos no pronto-socorro.

**Tabela 1** Exames relevantes na investigação de sintomas psiquiátricos no serviço de emergência

| | |
|---|---|
| Exames laboratoriais gerais | Indicados para todos os pacientes com sintomas psíquicos no pronto-socorro (hemograma, glicemia, ureia, creatinina e eletrólitos, transaminases, bilirrubinas, albumina, coagulograma e urina 1) |
| Tomografia computadorizada | Pacientes com quadro novo com sintomas psiquiátricos atípicos ou incongruentes com outros achados, como *delirium*, cefaleia, trauma encefálico recente ou sinais neurológicos focais – fraqueza de uma extremidade |
| Líquido cefalorraquidiano | Pacientes com sinais meníngeos ou tomografia computadorizada de crânio normal com sintomas de febre, cefaleia ou *delirium* |
| Radiografia de tórax | Pacientes com baixa saturação de oxigênio, febre, tosse produtiva ou hemoptise |
| Culturas de sangue e/ou urina | Pacientes com doença grave e febre não explicada |
| Testes para doenças autoimunes | Pacientes com alterações neurológicas súbitas, como alterações na visão, sensibilidade, força e marcha, ou sinais de poliartrite ou outras síndromes reumatológicas |
| Dosagem de vitamina B12 e ácido fólico | Especialmente para pacientes que apresentam sinais de demência que não são explicáveis de outra maneira |

A Tabela 2 descreve de forma sucinta algumas das condições clínicas mais frequentes que podem se manifestar por meio de sintomas psiquiátricos[1,6].

**Tabela 2** Sintomas psiquiátricos e quadros clínicos que podem causá-los

| | |
|---|---|
| Confusão, *delirium* e desorientação | Arterite cerebral, incluindo causada pelo lúpus eritematoso sistêmico (LES), infecção do sistema nervoso central (p. ex., encefalite, meningite, toxoplasmose), crises parciais complexas, desidratação, intoxicação por drogas ou medicamentos, distúrbios hidroeletrolíticos, febre, hipoglicemia, hipotermia, hipóxia, insuficiência hepática, lesão cerebral expansiva (p. ex., tumor, hematoma), insuficiência renal, sepse, hipo ou hipertireoidismo, acidente vascular e deficiência de vitamina |
| Prejuízo cognitivo e alterações comportamentais | Doença de Alzheimer e outras doenças cerebrais degenerativas, HIV, lesão cerebral expansiva, esclerose múltipla, neurossífilis, doença de Parkinson, hematoma subdural, LES, distúrbios da tireoide, infarto vascular e deficiência de vitamina |

*(continua)*

**Tabela 2** Sintomas psiquiátricos e quadros clínicos que podem causá-los (continuação)

| | |
|---|---|
| Depressão | Tumor cerebral, tratamentos contra o câncer, incluindo interferon, síndrome de Cushing, demências, doença de Huntington, hipotireoidismo, esclerose múltipla, doença de Parkinson, LES, apneia do sono, acidente vascular cerebral (AVC) e traumatismo craniano |
| Euforia e mania | Esclerose lateral amiotrófica (ELA), tumor cerebral, abuso de estimulantes do SNC, doença de Cushing, demências, doença de Huntington, hipertireoidismo, esclerose múltipla, doença de Parkinson, acidente vascular cerebral (AVC) e traumatismo craniano |
| Insônia | Distúrbios do ritmo circadiano, apneia, dispneia ou hipóxia, doença do refluxo gastroesofágico (DRGE), hipertireoidismo, síndromes álgicas, transtorno do movimento periódico das pernas ou síndrome das pernas inquietas |
| Irritabilidade | Esclerose múltipla, abstinência de opioides e deficiência de vitamina B12 |
| Prejuízo de memória | Abuso de álcool, doença cerebrovascular, criptococose, demências, HIV/AIDS, doença de Huntington, hipercalcemia, hipotireoidismo, abuso de inalantes, esclerose múltipla, neurossífilis, deficiência de niacina, doença de Parkinson, doenças priônicas, LES, deficiência de tiamina e traumatismo craniano |
| Alteração na personalidade | Doença cerebrovascular, demências, epilepsia, HIV/AIDS, síndrome de Cushing, síndrome de Addison, hipotireoidismo, lesão cerebral em massa, esclerose múltipla, LES e traumatismo craniano |
| Psicose (p. ex., alucinações, delírios) | Encefalite autoimune, tumor cerebral, doença cerebrovascular, infecções do SNC, danos à óptica ou nervo vestibulococlear, surdez, demências, epilepsia, distúrbios hidroeletrolíticos, doença de Huntington, medicamentos dopaminérgicos para doença de Parkinson, síndrome de Cushing, síndrome de Addison, hiperparatireoidismo, hipertireoidismo, hipotireoidismo, hipóxia, enxaqueca, esclerose múltipla, LES, abuso de substâncias e sífilis |

## SUICÍDIO

O suicídio representa um grave problema de saúde pública global e está entre as principais causas de morte no mundo. Cerca de 800 mil pessoas morrem por suicídio todos os anos, sendo que a maioria dessas mortes ocorre em países de baixa e média rendas (79%), como o Brasil, que tem registrado aumento na taxa de óbitos por suicídio nas últimas décadas[15].

Aproximadamente 50% dos indivíduos consumam o suicídio em sua primeira tentativa, de forma que apenas uma parte das tentativas chega ao PS. Além disso, a maior parte dos indivíduos que consumam o suicídio indica previamente sua intenção. Dessa forma, todo paciente que expressou direta ou indiretamente a intenção de morrer deverá receber atenção do psiquiatra. A este, cabe investigar fatores de risco e de proteção (Quadro 2), além de promover as intervenções necessárias para evitar que ocorra uma tentativa de suicídio. O objetivo central da avaliação é determinar: (1) o risco de uma nova tentativa, (2) a necessidade ou não de internação e (3) a definição de uma estratégia terapêutica.

A American Association of Suicidology preconiza as seguintes perguntas frente a casos em risco de suicídio[17]:

- Ideação suicida. O paciente apresenta ideação suicida ativa ou relata o desejo de se matar? O paciente menciona algum meio específico para se matar? Se sim, ele tem acesso a esses meios?
- Substâncias psicoativas. O paciente faz uso excessivo de álcool ou outras drogas? Ele iniciou recentemente o uso de alguma substância psicoativa?
- Sentido na vida. O paciente verbaliza falta ou perda de sentido na vida ou vê poucas razões para continuar vivo?
- Raiva. O paciente expressa sentimentos de raiva ou de ódio incontrolável? Ele expressa sentimento de vingança contra alguém?
- Sem saída. Ele acredita que não há saída para a sua situação atual? A morte é vista como uma opção frente a uma vida de dor? Ele acredita que não existem outras saídas?
- Desesperança. O paciente possui uma visão negativa de si mesmo, dos outros e do futuro? Ele vê poucas chances de uma mudança positiva?

| **Quadro 2** Fatores de risco para o suicídio |
|---|
| Transtornos psiquiátricos |
| Doenças clínicas |
| Estressores psicossociais |
| Acesso a meios letais |
| Carga genética (antecedentes familiares) |
| Características de personalidade (p. ex., impulsividade, agressão) |
| Restrição de crescimento fetal ou eventos perinatais |
| Eventos traumáticos no início da vida |
| Distúrbios neurobiológicos (p. ex., disfunção no sistema serotoninérgico e hiperatividade do eixo hipotalâmico-hipofisário) |

Adaptada de Hawton e Van Heeringen, 2009[16].

- Isolamento. O paciente começou a se isolar de sua família, amigos e de outras pessoas próximas? Ele expressa esse desejo?
- Ansiedade. O paciente sente-se ansioso, agitado, incapaz de dormir ou relata incapacidade de relaxar? Ou, ao contrário, ele relata estar dormindo o tempo todo? Qualquer dessas alternativas sugere risco maior de suicídio.
- Irresponsabilidade. O paciente se coloca em atividades de risco, sem pensar ou considerar os riscos potenciais?
- Mudanças de humor. O paciente relata estar passando por mudanças abruptas e intensas em seu humor?

Respostas positivas para as questões apresentadas indicam um grau de gravidade que deve ser considerado importante na avaliação do médico que lida com pacientes suicidas.

## Escalas para avaliação do risco de suicídio

Diversas escalas foram criadas para possibilitar que a identificação de pacientes com risco de suicídio fosse mais eficaz. Contudo, do ponto de vista científico, não há suporte para o uso de tais escalas na prática clínica. Elas podem ser úteis do ponto de vista pedagógico, uma vez que servem como lembretes para clínicos e profissionais que não se especializaram no tema, como a escala SAD PERSONS modificada (Quadro 3)[18].

**Quadro 3** Escala SAD PERSONS modificada[19,20]

| A pontuação é calculada a partir de dez questões de sim ou não, sendo que os pontos são dados para as respostas afirmativas: |
|---|
| S (*sex*): gênero masculino (1 ponto) |
| A (*age*): idade entre 15 e 25 ou acima de 59 anos (1 ponto) |
| D (*depression*): depressão ou desesperança (2 pontos) |
| P (*previous suicidal attempts*): tentativa de suicídio prévia (1 ponto) |
| E (*excessive ethanol*): abuso de álcool ou outras drogas (1 ponto) |
| R (*rational thinking loss*): perda do raciocínio lógico ou psicose (2 pontos) |
| S (*single, widowed or divorced*): solteiro, viúvo ou divorciado (1 ponto) |
| O (*organized or serious attempt*): tentativa organizada ou grave de suicídio (2 pontos) |
| N (*no social support*): falta de suporte social (1 ponto) |
| S (*stated future intent*): mantém desejo de suicídio (2 pontos) |
| O resultado da soma dos pontos deverá ser comparado com o seguinte:<br>• 0-5: pode ser seguro da alta (dependendo das circunstâncias)<br>• 6-8: provavelmente é melhor solicitar avaliação psiquiátrica<br>• > 8: provavelmente necessitará de internação psiquiátrica |

## Manejo do paciente em risco de suicídio

Em situações em que o risco é baixo, existe cooperação do paciente e o suporte familiar é bom, o médico pode optar pelo tratamento ambulatorial. Nesses casos, o médico deve obter o consentimento do paciente para informar aos familiares sobre sua situação clínica e os cuidados de que necessita. Além disso, é importante que seja realizado um planejamento para eventuais situações de recrudescência dos sintomas, orientando o paciente e, mais especificamente, seus familiares sobre os recursos terapêuticos disponíveis em caso de uma nova emergência, ou seja, se houver piora no risco suicida. O paciente e os familiares devem ter à disposição meios rápidos e eficientes de entrar em contato com o médico e o hospital. Os familiares devem continuar monitorando o paciente de acordo com o grau de risco de suicídio e, consequentemente, da intensidade do tratamento programado.

Nos casos mais graves, quando o risco é alto, a opção deve ser pela internação hospitalar. A internação protege o paciente, diminui o risco de suicídio e possibilita o início rápido do tratamento. O médico deve esclarecer detalhadamente ao paciente os motivos da internação e obter o seu consentimento. Se o paciente não concordar e houver risco iminente de suicídio, a internação deve ser realizada involuntariamente. Nesse caso, deve-se obter o consentimento dos familiares e comunicar a internação involuntária ao Ministério Público.

A internação domiciliar é uma alternativa intermediária entre a internação hospitalar e o tratamento ambulatorial e pode ser indicada nos casos em que o risco de suicídio não é alto, existe cooperação do paciente, bom suporte familiar e monitoração adequada e contínua.

## Tratamento do risco de suicídio

Tratamentos farmacológicos, biológicos e psicoterápicos estão disponíveis para o manejo do risco de suicídio e podem ser utilizados em associação a depender do transtorno mental e da gravidade do quadro que o paciente apresenta. Entre as opções terapêuticas, estão os antidepressivos, antipsicóticos, BZD, lítio, eletroconvulsoterapia e psicoterapia (Tabela 3).

**Tabela 3** Opções terapêuticas para o paciente em risco de suicídio

| | |
|---|---|
| Antidepressivos | Os antidepressivos utilizados na depressão demoram aproximadamente duas semanas para fazer efeito. Contudo, o início do tratamento e da melhora clínica é um período crítico que exige monitoração intensa, pois o paciente pode adquirir energia e disposição para colocar em prática o planejamento suicida. Outro cuidado é que alguns antidepressivos, como tricíclicos e inibidores da monoaminoxidase, são perigosos quando ingeridos em superdosagem e, portanto, não devem ser prescritos em grande quantidade[21-23]. |
| Antipsicóticos | ASG como olanzapina, risperidona e quetiapina são eficazes tanto no tratamento de sintomas psicóticos como na potencialização do tratamento antidepressivo e da insônia em pacientes com comorbidades psiquiátricas. Os APG podem provocar efeitos extrapiramidais, em especial a acatisia, o que pode aumentar o risco de suicídio, além de não apresentarem ação antidepressiva adjuvante[16,24]. |
| Benzodiazepínicos | Os BZD têm papel importante no paciente em risco de suicídio que apresenta sintomas ansiosos, especialmente ataques de pânico, além de auxiliarem no controle da inquietação psicomotora e insônia, sintomas esses que podem aumentar o risco de suicídio quando não tratados. Deve-se atentar para o aumento da impulsividade em pacientes predispostos e do controle da medicação por um responsável, uma vez que os BZD podem ser letais quando ingeridos em doses altas. |
| Lítio | Diversas evidências científicas sustentam seu uso para pacientes em risco de suicídio. Ele é indicado especialmente nos que apresentam transtorno bipolar, mas também pode ser usado para potencialização do tratamento antidepressivo, levando a uma diminuição de cinco vezes o risco de suicídio e dez vezes o risco de tentativa de suicídio. Entretanto, tal efeito só é verificado ao longo de 3 a 8 semanas, o que torna necessária a combinação com outros psicofármacos, como antidepressivos e antipsicóticos. O lítio também pode ser fatal em superdosagem, de forma que não devem ser prescritas grandes quantidades[25-29]. |
| Psicoterapia | Associada à farmacoterapia, a psicoterapia deve ser suportiva, flexível, diretiva e abordar as circunstâncias sociais e pessoais que colocam o paciente sob risco de suicídio. O terapeuta e o paciente identificam os principais problemas e selecionam aqueles que devem ser abordados de início. Todos os pacientes precisam receber orientação psicoeducacional e familiar. As orientações devem ser claras e objetivas, e é fundamental discutir a tentativa de suicídio e os motivos, esclarecer sobre a doença subjacente, os sintomas e mostrar que existe tratamento[30,31]. |

*(continua)*

**Tabela 3** Opções terapêuticas para o paciente em risco de suicídio (*continuação*)

| | |
|---|---|
| Eletroconvulsoterapia (ECT) | A ECT é indicada em situações nas quais o tempo é extremamente importante para preservar a vida; por exemplo, quando há risco importante de suicídio e o paciente apresenta quadro grave de depressão ou já tem história pregressa de boa resposta a esse tratamento. Também é segura e pode ser indicada em gestantes, nas quais as opções farmacológicas disponíveis são limitadas[32]. |

## SÍNDROME NEUROLÉPTICA MALIGNA

A síndrome neuroléptica maligna (SNM) é uma condição rara, idiossincrática e potencialmente fatal, associada à exposição a antagonistas da dopamina, em geral antipsicóticos. Observa-se principalmente com antipsicóticos de primeira geração de alta potência, como o haloperidol, mas pode ocorrer com qualquer classe de medicações antipsicóticas. A retirada do agonista da dopamina, tipicamente medicação antiparkinsoniana, também está implicada, assim como a metoclopramida. Pode ocorrer após uma única dose antipsicótica ou após anos de uso do mesmo antipsicótico (AP) na mesma dose. Sendo assim, não é dose-dependente, mas, em geral, se manifesta nas primeiras semanas de tratamento com AP. Foram descritos riscos aumentados relacionados a dose, diagnóstico de transtornos do humor com história de catatonia, associação de antipsicóticos e quadros orgânicos, porém nenhum com forte evidência[33-35].

É caracterizada por sintomas que evoluem ao longo de 1 a 3 dias: alteração do estado mental (principalmente delírio agitado), rigidez muscular, febre e instabilidade autonômica. A maioria dos pacientes segue uma progressão de sintomas que têm início com confusão mental, evoluindo para rigidez muscular, seguida de hipertermia e disfunção autonômica, mas o quadro clínico e a gravidade dos sintomas podem variar bastante[33-35].

Níveis significativamente elevados de creatinofosfoquinase (CPK) – geralmente mais de 1.000 UI/L – são uma característica marcante da SNM, e o grau de elevação se correlaciona com a gravidade e o prognóstico. A leucocitose – 10 mil a 40 mil células/$mm^3$ – com desvio à esquerda é um achado frequente, e mioglobinúria resultante de rabdomiólise pode levar à insuficiência renal aguda. Estupor, taquiarritmias (e/ou outras alterações no eletrocardiograma) e sudorese excessiva, associados à história de uso de antagonistas da dopamina, podem estar presentes[34].

Muitas vezes, é difícil distinguir a SNM de outras condições com sintomatologia semelhante, como síndrome serotoninérgica (SS) grave, hipertermia maligna e infecções do sistema nervoso central. Muitos pacientes usam inibidores de receptação de serotonina e antipsicóticos de forma associada, de modo que as características que podem diferenciar a SNM da SS são hiper-reflexia, mioclonia e ataxia, presentes mais frequentemente na SS. A hipertermia maligna incluirá uma história de exposição a anestésicos inalatórios halogenados e/ou suxametônio, e as infecções do sistema nervoso central podem ser diagnosticadas com a análise do líquido cefalorraquidiano e neuroimagem[34].

## Tratamento da SNM

O tratamento da SNM deve seguir dois princípios básicos[36]:

- Suspensão imediata do antipsicótico.
- Internação em unidade de terapia intensiva com o objetivo de garantir estabilidade hemodinâmica, corrigir eventuais distúrbios hidroeletrolíticos, controlar a hipertermia e fornecer hidratação vigorosa, a fim de diminuir a rigidez muscular e o risco de rabdomiólise e consequente insuficiência renal aguda.

Não há estudos controlados com abordagem específica para o tratamento de SNM. As recomendações atuais se baseiam em relatos de casos e opiniões de especialistas e são, às vezes, conflitantes, mas algumas medicações são utilizadas com sucesso, como dantrolene, bromocriptina, amantadina e BZD (Tabela 4).

### Dantrolene

Atua como um relaxante muscular, visando principalmente a redução da hipertermia. Dessa forma, é indicado especialmente para pacientes que apresentam extrema rigidez e hipertermia, características de SNM grave, nas doses de 1 a 10 mg/kg/dia[34,36,37].

### Bromocriptina e amantadina

São agonistas da dopamina utilizados para reversão farmacológica da ação dos antipsicóticos, a fim de restaurar o tônus dopaminérgico. Estão disponíveis apenas em sua formulação oral, e podem ser administradas via sonda nasoenteral, se necessário. As doses preconizadas são de 2,5 a 8 mg VO de 8/8 horas (bromocriptina) e 200 a 400 mg/dia (amantadina)[34,36,37].

### Benzodiazepínicos

Os BZD atuam no sistema gabaérgico e têm sua eficácia atribuída à ação como relaxante muscular. São geralmente utilizados em combinação, quando os fármacos anteriores falharam em controlar a hipertermia e/ou agitação psi-

**Tabela 4** Tratamento farmacológico da síndrome neuroléptica maligna

| | Posologia | Efeitos adversos |
|---|---|---|
| Dantrolene | 1 a 2,5 mg/kg inicialmente, via intravenosa, seguidos de infusão de 1 mg/kg a cada 6 horas (máximo de 10 mg/kg/dia) | Anafilaxia, hepatotoxicidade, *flushing*, insuficiência cardíaca, taquicardia, fraqueza muscular, sonolência, náusea, diarreia |
| Bromocriptina | 2,5 mg a cada 6 a 8 horas, até o máximo de 40 mg/dia | Hipotensão, intolerância gastrointestinal, úlcera, psicose* |
| Amantadina | 200 a 400 mg por dia, divididos em duas ou três doses | Hipotensão ortostática, agitação, náusea |
| Lorazepam | 1 a 2 mg a cada 4 a 6 horas | *Delirium*, sedação, hipotensão |
| Diazepam | 10 mg por via intravenosa a cada 8 horas | Sedação, depressão respiratória, reação paradoxal |

*A bromocriptina parece ser bem tolerada por pacientes psicóticos.
Adaptada de Van Rensburg et al., 2019[36].

comotora. O lorazepam intravenoso de 1 a 2 mg a cada 4 ou 6 horas é o BZD de escolha nesses casos, mas não está disponível no Brasil. Dessa forma, pode-se utilizar a apresentação em comprimido via sonda nasoenteral, ou o diazepam 10 mg endovenoso a cada 8 horas[34,36,37].

### Eletroconvulsoterapia

A ECT é segura no tratamento da SNM, embora o risco de complicações cardiovasculares deva ser considerado, assim como o risco de hipertermia maligna desencadeado pela succinilcolina utilizada durante o procedimento. A ECT deve ser utilizada quando a SNM é grave e o risco de complicações é alto, sendo necessária uma intervenção mais rápida. Também deve ser prontamente utilizada na suspeita de catatonia maligna, ou ainda nos casos de SNM em pacientes com depressão psicótica[38,39].

## SÍNDROME SEROTONINÉRGICA

A síndrome serotoninérgica (SS) é uma condição clínica resultante da hiperatividade serotoninérgica, desencadeada principalmente por inibidores seletivos de receptação de serotonina (ISRS). Contudo, pode ocorrer também por outros serotoninérgicos, como antipsicóticos de segunda geração, analgésicos opioides, antieméticos (como a ondansetrona) e alucinógenos. Dessa forma, altas doses ou associação de medicamentos serotoninérgicos são ainda o principal fator de risco conhecido. Outros fatores associados são idade avançada, hepatopatia ou polifarmácia, em decorrência das interações medicamentosas em nível hepático[40,41].

Ao contrário da SNM, a SS não é o resultado de uma reação idiossincrática, mas sim dose-dependente, o que permite um amplo espectro de sintomas, variando de casos muito leves até o óbito, a depender da quantidade ingerida da substância. Quanto maior o agonismo serotoninérgico decorrente do uso dessas substâncias, maior será a gravidade do quadro[40,41].

O diagnóstico é eminentemente clínico e com base na tríade: alterações cognitivo-comportamentais (confusão ou agitação psicomotora), disfunção autonômica (taquicardia, febre, midríase, hipertensão, sudorese e dor abdominal/diarreia) e excitação neuromuscular (clônus, hiper-reflexia, tremor), podendo também surgir diarreia, dor abdominal, vômitos e até *delirium*. Os critérios diagnósticos mais recentes foram desenvolvidos por Dunkley et al., em 2003, e são conhecidos como Critério Hunter. Eles consistem na tríade mencionada de alteração do estado mental, hiperexcitabilidade neuromuscular e disfunção autonômica[42].

Aproximadamente 30% dos pacientes desenvolvem sintomas de SS dentro de 1 hora após a exposição à substância e outros 60% os desenvolvem em até 6 horas. Casos leves podem apresentar pouco mais que sintomas gripais, enquanto casos graves podem progredir rapidamente para disfunção cardiovascular e morte. Vários outros quadros apresentam sinais e sintomas semelhantes aos presentes na SS, como SNM, intoxicação por drogas anticolinérgicas, hipertermia maligna, síndrome de descontinuação de antidepressivo e abstinência alcoólica (Tabela 5)[43].

## Tratamento da SS

Deve-se evitar a prescrição combinada de antidepressivos ou a associação de antidepressivos a outras medicações serotoninérgicas, como opioides. As trocas entre antidepressivos devem respeitar o período de *washout* (intervalo entre a suspensão de um medicamento e a introdução de outro), principalmente quando se trata de inibidores irreversíveis da monoaminoxidase.

Quando já instalada, a principal medida para o tratamento da SS é a retirada imediata de todas as medicações com ação serotoninérgica. A maior parte dos sintomas da SS remite espontaneamente em até 24 horas, e uma minoria deles necessitará de suporte clínico. Raramente, em casos extremos, o indivíduo pode necessitar de internação em unidade de terapia intensiva, em decorrência de rebaixamento do nível de consciência e instabilidade hemodinâmica. Dentre as medidas de suporte clínico para o tratamento da SS grave, estão[43]:

**Tabela 5** Diagnóstico diferencial da síndrome serotoninérgica

| | Medicamento usado | Sintomas compartilhados | Sintomas característicos |
|---|---|---|---|
| Síndrome serotoninérgica | Medicações serotoninérgicas | Hipertensão, taquicardia, hipertermia e estado mental alterado | Clônus, hiper-reflexia, ruídos hidroaéreos aumentados |
| Síndrome neuroléptica maligna | Antipsicóticos e/ou outros antagonistas dopaminérgicos | Hipertensão, taquicardia, hipertermia e estado mental alterado | Rigidez muscular, bradicinesia, hiporreflexia |
| Intoxicação por drogas anticolinérgicas | Antagonista da acetilcolina | Hipertensão, taquicardia, hipertermia e estado mental alterado | Sem clônus ou hiperreflexia, pele seca, ruídos hidroaéreos ausentes |
| Hipertermia maligna | Anestésicos halogenados e/ou succinilcolina | Hipertensão, taquicardia, hipertermia e estado mental alterado | Rigidez muscular extrema, bradicinesia, hiporreflexia |

- Controle pressórico: crises hipertensivas podem requerer tratamento com nitroprussiato de potássio, uma vez que agentes de ação prolongada, como propranolol, não devem ser usados pelo risco de hipotensão e de mascarar a taquicardia. Pacientes hipotensos devem receber hidratação vigorosa e casos graves podem requerer o uso de drogas vasoativas.
- Controle da hipertermia: minimizar o excesso de atividade muscular e o resfriamento são medidas que podem ser usadas para tratar a hipertermia. Antipiréticos não são úteis nesses casos, por se tratar de um aumento da atividade muscular, e não de uma desregulação hipotalâmica. Para temperaturas superiores a 41°C, o paciente deve ser sedado, paralisado com um agente despolarizante, como o vecurônio ou rocurônio, e intubado. Succinilcolina não deve ser usada em razão do risco de hipercalemia e possível agravamento da rabdomiólise[12].
- Correção dos distúrbios hidroeletrolíticos.
- Antagonistas 5HT2: casos refratários podem ser tratados com ciproeptadina, um antagonista serotoninérgico. A dose inicial recomendada é de 12 mg, seguidos de 2 mg a cada 2 horas, até estabilização clínica. A dose máxima preconizada é de até 32 mg/dia. Pacientes que não apresentarem melhora poderão receber uma dose de manutenção de 8 mg a cada 6 horas, até controle dos sintomas.

A principal medida de suporte psiquiátrico para o tratamento da SS grave é o controle da agitação psicomotora. Nesses casos, os BZD são a medicação de escolha, como lorazepam, diazepam ou midazolam. Deve-se evitar ao máximo a contenção física, pelo risco de rabdomiólise.

## EMERGÊNCIAS RELACIONADAS AO USO DE SUBSTÂNCIAS

As emergências relacionadas ao uso de substâncias podem ser divididas em intoxicação, abstinência e transtornos mentais desencadeados pelo uso (como episódios psicóticos, crises de ansiedade, risco de suicídio, síndromes demenciais, entre outros). Para fins didáticos, resumimos na Tabela 6 a sintomatologia e o tratamento das principais emergências relacionadas ao uso de álcool, estimulantes (cocaína, *crack* e anfetaminas), hipnóticos e sedativos (especificamente benzodiazepínicos) e opioides. Também listamos os critérios diagnósticos e as medidas de suporte para manejo da intoxicação por *cannabis* e derivados, alucinógenos e inalantes.

**Tabela 6** Emergências relacionadas ao uso de substâncias e seus respectivos tratamentos

| Emergência | Tratamento |
|---|---|
| **Álcool: intoxicação** | |
| Alcoolemia < 50 mg/dL (10,9 mmol/L):<br>• Prejuízo na realização de tarefas que necessitam de habilidade, desinibição na fala, relaxamento muscular.<br>Alcoolemia > 100 mg/dL (21,7 mmol/L):<br>• Percepção alterada do ambiente, alterações no comportamento e humor, prejuízo da crítica, aumento do tempo de resposta, fala empastada, ataxia, hiper-reflexia, nistagmo.<br>Alcoolemia > 200 mg/dL (43,4 mmol/L):<br>• Amnésia, diplopia, disartria, hipotermia, náusea, vômitos.<br>Alcoolemia > 400 mg/dL (86,8 mmol/L):<br>• Depressão respiratória, coma, morte. | Suporte clínico:<br>• Manutenção de vias aéreas e ventilação mecânica, se necessário.<br>• Drogas antieméticas e medidas de prevenção de aspiração.<br>• Hidratação<br>• Correção de desequilíbrios hidroeletrolíticos e hipoglicemia.<br>Sedação (se necessário):<br>• Haloperidol (evitar benzodiazepínicos e anti-histamínicos).<br>Aceleração da eliminação do etanol:<br>• Piridoxina (300 a 900 mg intravenosos). |

(continua)

**Tabela 6** Emergências relacionadas ao uso de substâncias e seus respectivos tratamentos (*continuação*)

| Emergência | Tratamento |
|---|---|
| Álcool: síndrome de abstinência (SAA) | |
| **SAA leve:**<br>• Tremores, nervosismo, irritabilidade, náusea e vômito são os primeiros sinais e os mais comuns.<br>**SAA moderada a grave:**<br>• Tremores grosseiros (envolvendo extremidades superiores e língua), anorexia, náusea, vômito, tensão psicológica, mal-estar geral, hipertensão, hiperatividade autonômica, taquicardia, diaforese, hipotensão ortostática, irritabilidade, sonhos vívidos e insônia.<br>• Duração de 10 a 14 dias.<br>**Convulsões:**<br>• Ocorrem entre 5 e 15% dos casos. São geralmente tônico-clônico generalizadas que ocorrem durante o curso da SAA.<br>• Até 1/3 dos pacientes experimentará apenas uma convulsão, enquanto 2/3 terão múltiplas crises, se não tratados.<br>***Delirium tremens*:**<br>• Estado confusional agudo na presença de SAA.<br>• Os sintomas geralmente incluem agitação, desorientação, flutuação no nível de consciência, insônia e, principalmente, alucinações visuais (às vezes, táteis) de insetos, pequenos animais ou outras distorções perceptivas. | **Benzodiazepínicos de meia-vida prolongada:**<br>• Reduzem a gravidade dos sintomas de abstinência e o risco de convulsão e *delirium tremens*.<br>• Diazepam: disponível em comprimidos de 5 e 10 mg e solução endovenosa de 10 mg por ampola, início de ação rápido, meia-vida de 30 a 60 horas, metabolismo hepático.<br>• Lorazepam: disponível em comprimidos de 0,5, 1 e 2 mg, início de ação rápido, meia-vida de 12 a 18 horas, reduzido metabolismo hepático; pode ser usado com segurança em pacientes com hepatopatia avançada.<br>• Midazolam: disponível em comprimidos de 15 mg e solução intramuscular ou endovenosa de 15 mg por ampola, início de ação rápido, meia-vida curta, de 2 a 6 horas, metabolismo hepático.<br>**Anticonvulsivantes:**<br>• Diminuem a gravidade dos sintomas de abstinência.<br>• Carbamazepina.<br>**Antipsicóticos:**<br>• Podem ser usados em associação com BZD nos casos de marcada agitação ou alucinações. Não são usados isoladamente, pois não reduzem o risco de evolução para *delirium tremens*, além de aumentarem o risco de convulsão.<br>• APG ou ASG.<br>**Betabloqueadores:**<br>• Reduzem sintomas adrenérgicos, redução da fissura.<br>• Atenolol, propranolol.<br>**Alfa-agonistas:**<br>• Reduzem a severidade dos sintomas de abstinência.<br>• Clonidina. |

(*continua*)

**Tabela 6** Emergências relacionadas ao uso de substâncias e seus respectivos tratamentos (*continuação*)

| Emergência | Tratamento |
| --- | --- |
| **Álcool: encefalopatia de Wernicke (EW)** | |
| O diagnóstico de EW deve ser considerado em qualquer paciente com dois dos seguintes sintomas:<br>· Deficiência nutricional (p. ex.: abuso de álcool, HIV, tumores malignos, hiperêmese gravídica, nutrição parenteral total prolongada, pacientes pós-cirúrgicos, particularmente de *bypass* gástrico), especialmente com administração iatrogênica de glicose.<br>· Prejuízo do estado mental ou memória alterada.<br>· Anormalidades oculomotoras.<br>· Disfunção cerebelar. | **Tratamento profilático de pacientes em risco:**<br>· 100 a 200 mg, intravenoso ou intramuscular, três vezes ao dia, por 3 a 5 dias, seguidos de tiamina 100 mg oral, três vezes ao dia por 1 a 2 semanas, seguidos de 100 mg oral ao dia.<br>**Tratamento da encefalopatia de Wernicke:**<br>· 200 a 500 mg intravenoso, três vezes ao dia, por 5 a 7 dias, seguidos de tiamina 100 mg oral, três vezes ao dia por 1 a 2 semanas, seguidos de 100 mg oral ao dia. |
| **Álcool: síndrome de Korsakoff (SK)** | |
| A SK refere-se a um estado persistente de disfunção mental caracterizado por:<br>· Comprometimento da memória episódica recente, geralmente anterógrada, com prejuízo predominante da evocação.<br>· Confabulações. | **Prevenção:**<br>· Não há tratamento específico. Para SK, a medida mais importante é a prevenção, com o correto manejo da EW. |

*(continua)*

**Tabela 6** Emergências relacionadas ao uso de substâncias e seus respectivos tratamentos (*continuação*)

| Emergência | Tratamento |
|---|---|
| **Cocaína, *crack* e anfetaminas: intoxicação** | |
| **Critérios diagnósticos do DSM-5:**<br>A. Uso recente de uma substância tipo anfetamina, cocaína ou outro estimulante.<br>B. Alterações comportamentais ou psicológicas clinicamente significativas e problemáticas (p. ex., euforia ou embotamento afetivo; alterações na sociabilidade; hipervigilância; sensibilidade interpessoal; ansiedade, tensão ou raiva; comportamentos estereotipados; julgamento prejudicado) desenvolvidas durante ou logo após o uso de um estimulante.<br>C. Dois (ou mais) dos seguintes sinais ou sintomas, desenvolvidos durante ou logo após o uso de estimulantes: (1) taquicardia ou bradicardia, (2) dilatação pupilar, (3) pressão arterial elevada ou diminuída, (4) transpiração ou calafrios, (5) náusea ou vômito, (6) evidências de perda de peso, (7) agitação ou retardo psicomotor, (8) fraqueza muscular, depressão respiratória, dor torácica ou arritmias cardíacas, (9) confusão, convulsões, discinesias, distonias ou coma.<br>D. Os sinais ou sintomas não são atribuíveis a outra condição médica nem mais bem explicados por outro transtorno mental, incluindo intoxicação por outra substância. | **Primeira escolha – benzodiazepínicos** (evitar se houver intoxicação concomitante por álcool):<br>· Diazepam: 10 mg via oral. Se necessário, repetir após 30 minutos. Se agitação ou síndrome adrenérgica graves, 5 a 10 mg via endovenosa, em *bolus*. Se necessário, repetir após 10 minutos.<br>· Midazolam: 7,5 a 15 mg via oral. Se necessário, repetir após 30 minutos. Se agitação ou síndrome adrenérgica graves: 5 a 10 mg via endovenosa, em *bolus*. Se necessário, repetir após 10 minutos.<br>· Lorazepam: 1 a 2,5 mg via oral. Se necessário, repetir após 30 minutos.<br>**Tratamento adjuvante, se necessário:**<br>· Olanzapina: 10 mg via oral. Se necessário, repetir após 60 minutos.<br>· Risperidona: 2 mg via oral. Se necessário, repetir após 60 minutos.<br>· Haloperidol: 5 mg via oral. Se necessário, repetir após 60 minutos. Se agitação grave: 5 a 10 mg via intramuscular. Se necessário, repetir após 30 minutos. |

(*continua*)

**Tabela 6** Emergências relacionadas ao uso de substâncias e seus respectivos tratamentos (*continuação*)

| Emergência | Tratamento |
|---|---|
| **Cocaína, *crack* e anfetaminas: síndrome de abstinência** | |
| **Critérios diagnósticos do DSM-5:**<br>A. Cessação (ou redução) do uso prolongado de substância tipo anfetamina, cocaína ou outro estimulante.<br>B. Humor disfórico e duas (ou mais) das seguintes alterações fisiológicas, desenvolvidos no prazo de algumas horas a vários dias após o Critério A: (1) fadiga, (2) sonhos vívidos e desagradáveis, (3) insônia ou hipersonia, (4) aumento do apetite, (5) retardo ou agitação psicomotora.<br>C. Os sinais ou sintomas do Critério B causam sofrimento clinicamente significativo ou prejuízo no funcionamento social, profissional ou em outras áreas importantes da vida do indivíduo.<br>D. Os sinais ou sintomas não são atribuíveis a outra condição médica nem são mais bem explicados por outro transtorno mental, incluindo intoxicação ou abstinência de outra substância. | Nenhum medicamento foi aprovado para alívio dos sintomas de abstinência de cocaína ou anfetamina.<br>**Alívio temporário na abstinência (baixo nível de evidência):**<br>• Bupropiona, modafinil, lisdexanfetamina, metilfenidato, sais mistos de anfetamina e selegilina.<br>**Se agitação psicomotora:**<br>• Pode ser feito por meio de BZD, desde que administrados por pouco tempo, dado o potencial de dependência.<br>• Antipsicóticos sedativos, como olanzapina ou risperidona.<br>**Se sintomas depressivos:**<br>• Antidepressivos sedativos.<br>**Se insônia:**<br>• Podem ser utilizados antidepressivos ou antipsicóticos sedativos. No caso de insônia, recomenda-se fortemente não utilizar BZD, dado o alto potencial de dependência.<br>**Medidas não farmacológicas:**<br>• Manejo de contingências, terapia cognitivo-comportamental. |

(*continua*)

**Tabela 6** Emergências relacionadas ao uso de substâncias e seus respectivos tratamentos (*continuação*)

| Emergência | Tratamento |
|---|---|
| Benzodiazepínicos: reação paradoxal | |
| Efeito colateral relativamente raro dos BZD, ocorrendo em menos de 1% dos pacientes, especialmente em adolescentes. Consiste em resultados contrários ao esperado diante do uso dessa medicação. Os pacientes podem apresentar:<br>• Ansiedade.<br>• Euforia.<br>• Aceleração do pensamento.<br>• Irritabilidade, agitação e comportamento agressivo.<br>• Podem ocorrer sintomas depressivos e até mesmo ideação suicida.<br>• Taquicardia e sudorese. | **Suporte clínico:**<br>• Observação.<br>• Os sintomas são geralmente brandos e não requerem intervenção.<br>**Uso experimental:**<br>• Flumazenil: indicado para reversão da sedação induzida por BZD e foi estudado apenas no contexto anestésico, em indivíduos que apresentaram agitação psicomotora induzida por midazolam.<br>• Haloperidol: tem se mostrado uma alternativa segura e eficaz. Contudo, o haloperidol pode induzir efeitos extrapiramidais, inclusive acatisia, que podem simular sintomas de reação paradoxal.<br>• Fisostigmina é um inibidor da acetilcolinesterase. Contudo, estudos posteriores mostraram resultados inconsistentes, de forma que a fisostigmina não é recomendada atualmente para reação paradoxal. |

(*continua*)

**Tabela 6** Emergências relacionadas ao uso de substâncias e seus respectivos tratamentos (*continuação*)

| Emergência | Tratamento |
|---|---|
| Benzodiazepínicos: intoxicação | |
| **Critérios diagnósticos do DSM-5:**<br>A. Uso recente de um sedativo, hipnótico ou ansiolítico.<br>B. Alterações comportamentais ou psicológicas clinicamente significativas e desadaptativas (p. ex., comportamento sexual ou agressivo inadequado, humor instável, julgamento prejudicado) desenvolvidas durante ou logo após o uso de sedativos, hipnóticos ou ansiolítico.<br>C. Um (ou mais) dos seguintes sinais ou sintomas, desenvolvidos durante ou logo após o uso de sedativos, hipnóticos ou ansiolíticos: (1) fala arrastada, (2) incoordenação, (3) marcha instável, (4) nistagmo, (5) prejuízo na cognição (p. ex., atenção, memória), (6) estupor ou coma.<br>D. Os sinais ou sintomas não são atribuíveis a outra condição médica nem são mais bem explicados por outro transtorno mental, incluindo intoxicação por outra substância. | **Suporte clínico:**<br>• Garantir a ventilação e a oxigenação.<br>• Intubação orotraqueal se rebaixamento do nível de consciência e/ou depressão respiratória.<br>**Flumazenil:**<br>• Objetivo de preservar o nível de consciência.<br>• 0,1 a 0,2 mg via endovenosa, administrada de forma lenta (30 segundos). A dose pode ser repetida após 1 minuto até a recuperação do nível de consciência, não excedendo o máximo de 2 mg.<br>• Risco de indução de estado de mal convulsivo e arritmias cardíacas. |

(*continua*)

**Tabela 6** Emergências relacionadas ao uso de substâncias e seus respectivos tratamentos (*continuação*)

| Emergência | Tratamento |
|---|---|
| Benzodiazepínicos: síndrome de abstinência | |
| **Critérios diagnósticos do DSM-5:**<br>A. Cessação (ou redução) do uso prolongado de sedativos, hipnóticos ou ansiolíticos.<br>B. Dois (ou mais) dos seguintes sintomas, desenvolvidos no prazo de várias horas a alguns dias após a cessação (ou redução) do uso de sedativos, hipnóticos ou ansiolíticos, descritos no Critério A: (1) hiperatividade autonômica (p. ex., sudorese ou frequência cardíaca superior a 100 bpm), (2) tremor nas mãos, (3) insônia, (4) náusea ou vômito, (5) alucinações ou ilusões visuais, táteis ou auditivas transitórias, (6) agitação psicomotora, (7) ansiedade, (8) convulsões do tipo grande mal.<br>C. Os sinais ou sintomas do Critério B causam sofrimento clinicamente significativo ou prejuízo no funcionamento social, profissional ou em outras áreas importantes da vida do indivíduo.<br>D. Os sinais ou sintomas não são atribuíveis a outra condição médica nem são mais bem explicados por outro transtorno mental, incluindo intoxicação ou abstinência de outra substância. | **Primeira escolha:**<br>· Retirada gradual do BZD em um período de semanas ou meses.<br>**Segunda escolha:**<br>· Se fizer uso de mais de um BZD, manter apenas um deles antes de iniciar o desmame.<br>· Associar psicoterapia.<br>**Terceira escolha:**<br>· Tratamento dos distúrbios do sono com antidepressivos, anti-histamínicos, melatonina, higiene do sono, restrição de sono, técnicas de relaxamento.<br>· Associar carbamazepina.<br>**Baixo nível de evidência:**<br>· Trocar por um BZD de ação prolongada (diazepam).<br>· Associar pregabalina, gabapentina e betabloqueadores. |

(*continua*)

Tabela 6 Emergências relacionadas ao uso de substâncias e seus respectivos tratamentos (*continuação*)

| Emergência | Tratamento |
|---|---|
| **Opioides: intoxicação** | |
| **Critérios diagnósticos do DSM-5:**<br>A. Uso recente de um opioide.<br>B. Alterações comportamentais ou psicológicas clinicamente significativas e problemáticas (p. ex., euforia inicial seguida por apatia, disforia, agitação ou retardo psicomotor, julgamento prejudicado) desenvolvidas durante ou logo após o uso de opioides.<br>C. Miose (ou midríase em razão de anoxia decorrente de *overdose* grave) e um (ou mais) dos seguintes sinais ou sintomas, desenvolvidos durante ou logo após o uso de opioides: (1) torpor ou coma, (2) fala arrastada, (3) prejuízo na atenção ou na memória.<br>D. Os sinais ou sintomas não são atribuíveis a outra condição médica nem são mais bem explicados por outro transtorno mental, incluindo intoxicação por outra substância. | **Suporte clínico:**<br>· Manutenção dos sinais vitais, controle da pressão, temperatura e das alterações autonômicas, suporte ventilatório.<br>· Caso haja edema pulmonar, não usar diuréticos, pois a fisiopatologia de edema está relacionada ao extravasamento do conteúdo vascular nos capilares pulmonares, e não à sobrecarga volêmica.<br>**Naloxona:**<br>· Iniciar com 0,8 mg EV e repetir a dose de 15 em 15 minutos até o máximo de 32 mg ou resposta satisfatória (midríase e melhora do nível de consciência). |

*(continua)*

**Tabela 6** Emergências relacionadas ao uso de substâncias e seus respectivos tratamentos (*continuação*)

| Emergência | Tratamento |
|---|---|
| **Opioides: síndrome de abstinência** | |
| **Critérios diagnósticos do DSM-5:**<br>A. Presença de qualquer um dos seguintes: (1) cessação (ou redução) do uso pesado e prolongado de opioides (i.e., algumas semanas ou mais), (2) administração de um antagonista de opioides após um período de uso de opioides.<br>B. Três (ou mais) dos seguintes sintomas, desenvolvidos no prazo de alguns minutos a alguns dias após o Critério A: (1) humor disfórico, (2) náusea ou vômito, (3) dores musculares, (4) lacrimejamento ou rinorreia, (5) midríase, piloereção ou sudorese, (6) diarreia, (7) bocejos, (8) febre, (9) insônia.<br>C. Os sinais ou sintomas do Critério B causam sofrimento clinicamente significativo ou prejuízo no funcionamento social, profissional ou em outras áreas importantes da vida do indivíduo.<br>D. Os sinais ou sintomas não são atribuíveis a outra condição médica nem são mais bem explicados por outro transtorno mental, incluindo intoxicação ou abstinência de outra substância.<br>**Informações adicionais:**<br>• O tempo para o surgimento dos sintomas de abstinência varia de acordo com o opioide usado, desde 3 horas, no caso do fentanil, a até 72 horas, no caso da metadona.<br>• Geralmente, os sintomas de abstinência são o oposto dos da intoxicação, sendo os principais: midríase, sudorese, lacrimejamento, rinorreia, piloereção, fadiga, cefaleia, dores abdominais, alterações abruptas da sensibilidade à temperatura, taquicardia e taquipneia, náuseas e vômitos, dores musculares generalizadas, febre e insônia. | **Metadona:**<br>• Dia 1: 10 mg a cada 6 a 8 horas, até 40 mg/dia.<br>• Dias 2 a 8: reduzir 5 mg por dia.<br>**Buprenorfina:**<br>• Disponível apenas em adesivos transdérmicos no Brasil, formulação não indicada no tratamento da abstinência por opioides.<br>**Clonidina:**<br>• Dia 1: 0,1 a 0,2 mg a cada 4 a 6 horas (até 1,2 mg/dia).<br>• A partir do dia 2: reduzir 0,1 a 0,2 mg ao dia.<br>**Outras medicações:**<br>• Se ansiedade: clonazepam 0,5 a 2 mg a cada 4 a 8 horas (até 6 mg/dia).<br>• Se cãibras: ibuprofeno 400 mg a cada 4 a 6 horas (até 2.400 mg/dia).<br>• Se náusea e vômitos: ondansetrona 8 a 16 mg a cada 8 horas.<br>• Se insônia: trazodona 50 a 150 mg ou zolpidem 10 mg. |

*(continua)*

**Tabela 6** Emergências relacionadas ao uso de substâncias e seus respectivos tratamentos (*continuação*)

| Emergência | Tratamento |
|---|---|
| *Cannabis*: intoxicação | |
| **Critérios diagnósticos do DSM-5:**<br>A. Uso recente de *cannabis*.<br>B. Alterações comportamentais ou psicológicas clinicamente significativas e problemáticas (p. ex., prejuízo na coordenação motora, euforia, ansiedade, sensação de lentidão do tempo, julgamento prejudicado, retraimento social) desenvolvidas durante ou logo após o uso de *cannabis*.<br>C. Dois (ou mais) dos seguintes sinais ou sintomas, desenvolvidos no período de 2 horas após o uso de *cannabis*: (1) conjuntivas hiperemiadas, (2) apetite aumentado, (3) boca seca, (4) taquicardia.<br>D. Os sinais ou sintomas não são atribuíveis a outra condição médica nem são mais bem explicados por outro transtorno mental, incluindo intoxicação por outra substância. | **Suporte clínico:**<br>• Nenhum medicamento foi aprovado especificamente para o tratamento da intoxicação por *cannabis*.<br>• Os sintomas são geralmente autolimitados e não requerem medidas farmacológicas; se necessário, BZD e antipsicóticos podem ser usados no tratamento da agitação psicomotora e da psicose. |

(*continua*)

**Tabela 6** Emergências relacionadas ao uso de substâncias e seus respectivos tratamentos (*continuação*)

| Emergência | Tratamento |
| --- | --- |
| *Cannabis*: síndrome de abstinência | |
| **Critérios diagnósticos do DSM-5:**<br>A. Cessação do uso pesado e prolongado de cannabis (p. ex.: maconha, haxixe, compostos canabinoides sintéticos, K2, K9, Spice, entre outros) (i.e., normalmente uso diário ou quase diário durante um período mínimo de alguns meses).<br>B. Três (ou mais) dos seguintes sinais e sintomas, desenvolvidos no prazo de aproximadamente uma semana após o Critério A: (1) irritabilidade, raiva ou agressividade, (2) nervosismo ou ansiedade, (3) dificuldade em dormir (insônia, sonhos perturbadores), (4) apetite reduzido ou perda de peso, (5) inquietação, (6) humor deprimido, (7) pelo menos um dos seguintes sintomas físicos causa desconforto significativo: dor abdominal, tremor, sudorese, febre, calafrios ou cefaleia.<br>C. Os sinais ou sintomas do Critério B causam sofrimento clinicamente significativo ou prejuízo no funcionamento social, profissional, ou em outras áreas importantes da vida do indivíduo.<br>D. Os sinais ou sintomas não são atribuíveis a outra condição médica nem são mais bem explicados por outro transtorno mental, incluindo intoxicação ou abstinência de outra substância. | **Suporte clínico:**<br>• Nenhum medicamento foi aprovado especificamente para o tratamento da abstinência por *cannabis*.<br>• Os sintomas são geralmente autolimitados e não requerem medidas farmacológicas; se necessário, BZD e antipsicóticos podem ser usados no tratamento da agitação psicomotora e da psicose. |

(*continua*)

Tabela 6 Emergências relacionadas ao uso de substâncias e seus respectivos tratamentos (*continuação*)

| Emergência | Tratamento |
|---|---|
| **Alucinógenos: intoxicação** | |
| **Critérios diagnósticos do DSM-5:**<br>A. Uso recente de alucinógeno (p. ex.: mescalina, MDMA ou *ecstasy*, psilocibina, LSD, entre outros).<br>B. Alterações comportamentais ou psicológicas clinicamente significativas e problemáticas (p. ex., ansiedade ou depressão acentuadas, ideias de referência, medo de perder o juízo, ideação paranoide, julgamento prejudicado) desenvolvidas durante ou logo após o uso de alucinógenos.<br>C. Alterações da percepção ocorrendo em um estado de plena vigília e alerta (p. ex., intensificação subjetiva de percepções, despersonalização, desrealização, ilusões, alucinações, sinestesias) que se desenvolveram durante ou logo após o uso de alucinógenos.<br>D. Dois (ou mais) dos seguintes sinais desenvolvidos durante ou logo após o uso de alucinógenos: (1) midríase, (2) taquicardia, (3) sudorese, (4) palpitações, (5) visão borrada, (6) tremores, (7) incoordenação.<br>E. Os sinais ou sintomas não são atribuíveis a outra condição médica nem são mais bem explicados por outro transtorno mental, incluindo intoxicação por outra substância. | **Suporte clínico:**<br>• Nenhum medicamento foi aprovado especificamente para o tratamento da intoxicação por alucinógenos.<br>• Diagnosticar e tratar síndrome serotoninérgica (descrita neste capítulo).<br>• Os sintomas são geralmente autolimitados e não requerem medidas farmacológicas; se necessário, BZD e antipsicóticos podem ser usados no tratamento da agitação psicomotora e da psicose. |

(*continua*)

**Tabela 6** Emergências relacionadas ao uso de substâncias e seus respectivos tratamentos (*continuação*)

| Emergência | Tratamento |
|---|---|
| **Inalantes: intoxicação** | |
| **Critérios diagnósticos do DSM-5:**<br>A. Exposição breve e recente, intencional ou não, a altas doses de substâncias inalantes (p. ex.: gases tóxicos de colas, combustíveis, tintas e outros hidrocarbonetos voláteis).<br>B. Alterações comportamentais ou psicológicas clinicamente significativas e problemáticas (p. ex., beligerância, agressividade, apatia, julgamento prejudicado) desenvolvidas durante ou logo após o uso ou a exposição a inalantes.<br>C. Dois (ou mais) dos seguintes sinais ou sintomas, desenvolvidos durante ou logo após o uso ou a exposição a inalantes: (1) tontura, (2) nistagmo, (3) incoordenação, (4) fala arrastada, (5) instabilidade de marcha, (6) letargia, (7) reflexos deprimidos, (8) retardo psicomotor, (9) tremor, (10) fraqueza muscular generalizada, (11) visão borrada ou diplopia, (12) estupor ou coma, (13) euforia.<br>D. Os sinais ou sintomas não são atribuíveis a outra condição médica nem são mais bem explicados por outro transtorno mental, incluindo intoxicação por outra substância. | **Suporte clínico:**<br>• Nenhum medicamento foi aprovado especificamente para o tratamento da intoxicação por inalantes.<br>• Os sintomas são geralmente autolimitados e não requerem medidas farmacológicas; se necessário, BZD e antipsicóticos podem ser usados no tratamento da agitação psicomotora e da psicose. |

Fontes bibliográficas:
Álcool: intoxicação – Vonghia et al., 2008[44], Di Miceli e Gronier, 2018[45]. Álcool: síndrome de abstinência (SAA) – Maldonado, 2017[46], Caputo et al., 2019[47], Kosten, 2003[48]. Álcool: encefalopatia de Wernicke (EW) – Donnino et al., 2007[49], Day e Del Campo, 2014[50] e Caine et al., 1997[51], Latt e Dore, 2014[52]. Álcool: Síndrome de Korsakoff (SK) – Pearce, 2007[53], Latt e Dore, 2014[52]. Cocaína, *crack* e anfetaminas: intoxicação – DSM-5[54], Kaye et al., 2007[55], Wodarz et al., 2017[56], Ibrahim et al., 2013[57]. Cocaína, *crack* e anfetaminas: síndrome de abstinência – DSM-5[54], McGregoret al., 2005[58], Zorick et al., 2010[59], Farronato et al., 2013[60]. Benzodiazepínicos: reação paradoxal – Mancuso et al., 2004[61], Saltik e Ozen, 2000[62]. Benzodiazepínicos: intoxicação – DSM-5[54], Soyka et al., 2017[63], Chacko e Peter, 2019[64]. Benzodiazepínicos: síndrome de abstinência – DSM-5[54], Lader et al., 2016[65], Soyka et al., 2017[63]. Opioides: intoxicação – DSM-5[54], Testa et al., 2013[66]. Opioides: síndrome de abstinência – DSM-5[54], Srivastava et al., 2020[67]. *Cannabis*: intoxicação – DSM-5[54], Danovitch e Gorelick, 2019[68]. *Cannabis*: síndrome de abstinência – DSM-5[54], Danovitch e Gorelick, 2019[68]. Alucinógenos: intoxicação – DSM-5[54], Testa et al., 2013[66]. Inalantes: intoxicação – DSM-5[54], Testa et al., 2013[66].

## REFERÊNCIAS BIBLIOGRÁFICAS


1. Keshavan MS, Kaneko Y. Secondary psychoses: an update. World Psychiatry. 2013;12(1):4-15.
2. Casagrande Tango R. Psychiatric side effects of medications prescribed in internal medicine. Dialogues Clin Neurosci. 2003;5(2):155-65.
3. First MB. Medical assessment of the patient with mental symptoms: Approach to the patient with mental symptoms. MSD MANUAL Professional Version; 2022.
4. Krummel S, Kathol RG. What you should know about physical evaluations in psychiatric patients. Results of a survey. Gen Hosp Psychiatry. 1987;9(4):275-9.
5. Lagomasino I, Daly R, Stoudemire A. Medical assessment of patients presenting with psychiatric symptoms in the emergency setting. Psychiatric Clinics of North America. 1999;22(4):819-50.
6. Testa A, Giannuzzi R, Daini S, Bernardini L, Petrongolo L, Gentiloni Silveri N. Psychiatric emergencies (part III): psychiatric symptoms resulting from organic diseases. Eur Rev Med Pharmacol Sci. 2013;17(Suppl1):86-99.
7. Stanley B, Molcho A, Stanley M, Winchel R, Gameroff MJ, Parsons B, et al. Association of aggressive behavior with altered serotonergic function in patients who are not suicidal. Am J Psychiatry. 2000;157(4):609-14.
8. Nordstrom K, Zun LS, Wilson MP, Stiebel V, Ng AT, Bregman B, et al. Medical evaluation and triage of the agitated patient: Consensus statement of the American Association for emergency psychiatry project BETA Medical Evaluation Workgroup. Western J Emerg Med. 2012;13(1):3-10.
9. Roppolo LP, Pharmd RD, Morris DW, Metzger J, Rn TC, Wong AH. Improving the management of acutely agitated patients in the emergency department through implementation of Project BETA (Best Practices in the Evaluation and Treatment of Agitation). 2020;1-10.
10. Baldaçara L, Ismael F, Leite V, Pereira LA, Dos Santos RM, Gomes Júnior VP, et al. Brazilian guidelines for the management of psychomotor agitation. Part 1. non-pharmacological approach. Rev Bras Psiquiatria. 2019;41(2):153-67.
11. Baldaçara L, Diaz AP, Leite V, Pereira LA, Dos Santos RM, Gomes Júnior VDP, et al. Brazilian guidelines for the management of psychomotor agitation. Part 2. pharmacological approach. Braz J Psychiatry. 2019;41(4):324-35.
12. Vieta E, Garriga M, Cardete L, Bernardo M, Lombraña M, Blanch J, et al. Protocol for the management of psychiatric patients with psychomotor agitation. BMC Psychiatry. 2017;17(1):1-11.
13. Garriga M, Pacchiarotti I, Kasper S, Zeller SL, Allen MH, Vázquez G, et al. Assessment and management of agitation in psychiatry: Expert consensus. World J Biol Psychiatry. 2016;17(2):86-128.
14. Huf G, Alexander J, Gandhi P, Allen MH. Haloperidol plus promethazine for psychosis-induced aggression. Cochrane Database Syst Rev. 2016;2016(11).
15. Machado DB. Suicídio no Brasil, de 2000 a 2012. 2012.
16. Hawton K, van Heeringen K. Suicide. Lancet. 2009;373(9672):1372-81.
17. Silverman JJ, Galanter M, Jackson-Triche M, Jacobs DG, Lomax JW, Riba MB, et al. The american psychiatric association practice guidelines for the psychiatric evaluation of adults. Am J Psychiatry. 2015;172:798–802.
18. Runeson B, Odeberg J, Pettersson A, Edbom T, Adamsson IJ, Waern M. Instruments for the assessment of suicide risk: A systematic review evaluating the certainty of the evidence. PLoS One. 2017;12(7):1-13.
19. Patterson WM, Dohn HH, Bird J, Patterson GA. Evaluation of suicidal patients: The SAD PERSONS scale. Psychosomatics. 1983;24(4):343-5.
20. Saunders K, Brand F, Lascelles K, Hawton K. The sad truth about the SADPERSONS Scale: an evaluation of its clinical utility in self-harm patients. Emerg Med J. 2014;31(10):796-8.
21. Leon AC, Solomon DA, Li CS, Fiedorowicz JG, Coryell WH, Endicott J, et al. Antidepressants and risks of suicide and suicide attempts: A 27-year observational study. J Clin Psychiatry. 2011;72(5):580-6.

22. Gibbons RD, Hur K, Bhaumik DK, Mann JJ. The relationship between antidepressant prescription rates and rate of early adolescent suicide. Am J Psychiatry. 2006;163(11):1898-904.
23. Löfman S, Hakko H, Mainio A, Riipinen P. Affective disorders and completed suicide by self-poisoning, trend of using antidepressants as a method of self-poisoning. Psychiatry Res. 2017;255:360-6.
24. Turecki G, Brent DA, Gunnell D, O'Connor RC, Oquendo MA, Pirkis J, et al. Suicide and suicide risk. Nat Rev Dis Primers. 2019;5:22.
25. Baldessarini RJ, Tondo L, Davis P, Pompili M, Goodwin FK, Hennen J. Decreased risk of suicides and attempts during long-term lithium treatment: a meta-analytic review. Bipolar Disord. 2006;8(5):625-39.
26. Guzzetta F, Tondo L, Centorrino F, Baldessarini RJ. Lithium treatment reduces suicide risk in recurrent major depressive disorder. J Clin Psychiatry. 2007;68(3):380-3.
27. Tondo L, Hennen J, Baldessarini RJ. Lower suicide risk with long-term lithium treatment in major affective illness: a meta-analysis. Acta Psychiatr Scand. 2001;104(3):163-72.
28. Giotakos O, Nisianakis P, Tsouvelas G, Giakalou V V. Lithium in the public water supply and suicide mortality in Greece. Biol Trace Elem Res. 2013;156(1-3):376-9.
29. Knudsen NN, Schullehner J, Hansen B, Jorgensen LF, Kristiansen SM, Voutchkova DD, et al. Lithium in drinking water and incidence of suicide: a nationwide individual-level cohort study with 22 years of follow-up. Int J Environ Res Public Health. 2017;14(6):13.
30. Calati R, Courtet P. Is psychotherapy effective for reducing suicide attempt and non-suicidal self--injury rates? Meta-analysis and meta-regression of literature data. J Psychiatr Res. 2016;79:8-20.
31. Hepp U, Wittmann L, Schnyder U, Michel K. Psychological and psychosocial interventions after attempted suicide: An overview of treatment studies. Crisis. 2004;25(3):108-17.
32. Popiolek K, Brus O, Elvin T, Landén M, Lundberg J, Nordanskog P, et al. Rehospitalization and suicide following electroconvulsive therapy for bipolar depression: a population-based register study. J Affect Disord. 2018;226:146-54.
33. Caroff SN, Mann SC. Neuroleptic malignant syndrome. Med Clin North Am. 1993;77(1):185-202.
34. Verma K, Jayadeva V, Serrano R, Sivashanker K. Diagnostic, treatment, and system challenges in the management of recurrent neuroleptic malignant syndrome on a general medical service. Case reports in psychiatry. United States. 2018;4016087.
35. Levenson L. American of psychiatry neuroleptic maligne syndrome. 1985;1137-45.
36. van Rensburg R, Decloedt EH. An approach to the pharmacotherapy of neuroleptic malignant syndrome. Psychopharmacol Bull. 2019;49(1):84-91.
37. Sakkas P, Davis JM, Janicak PG WZ. Drug treatment of the neuroleptic malignant syndrome. Psychopharmacol Bull. 1991;27(3):381-4.
38. Trollor JN, Sachdev PS. Electroconvulsive treatment of neuroleptic malignant syndrome: A review and report of cases. Australian and New Zealand J Psychiatry. 1999;33(5):650-9.
39. Ozer F, Meral H, Aydin B, Hanoglu L, Aydemir T, Oral T. Electroconvulsive therapy in drug-induced psychiatric states and neuroleptic malignant syndrome. J ECT. 2005;21(2):125-7.
40. Sternbach H. The serotonin syndrome. Am J Psychiatry. 1991;148(6):705-13.
41. Francescangeli J, Karamchandani K, Powell M, Bonavia A. The serotonin syndrome: from molecular mechanisms to clinical practice. Int J Mol Sci. 2019;20(9).
42. Dunkley EJC, Isbister GK, Sibbritt D, Dawson AH, Whyte IM. The hunter serotonin toxicity criteria: Simple and accurate diagnostic decision rules for serotonin toxicity. QJM. 2003;96(9):635-42.
43. Volpi-Abadie J, Kaye AM, Kaye AD. Serotonin syndrome. Ochsner J. 2013;13(4):533-40.
44. Vonghia L, Leggio L, Ferrulli A, Bertini M, Gasbarrini G, Addolorato G, et al. Acute alcohol intoxication. Eur J Intern Med. 2008;19(8):561-7.
45. Di Miceli M, Gronier B. Pharmacology, systematic review and recent clinical trials of metadoxine. Rev Recent Clin Trials. 2018;13(1):114-25.

46. Maldonado JR. Novel algorithms for the prophylaxis and management of alcohol withdrawal syndromes–Beyond benzodiazepines. Crit Care Clin. 2017;33(3):559-99.
47. Caputo F, Agabio R, Vignoli T, Patussi V, Fanucchi T, Cimarosti P, et al. Diagnosis and treatment of acute alcohol intoxication and alcohol withdrawal syndrome: position paper of the Italian Society on Alcohol. Intern Emerg Med. 2019;14(1):143-60.
48. Kosten TR. Management of drug and alcohol withdrawal. 2003;1786-95.
49. Donnino MW, Vega J, Miller J, Walsh M. Myths and misconceptions of Wernicke's encephalopathy: What every emergency physician should know. Ann Emerg Med. 2007;50(6):715-21.
50. Day GS, Del Campo CM. Wernicke encephalopathy: a medical emergency. CMAJ. 2014;186(8):130091.
51. Caine D, Halliday GM, Kril JJ, Harper CG. Operational criteria for the classification of chronic alcoholics: Identification of Wernicke's encephalopathy. J Neurol Neurosurg Psychiatry. 1997;62(1):51-60.
52. Latt N, Dore G. Thiamine in the treatment of Wernicke encephalopathy in patients with alcohol use disorders. Intern Med J. 2014;44(9):911-5.
53. Pearce JMS. Wernicke-Korsakoff encephalopathy. Eur Neurol. 2007;59(1-2):101-4.
54. Association AP. Diagnostic and statistical manual of mental disorders: DSM-5. 5.ed. Arlington, VA: American Psychiatric Association, 2013. xliv, 947 p. Disponível em: http://gull.georgetown.edu/record=b1208382.
55. Kaye S, McKetin R, Duflou J, Darke S. Methamphetamine and cardiovascular pathology: a review of the evidence. Addiction. 2007;102(8):1204-11.
56. Wodarz N, Krampe-Scheidler A, Christ M, Fleischmann H, Looser W, Schoett K, et al. Evidence-based guidelines for the pharmacological management of acute methamphetamine-related disorders and toxicity. Pharmacopsychiatry. 2017;50(3):87-95.
57. Ibrahim M, Maselli DJ, Hasan R, Hamilton A. Safety of beta-blockers in the acute management of cocaine-associated chest pain. Am J Emerg Med. 2013;31(3):613-6.
58. McGregor C, Srisurapanont M, Jittiwutikarn J, Laobhripatr S, Wongtan T, White JM. The nature, time course and severity of methamphetamine withdrawal. Addiction. 2005;100(9):1320-9.
59. Zorick T, Nestor L, Miotto K, Sugar C, Hellemann G, Scanlon G, et al. Withdrawal symptoms in abstinent methamphetamine-dependent subjects. Addiction. 2010;105(10):1809-18.
60. Farronato NS, Dursteler-Macfarland KM, Wiesbeck GA, Petitjean SA. A systematic review comparing cognitive-behavioral therapy and contingency management for cocaine dependence. J Addict Dis. 2013;32(3):274-87.
61. Mancuso CE, Tanzi MG, Gabay M. Paradoxical reactions to benzodiazepines: literature review and treatment options. Pharmacotherapy. 2004;24(9):1177-85.
62. Saltik IN, Ozen H. Role of flumazenil for paradoxical reaction to midazolam during endoscopic procedures in children. In: Am J Gastroenterol. United States; 2000. p. 3011-2.
63. Soyka M. Treatment of benzodiazepine dependence. N Engl J Med. 2017;376(12):1147-57.
64. Chacko B, Peter J V. Antidotes in poisoning. Indian J Crit Care Med. 2019;23(Suppl4):S241-s249.
65. Lader M, Tylee A, Donoghue J. Withdrawing benzodiazepines in primary care. CNS Drugs. 2009;23(1):19-34.
66. Testa A, Giannuzzi R, Sollazzo F, Petrongolo L, Bernardini I, Dain S. Psychiatric emergencies (part II): psychiatric disorders coexisting with organic diseases. Eur Rev Med Pharmacol Sci [Internet]. 2013;17 Suppl 1:65-85.
67. Srivastava AB, Mariani JJ, Levin FR. New directions in the treatment of opioid withdrawal. Lancet. 2020;395(10241):1938-48.
68. Danovitch I, Gorelick DA. The treatment of cannabis use disorder. In: The assessment and treatment of addiction. Philadelphia: Elsevier; 2019. p. 105-21.

# 2
# Agitação psicomotora

Isabella D'Andrea Garcia da Cruz
Marina Gruenwald Peres

## INTRODUÇÃO

A agitação psicomotora (AP) é uma síndrome composta por um conjunto de comportamentos inespecíficos associados com acentuada aceleração física e psíquica, que pode ser observada em condições clínicas e psiquiátricas[1].

O artigo de Lindenmayer[2], que buscou uma definição mais apurada sobre essa síndrome, encontrou seis alterações principais: inquietação motora, resposta aumentada a estímulos, irritabilidade, atividade motora ou verbal inapropriada ou sem propósito, diminuição do sono e flutuação dos sintomas ao longo do tempo.

Podem também ser considerados sintomas associados com os quadros de AP: atividade motora excessiva, hipotenacidade, hipervigilância, desinibição dos impulsos, fala alta e raivosa, hiperexcitação autonômica, sudorese e taquicardia[2].

Pacientes em estado de AP aguda podem exibir hostilidade e agressividade, com potencial para escalar para atos de violência, como agressões a si mesmos, a outros e a objetos do ambiente.

Por isso é tão importante realizar uma avaliação criteriosa do quadro clínico do paciente para identificar a apresentação específica. A agitação psicomotora se manifesta em um *continuum* que pode variar desde uma inquietação motora até agressividade e violência física. As intervenções clínicas para o manejo da AP devem ser adaptadas a cada apresentação individual, levando em conta a gravidade dos sintomas e os potenciais riscos associados.

Os quadros de AP são relativamente comuns, em especial nos serviços de emergência. Cerca de 2,6%[3] dos indivíduos que chegam à emergência apresentam-se agitados ou agressivos, sendo, em grande parte, esse o motivo da procura pelo serviço de saúde. No Brasil, estima-se que 23,6 a 23,9% (~24%) das emergências psiquiátricas são agitações psicomotoras[4].

Apesar da alta prevalência clínica, a AP apresenta dificuldade de diagnóstico e manejo terapêutico. Grande parte das equipes que atuam em ambientes hospitalares, incluindo serviços de emergência, não recebe treinamento prévio adequado para o manejo da agitação psicomotora[5]. Isso pode expor tanto os profissionais quanto os pacientes ao risco de violência.

## AVALIAÇÃO DO PACIENTE

O primeiro passo na avaliação do paciente em AP é garantir que esteja seguro[6]. Isso envolve colocá-lo em um ambiente seguro, em que o risco para si próprio ou para outras pessoas seja minimizado e uma avaliação sucinta de seu estado clínico atual e dos riscos de uma escalada de seus sintomas possa ser realizada.

Para assegurar um ambiente terapêutico adequado a fim de lidar com pacientes agitados, é essencial estabelecer um espaço tranquilo, preferencialmente em uma área reservada. Essa iniciativa tem como objetivo principal minimizar estímulos externos, promover ambiente de segurança e privacidade, além de evitar exposição excessiva tanto para o paciente quanto para a equipe envolvida no seu cuidado.

Na sala de atendimento, é recomendado manter objetos fora do alcance do paciente e restringir o acesso a janelas. A fim de evitar que os pacientes se sintam intimidados, é aconselhável manter uma distância apropriada, evitar gestos exagerados e limitar o contato físico ao mínimo. Também é crucial que a disposição espacial da sala permita ao profissional assistente um fácil acesso à porta de saída, garantindo, assim, uma resposta rápida em situações de emergência.

A avaliação inicial inclui uma entrevista breve para tentar esclarecer o que está acontecendo com o paciente. Para isso, o entrevistador deve apresentar postura calma e assertiva. Devem ser investigados: eventos que antecederam a AP, sintomas comportamentais atuais, uso de substâncias, medicações em uso, antecedentes clínicos e psiquiátricos[7]. A entrevista indireta, por meio de outras fontes de informação como acompanhantes ou equipe que transportou o paciente, pode complementar a investigação.

Além disso, são preconizados exames físicos e psíquicos, cujos resultados contribuem para a formulação de hipóteses diagnósticas e seu subsequente tratamento.

No exame físico, ressalta-se a importância de realizar: sinais vitais, avaliação de nível de consciência, orientação temporoespacial e autopsíquica, déficits neurológicos, dispneia, capacidade atencional, sinais de intoxicação ou abstinência, presença de alucinações, sinais físicos de trauma e avaliação da aparência e comportamento[8]. Após o paciente ser acalmado, uma avaliação mais abrangente pode ser concluída.

Os exames básicos de rotina devem incluir glicemia (por meio de um teste de punção no dedo) e nível de oxigenação. Se possível, testes de amostras de sangue, incluindo hemograma, perfil eletrolítico e função renal, devem ser considerados, assim como exames toxicológicos de urina e testes de gravidez, se a paciente for uma mulher em idade fértil[8].

Durante essa avaliação, também é considerado o risco imediato de comportamento violento. Entre os principais fatores de risco estão: histórico prévio de comportamento violento, idade jovem e número de internações anteriores[9].

É crucial estar atento aos sinais de comportamento francamente agressivo, como ameaças verbais ou expressões de violência física direta, demonstrações de agitação intensa e atos impulsivos (como bater em objetos), postura corporal intimidadora, expressão facial de raiva ou hostilidade intensa e recusa em cooperar ou seguir instruções.

Ressalta-se que indivíduos com diminuição da consciência, que não reagem ou estão inconscientes, devem ser prontamente encaminhados a uma unidade de emergência médica.

## DIAGNÓSTICO DIFERENCIAL

A AP pode estar ligada a várias condições médicas, abrangendo tanto quadros psiquiátricos quanto não psiquiátricos. Portanto, é fundamental investigar e descartar possíveis causas não relacionadas à psiquiatria antes de considerar o quadro como exclusivamente psiquiátrico[8].

É importante investigar condições clínicas que podem apresentar agitação psicomotora, como: *delirium*, dor intensa, quadros com desconforto respiratório, hipoglicemia, síndromes demenciais, crise convulsiva (pós-ictal), estado de mal epilético não convulsivo, exposição a toxinas ambientais, encefalite, meningite ou outra infecção do sistema nervoso central, distúrbios metabólicos (p. ex., hiponatremia, hipocalcemia, hipoglicemia), encefalopatia (especialmente decorrente de insuficiência hepática ou renal), traumatismo cranioencefálico e níveis tóxicos de medicamentos[7,8].

As principais causas psiquiátricas de AP são: fase maníaca em transtorno afetivo bipolar, quadro psicótico agudo, quadros depressivos graves (com ou sem sintomas psicóticos), desregulação emocional grave em transtornos de personalidade e transtornos de ansiedade[7,8].

É importante considerar os transtornos relacionados com o uso de substâncias, incluindo a intoxicação e a abstinência alcoólica, bem como a intoxicação por cocaína e por outras drogas sintéticas estimulantes.

O perfil demográfico em pesquisa brasileira[10] observou que a maior parte dos pacientes que apresentaram AP é: homem, jovem, não casado, de baixa escolaridade, profissionalmente inativo e com diagnósticos graves como esquizofrenias e transtornos relacionados com o uso de substâncias.

## MANEJO CLÍNICO (DESCALONAMENTO VERBAL)

Em 2012, publicou-se o Projeto BETA (*Best Practices in the Evaluation and Treatment of Agitation*)[11] pela Associação Americana de Psiquiatria de Emergência (AAEP). Nesse projeto, definiram-se diretrizes que descrevem métodos para uma abordagem não coercitiva e colaborativa para o tratamento eficaz de pacientes com agitação aguda.

O projeto BETA trouxe princípios que consideramos neste capítulo como base orientadora do manejo clínico:

- Descalonamento verbal como tratamento de primeira linha para a agitação.
- Avaliação psiquiátrica adequada.
- Tratamento apropriado de condições médicas associadas.
- Farmacoterapia direcionada para o tratamento da etiologia mais provável da agitação.
- Minimização de contenção física.

A partir desses princípios, conseguimos estabelecer como primeiro passo geral o descalonamento verbal. Stevenson e Otto[12] definem o descalonamento como um processo complexo e interativo no qual o paciente é redirecionado para um espaço pessoal mais calmo. O objetivo é conseguir esse redirecionamento ao estabelecer um canal de comunicação entre paciente e equipe, reduzindo, assim, o risco de lesão à integridade de ambos.

Durante a abordagem, são aplicadas técnicas que se concentram em uma abordagem verbal clara e tranquila, mantendo a comunicação assertiva e não confrontativa.

A abordagem ao paciente deve ser realizada com dignidade, comunicando-lhe de forma direta que o comportamento inadequado não é aceitável e que existem limites que não podem ser ultrapassados. Reforce a mensagem de que a pessoa tem a capacidade de controlar seus próprios impulsos e é possível ela lidar de forma calma com a situação.

É essencial que o paciente se sinta em um ambiente colaborativo, percebendo que a equipe está pronta para ajudá-lo e oferecendo-lhe escolhas (p. ex., se prefere medicação via oral ou intramuscular).

Nesse momento, é necessário manter uma postura de validação emocional do paciente (Ele está com raiva? Está em sofrimento?), o que não implica validarmos comportamentos que não são válidos (como gritar e empurrar). Deve-se evitar ameaçar ou provocar o paciente, esconder as mãos, expressar alta irritabilidade com a situação, ou ceder a desafios do paciente.

É difícil não levar as ofensas e/ou críticas para um lugar pessoal. Ficamos cansados e sobrecarregados ao lidar com pacientes em AP. Por isso, cabe aqui ressaltar a importância de a abordagem ser em equipe e que os profissionais tenham espaço para conversarem e compartilharem sobre essa situação.

| **Quadro 1** Técnicas de descalonamento verbal |
|---|
| Respeitar o espaço do paciente |
| Usar linguagem apropriada (adotar tom de voz calmo, claro e conciso) |
| Evitar movimentos bruscos, contato visual e provocações ao paciente |
| Identificar os anseios e os medos e ouvir com atenção verdadeira o que o paciente fala |
| Concordar ou concordar em discordar |
| Estabelecer regras e limites claros e explicar o que ocorrerá no pronto-socorro |
| Acolher e oferecer opções, preocupar-se com o bem-estar do paciente (p. ex., comida, água, cobertor) |
| Ser claro na comunicação com o paciente e a equipe |

Fonte: adaptado de Nordstrom et al., 2012[7].

## TRATAMENTO FARMACOLÓGICO

As abordagens não medicamentosas como primeira estratégia de manejo de pacientes em AP são eficazes em grande parte dos casos. Porém, quando essas estratégias não são suficientes, o manejo farmacológico é indicado. Neste capítulo, vamos discutir as principais opções disponíveis e utilizadas no sistema de saúde brasileiro.

O objetivo do manejo farmacológico é acalmar o paciente, garantindo sua segurança e a da equipe, sem sedá-lo excessivamente[13].

Para orientar a seleção da medicação, damos preferência a medicamentos com ação rápida, aplicação menos invasiva, como via oral (VO) ou intramuscular (IM), e com mínimos efeitos colaterais[14]. Em casos de agitação moderada, é aconselhável optar por medicamentos orais, incluindo soluções e comprimidos dissolúveis, sobre a via intramuscular[8]. A velocidade de ação do medicamento e a confiança na administração são os principais critérios a serem ponderados ao escolher a via de administração para o tratamento de agitação severa[8]. Recomenda-se evitar a simultânea combinação de diferentes vias de administração (p.

ex., oral e intramuscular), pois a absorção e os efeitos podem ser discrepantes, o que dificulta o acompanhamento clínico.

## Antipsicóticos

A classe farmacológica mais utilizada é a dos antipsicóticos de primeira (típicos) e de segunda gerações (atípicos), em razão de suas propriedades tranquilizantes e antipsicóticas. Eles ajudam a reduzir a atividade excessiva, a agressividade e os sintomas psicóticos que podem acompanhar a agitação. Além disso, esses medicamentos podem ajudar a reduzir a ansiedade, proporcionando um ambiente mais seguro para o paciente.

Os antipsicóticos de primeira geração, ou típicos, têm como principal mecanismo o de antagonismo dos receptores D2 da dopamina, diminuindo a atividade dopaminérgica excessiva em certas áreas do cérebro, como o sistema límbico e o córtex pré-frontal. No entanto, esses medicamentos também se relacionam com efeitos colaterais significativos em decorrência do bloqueio dos receptores de dopamina em outras regiões do cérebro, o que pode levar a sintomas extrapiramidais (SEP), como distonia e parkinsonismo. Além disso, apresentam outros efeitos colaterais por conta do bloqueio de receptores colinérgicos, histamínicos e alfa-1-adrenérgicos.

Dentre os antipsicóticos de primeira geração, os mais utilizados são: haloperidol, clorpromazina e levomepromazina. A prometazina, um medicamento anti-histamínico, é frequentemente utilizada em conjunto com antipsicóticos por potencializar os efeitos sedativos, ajudar no controle de sintomas adicionais (como náusea, ansiedade e insônia) e permitir a redução da dose de antipsicóticos necessária para alcançar o efeito terapêutico desejado, diminuindo potencialmente o risco de efeitos colaterais adversos dos antipsicóticos[15].

A clorpromazina e a levomepromazina mostraram, por meio de evidências clínicas, que são tão eficazes quanto o haloperidol quando administradas por via intramuscular[16,17].

Porém têm propensão a causar mais hipotensão, mais efeitos colaterais anticolinérgicos e reduzir o limiar de convulsão[18]. Além disso, o uso IM desses agentes está correlacionado com a ocorrência de efeitos adversos significativos (arritmias, convulsões, depressão respiratória), o que nos leva a evitá-los e preferir medicações com perfil mais seguro.

O haloperidol é amplamente utilizado em administração VO e IM. Essa medicação tem pouco efeitos sobre os sinais vitais, pouca ação anticolinérgica e interações mínimas com outros medicamentos não psiquiátricos[18]. Infelizmente, tem efeitos colaterais importantes, principalmente a propensão a prolongar os intervalos QTc.

**Tabela 1** Medicações administradas via oral e recomendadas no tratamento da agitação psicomotora

| | Dose inicial (mg) | Início de ação | Repetir a cada | Meia-vida (horas) | Dose máxima (mg/dia) | Efeitos colaterais |
|---|---|---|---|---|---|---|
| **Via oral (VO)** | | | | | | |
| Risperidona | 2-3 | 1 h | 1 h | 24 | 8 | Sonolência, SEP, náusea, hipotensão, arritmia |
| Olanzapina | 10 | 1-4 h | 4 h | 21-54 | 30 | SEP, hipotensão, tontura, arritmia |
| Haloperidol | 5-15 | 1-4 h | 8 h | 15-37 | 15 | SEP, alterações no ECG, convulsões |
| Risperidona + clonazepam | 2+2 | 1 h | 1 h | 20-40 | 6+6 | SEP, convulsões, arritmia, sedação excessiva, reação paradoxal |
| Diazepam | 10 | 0,5-1,5 h | 1 h | 20-80 | 60 | Amnésia, ataxia, sedação excessiva, reação paradoxal |
| **Via intramuscular (IM)** | | | | | | |
| Haloperidol | 2,5-10 | 30 min | 30 min | 15-37 | 30 | Convulsão, SEP, sonolência, cefaleia e tontura |
| Haloperidol + midazolam | 2,5-5 + 7,5-15 | 20 min | 30 min | 15 | 30 | Sedação excessiva e SEP |
| Haloperidol + prometazina | 2,5-10 + 50 | 30 min | 30 min | 15-37 | 30 + 100 | Sedação excessiva, SEP e convulsão |
| Midazolam | Até 15 | 15-20 min | 30 min | 1,5-3 | - | Sedação excessiva e depressão respiratória |
| **Via endovenosa (EV)** | | | | | | |
| Haloperidol | 5 | 20 min | 30 min | 12-22 | 20 | SEP, hipotensão |
| Midazolam | 2,5-10 | 5 min | 15 min | 1,5-2,5 | - | Depressão respiratória, hipotensão |
| Lorazepam | 1-4 | 1-5 min | 15 min | 10-20 | 10 | Depressão respiratória, hipotensão |
| Diazepam | 10 | 1-5 min | 30 min | 20-80 | 40 | Depressão respiratória, hipotensão |

ECG: eletrocardiograma; SEP: sintomas extrapiramidais. Adaptada de Baldaçara et al., 2019[25].

A administração intravenosa (IV) de haloperidol não é recomendada, em decorrência da amplificação dos efeitos colaterais, como cardiotoxicidade grave. A administração intramuscular de haloperidol, seja sozinho ou com prometazina, midazolam ou lorazepam é estabelecida[19].

Nos serviços de emergência brasileiros, utilizamos a combinação de haloperidol 5 mg com prometazina 50 mg IM de forma efetiva[20].

Os antipsicóticos de segunda geração têm incidência marcadamente reduzida de SEP[21]. Os mais acessíveis no Brasil são a risperidona e a olanzapina, que não tem apresentação IM em nossa rede.

A risperidona é efetiva para AP em administração VO isoladamente ou com benzodiazepínicos como clonazepam ou lorazepam[22]. A olanzapina em administração VO é bastante efetiva para controle de AP[22,23].

Os benzodiazepínicos (BZD) são bastante utilizados para o tratamento de AP em razão de efeitos sedativo e ansiolítico, ação rápida e ampla disponibilidade na rede. Os efeitos colaterais dos benzodiazepínicos são amplos e devemos nos atentar principalmente à sedação excessiva, efeito paradoxal, risco de queda, ataxia, hipotensão, depressão respiratória e parada cardiorrespiratória[24]. Esses efeitos são ainda mais intensos se optarmos pela via IV e, por isso, esta deve ser evitada.

Em especial, o diazepam apresenta um metabólito ativo de meia-vida mais longa, o nordiazepam. Esse metabólito pode persistir no organismo por períodos estendidos após a administração do medicamento. É importante considerar a possibilidade de acumulação do nordiazepam em pacientes submetidos a doses repetidas ou prolongadas de diazepam.

Diazepam, clonazepam e lorazepam VO podem ser usados para agitações leves a moderadas[25]. Midazolam IM em monoterapia e, também, em combinação com haloperidol são efetivas[26].

## Estratégias terapêuticas farmacológicas

É essencial considerar as etiologias subjacentes da agitação como diretriz para a seleção farmacológica, visando o manejo eficaz da condição. Recomendamos que, após escolher o fármaco mais indicado, se houver necessidade, este seja empregado até que a sua dose máxima seja alcançada. Se, ao atingir o limite, não alcançar o efeito esperado, opte por mudar a medicação. Essa abordagem visa garantir que a intervenção médica seja ajustada de forma adequada e personalizada de acordo com a resposta clínica do paciente.

Em pacientes em AP associada a *delirium* hiperativo, optamos por antipsicótico em doses baixas[18]. Uma possibilidade é o uso do haloperidol, por acalmar o paciente com pouco comprometimento de seu nível de consciência. O benzo-

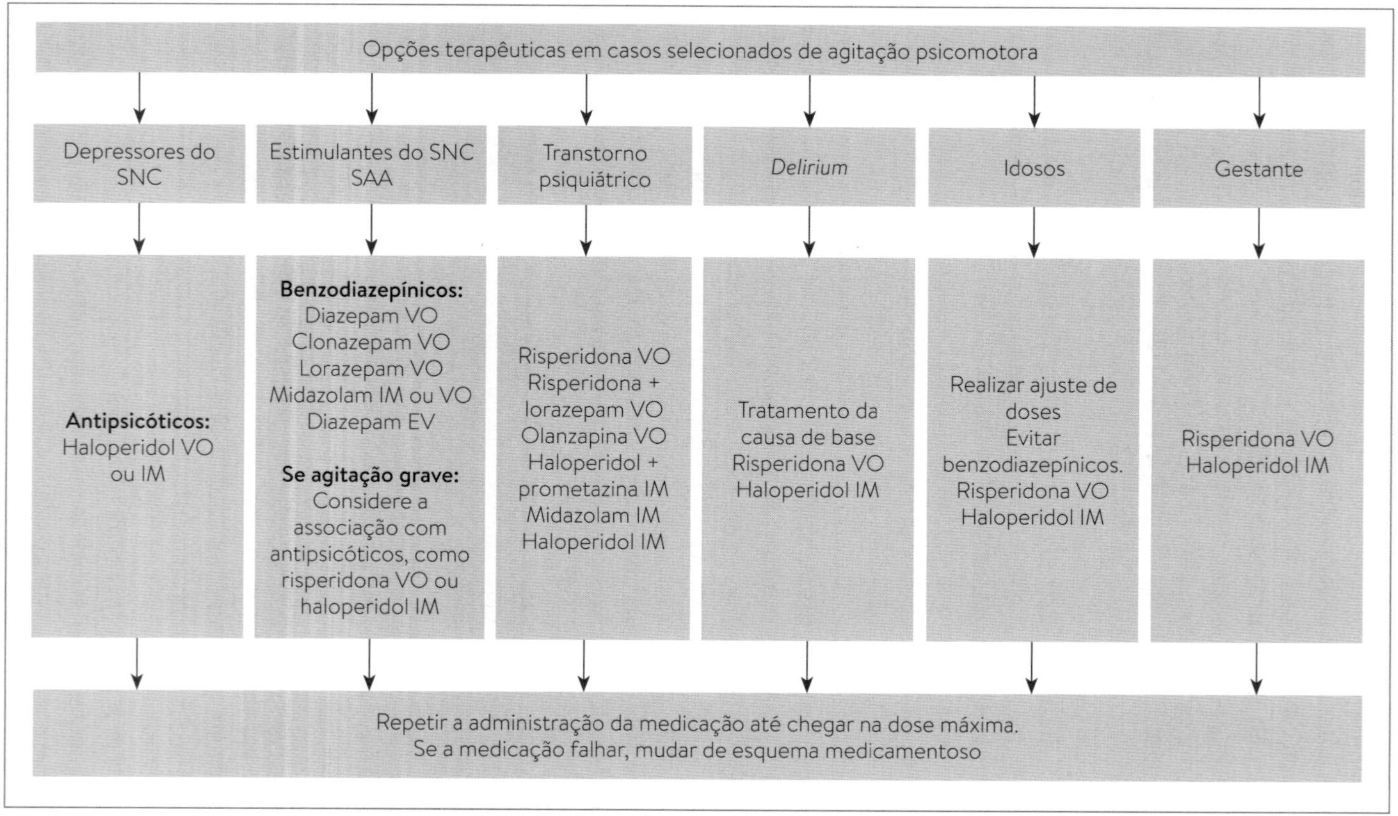


**Figura 1** Diagrama de fluxo do manejo farmacológico da agitação psicomotora.

Fonte: adaptada de Baldaçara et al., 2019[25].

diazepínico deve ser evitado, pois pode agravar o estado confusional. Devemos tomar cuidado também com medicações com atividade anticolinérgica que podem agravar o quadro como, por exemplo, clorpromazina e levomepromazina.

Em casos de AP associados com drogas depressoras do sistema nervoso central (SNC), como intoxicação por álcool ou opioides, é indicado manejo com antipsicóticos como o haloperidol VO ou IM[8]. Optamos por evitar medicações que podem piorar o risco de depressão respiratória. É importante diferenciar agitação secundária à abstinência de álcool, visto que, nos casos de agitação relacionada à abstinência, prefere-se o uso de BZD ao de antipsicóticos.

Já em situações de agitação causadas por drogas estimulantes do SNC, como em casos de intoxicação por cocaína e outras drogas estimulantes sintéticas, o manejo inicial com benzodiazepínicos (clonazepam VO, lorazepam VO, midazolam IM e diazepam VO) é preferível em relação aos antipsicóticos[27], a fim de reduzir o potencial de convulsões.

Em quadros de descompensação de transtorno mental sem causa específica, optamos por antipsicóticos como risperidona VO, olanzapina VO, combinações de haloperidol com prometazina IM ou midazolam IM. Como alternativa, benzodiazepínicos como midazolam IM, lorazepam VO e clonazepam VO também podem ser considerados[18].

Quando a agitação ocorre em um contexto de gravidez, as opções terapêuticas são antipsicóticos nas menores doses possíveis, como risperidona VO e haloperidol IM.

Em pacientes idosos, é importante considerar o ajuste de dose em decorrência da maior sensibilidade a efeitos colaterais. Devemos considerar doses menores: geralmente entre um quarto e metade da dose-padrão para adultos[8].

## CONTENÇÃO MECÂNICA

A contenção tem sido historicamente empregada nos serviços de saúde de maneira indiscriminada e pouco reflexiva. É importante destacar que a contenção mecânica é necessária em situações de agitação psicomotora grave com avaliação de alto risco de auto ou heteroagressão em que todas as outras alternativas menos invasivas como descalonamento verbal e limitação de espaço não funcionaram[6]. Trata-se de uma medida extrema que deve ser adotada somente como último recurso, visando garantir a segurança do paciente e da equipe assistencial[8]. Dentro dessas condições, deve ser sempre usada pelo menor período de tempo possível e nunca como um meio de punição ou para a conveniência da equipe[28].

Devemos estar conscientes das complicações frequentemente relacionadas à contenção mecânica. Entre essas complicações estão lesões ortopédicas, trombose venosa profunda, desidratação, rabdomiólise, pneumonia e lesões por pressão[29]. Além disso, há o risco de eventos mais graves, como o óbito por trauma grave decorrente da contenção excessiva ou inadequada, assim como o risco de asfixia[30]. Não podemos ignorar também o impacto psicológico significativo que a imobilização forçada pode ter sobre o paciente, gerando um grande estresse emocional que pode afetar negativamente sua recuperação e bem-estar emocional. É crucial ponderar essas possíveis consequências ao optar pela contenção mecânica.

Para lidar com essa questão de forma mais eficaz, é recomendável estabelecer um padrão de uso de contenção mecânica e química em enfermarias e pronto-socorro para o tratamento de pacientes com AP. Isso visa garantir a qualidade e a padronização do procedimento, além de minimizar os riscos associados com a prática da contenção.

## Como é a realização da contenção física?

A observação de sinais que possam ser sugestivos de agressividade é importante para a identificação precoce de uma agitação psicomotora grave e a preparação da equipe para o procedimento.

Dentre os sinais, é possível observar: expressão facial irritada ou tensa, elevação do tom de voz, contato visual prolongado, expressão de sentimentos de raiva ou de violência, ameaças verbais ou gestuais, alucinações e/ou delírios violentos, aumento da inquietação, tensão corporal, pensamento pouco claro e hiperatividade de sistemas autonômicos (como aumento de frequências cardíaca e respiratória, e pupilas dilatadas)[6].

Para a realização da técnica adequada é necessário um mínimo de cinco profissionais treinados. A recomendação do número de pessoas se dá pela distribuição dos profissionais para segurarem ao longo do corpo: um em cada braço, um em cada perna e um no tórax e na cabeça.

É necessária a presença de um profissional médico para a realização da prescrição da contenção física e das medicações que poderão ser utilizadas. A contenção física deve ser feita em conjunto com a tranquilização rápida[8]. Enquanto a contenção física restringe os movimentos, a contenção química controla a excitação, resultando em uma abordagem abrangente e eficaz do manejo.

Para a implementação da técnica de contenção física, são imprescindíveis os seguintes materiais: uma cama baixa provida de lençol, faixas de contenção e outro lençol para cobrir o paciente durante o procedimento. Recomenda-se a realização da contenção em um ambiente individual, priorizando a preservação da privacidade do paciente. Deve-se abordar o paciente de maneira colaborativa e clara, com o intuito de estabelecer comunicação e tentar diminuir seu nível de agitação.

Para realizar a contenção de forma eficaz, a equipe reunida deve posicionar-se estrategicamente ao redor do paciente. O líder do grupo, posicionado de frente para o paciente, assume a responsabilidade de se comunicar com o paciente e orientar a equipe. Em momento oportuno, o líder indica aos demais membros que devem segurar o paciente. Os outros quatro profissionais se encarregam de segurar cada membro individualmente, enquanto o líder, por trás, auxilia na imobilização segurando o tórax. Posteriormente, o paciente é conduzido ao ambiente de contenção, onde é fixado na cama com o uso de faixas apropriadas. Estas devem ser posicionadas acima do tornozelo, punho e tórax, evitando pressionar de modo excessivo e mantendo atenção para sinais de garroteamento. É importante ressaltar que as axilas do paciente não devem ser contidas durante o procedimento.

Durante a contenção, é preciso explicar ao paciente o motivo dela, a necessidade de proteção e enfatizar que a contenção é uma medida terapêutica e não punitiva[6].

## Após a contenção física

Após a contenção física, um membro da equipe de enfermagem deve permanecer junto ao paciente. O membro da equipe de cuidado oferece assistência integral durante todo o tempo em que ele permanecer contido, podendo ser alimentação, interação, informações ou outras medidas terapêuticas que sejam necessárias[6]. Esse profissional não deve se ausentar sem escalar um substituto para ficar em seu lugar.

Durante o período de contenção, a monitorização documentada e vigilante pelo enfermeiro deve ser obrigatória. Os sinais vitais devem ser medidos a cada 15 minutos por 60 minutos e depois a cada 30 minutos por 4 horas, ou enquanto o paciente permanecer restrito[7]. É necessário avaliar: pressão arterial, saturação de oxigênio, frequência cardíaca, frequência respiratória e perfusão periférica dos membros superiores e inferiores. Essas avaliações são cruciais para monitorar o estado de saúde do paciente, verificar sinais de desconforto ou complicações e garantir que todas as necessidades clínicas sejam atendidas.

Além das avaliações pelo enfermeiro, o paciente é avaliado periodicamente pelo médico plantonista a cada hora. Essas avaliações médicas visam assegurar a supervisão contínua do estado clínico do paciente, ajustar a medicação conforme necessário e avaliar a progressão do tratamento para uma possível liberação da contenção.

Após a intervenção, é preciso documentar no prontuário todos os cuidados prestados por todos os diferentes profissionais, manifestações de comportamento e intercorrências.

A restrição física deve ser retirada assim que o paciente for avaliado como não mais representando um perigo para si próprio e/ou para os outros. Após a retirada da contenção física, é essencial verificar se ocorreu algum evento adverso relacionado ao procedimento e registrar devidamente no prontuário médico e no sistema de notificação de não conformidades, incidentes e eventos adversos em uso.

Ao fim, recomenda-se uma reunião da equipe assistencial, para realizar uma análise crítica da contenção: diagnóstico diferencial das causas de agitação e heteroagressividade e realização de abordagens terapêuticas com ajustes no plano terapêutico individualizado[31].

## REFERÊNCIAS BIBLIOGRÁFICAS


1. Day RK. Psychomotor agitation: poorly defined and badly measured. J Affect Dis. 1999;55(2-3):89-98.
2. Lindenmayer JP. The pathophysiology of agitation. J Clin Psychiatry. 2000;61:5-10.
3. Miner JR, Klein LR, Cole JB, Driver BE, Moore JC, Ho JD. The characteristics and prevalence of agitation in an urban county emergency department. Annals Emerg Med. 2018;72(4):361-70.
4. Padilha VM, Schettini CS, Santos Junior A, Azevedo RC. Profile of patients attended as psychiatric emergencies at a university general hospital. Sao Paulo Med J. 2013;131:398-404.
5. Schnapp BH, Slovis BH, Shah AD, Fant AL, Gisondi MA, Shah KH, Lech CA. Workplace violence and harassment against emergency medicine residents. Western journal of emergency medicine. 2016;17(5):567.
6. Vieta E, Garriga M, Cardete L, Bernardo M, Lombraña M, Blanch J, et al. Protocol for the management of psychiatric patients with psychomotor agitation. BMC Psychiatry. 2017;17:1-11.
7. Nordstrom K, Zun LS, Wilson MP, Stiebel V, Ng AT, Bregman B, Anderson EL. Medical evaluation and triage of the agitated patient: consensus statement of the American Association for Emergency Psychiatry Project BETA Medical Evaluation Workgroup. Western J Emerg Med. 2012;13(1):3.
8. Garriga M, Pacchiarotti I, Kasper S, Zeller SL, Allen MH, Vazquez G, et al. Assessment and management of agitation in psychiatry: expert consensus. World J Biolog Psychiatry. 2016;17(2):86-128.
9. Doyle M, Dolan M, McGovern J. The validity of North American risk assessment tools in predicting in-patient violent behaviour in England. Legal and Criminological Psychology. 2002;7:141-54.
10. Santos MEDS, Amor JDA, Del-Ben CM, Zuardi AW. Psychiatric emergency service in a school general hospital: a prospective study. Rev Saúde Pública. 2000;34:468-474.
11. Holloman Jr GH, Zeller SL. Overview of Project BETA: best practices in evaluation and treatment of agitation. Western J Emerg Med. 2012;13(1):1.
12. Stevenson S, Otto MP. Finding ways to reduce violence in psychiatric hospitals. The Journal for Healthcare Quality (JHQ). 1998;20(4):28-32.
13. Baldaçara L, Ismael F, Leite V, Pereira LA, Dos Santos RM, Gomes VDP, et al. Brazilian guidelines for the management of psychomotor agitation. Part 1. Non-pharmacological approach. Braz J Psychiatry. 2018;41:153-167.
14. McAllister-Williams RH, Ferrier IN. Rapid tranquillisation: time for a reappraisal of options for parenteral therapy. Br J Psychiatry. 2002;180(6):485-9.
15. Huf G, Alexander J, Gandhi P, Allen MH. Haloperidol plus promethazine for psychosis-induced aggression. Cochrane Database System Rev. 2016;(11).

16. Ahmed U, Jones H, Adams CE. Chlorpromazine for psychosis induced aggression or agitation. Cochrane Database System Rev. 2010;(4).
17. Suzuki H, Gen K, Takahashi Y. A naturalistic comparison study of the efficacy and safety of intramuscular olanzapine, intramuscular haloperidol, and intramuscular levomepromazine in acute agitated patients with schizophrenia. Human Psychopharmacol. 2014;29(1):83-88.
18. Wilson MP, Pepper D, Currier GW, Holloman Jr GH, Feifel D. The psychopharmacology of agitation: consensus statement of the american association for emergency psychiatry project Beta psychopharmacology workgroup. Western J Emerg Med. 2012;13(1):26.
19. MacDonald K, Wilson MP, Minassian A, Vilke GM, Perez R, Cobb P, et al. A retrospective analysis of intramuscular haloperidol and intramuscular olanzapine in the treatment of agitation in drug--and alcohol-using patients. General Hospital Psychiatry. 2010;32(4):443-445.
20. Huf G, Coutinho ESF, Adams CE. Haloperidol mais prometazina para pacientes agitados-uma revisão sistemática. Braz J Psychiatry. 2009;31:265-270.
21. Karow A, Schnedler D, Naber D. What would the patient choose? Subjective comparison of atypi cal and typical neuroleptics. Pharmacopsychiatry. 2006;39(02):47-51.
22. Gault TI, Gray SM, Vilke GM, Wilson MP. Are oral medications effective in the management of acute agitation?. J Emerg Med. 2012;43(5):854-9.
23. Kinon BJ, Ahl J, Rotelli MD, McMullen E. Efficacy of accelerated dose titration of olanzapine with adjunctive lorazepam to treat acute agitation in schizophrenia. The Am J Emerg Med. 2004;22(3):181-6.
24. Zaman H, Sampson SJ, Beck AL, Sharma T, Clay FJ, Spyridi S, et al. Benzodiazepines for psychosis-induced aggression or agitation. Cochrane Database Syst Rev. 2017;(12).
25. Baldaçara L, Diaz AP, Leite V, Pereira LA, Dos Santos RM, Gomes VDP, et al. Brazilian guidelines for the management of psychomotor agitation. Part 2. Pharmacological approach. Braz J Psychiatry. 2019;41(4):324-335.
26. Baldaçara L, Sanches M, Cordeiro DC, Jackowski AP. Rapid tranquilization for agitated patients in emergency psychiatric rooms: a randomized trial of olanzapine, ziprasidone, haloperidol plus promethazine, haloperidol plus midazolam and haloperidol alone. Braz J Psychiatry. 2011;33:30-39.
27. Ricaurte GA, McCann UD. Recognition and management of complications of new recreational drug use. Lancet. 2005;365(9477):2137-2145.
28. Petit JR. Management of the acutely violent patient. Psychiatric Clinics. 2005;28(3):701-711.
29. Mohr WK, Petti TA, Mohr BD. Adverse effects associated with physical restraint. The Canadian Journal of Psychiatry. 2003;48(5):330-7.
30. Knox DK, Holloman GH Jr. Use and avoidance of seclusion and restraint: consensus statement of the american association for emergency psychiatry project Beta seclusion and restraint workgroup. West J Emerg Med. 2012;13:35-40.
31. Martínez JM, Álvarez Lopez MÁ. Protocolo de atención a pacientes con riesgo de agitación, heteroagresividad y/o comportamientos antisociales. Guía de Seguridad en la Atención a Personas con Trastornos Mentales. 2009.

# 3
# Uso de substâncias

Lucas Tokeshi
Gabriel Henrique Beraldi

## INTRODUÇÃO

O transtorno por uso de substâncias é um importante desafio a ser enfrentado nas interconsultas psiquiátricas, constituindo uma causa significativa de morbidade e mortalidade, com relevante associação com comorbidades como hipertensão e infecções sexualmente transmissíveis[1].

A despeito da alta prevalência de usuários de substâncias, com uma taxa de 2,17% de transtorno por uso de substâncias na população mundial[2], trata-se de um problema frequentemente negligenciado em atendimentos médicos gerais. Essa questão torna-se ainda mais preocupante quando avaliamos perspectivas futuras, uma vez que em uma amostra nacional de adolescentes, encontram-se taxas de uso de substâncias psicoativas atingindo valores de até 48,8% para álcool, 37,3% para tabaco e 12,9% para cocaína/*crack*[3].

Ademais, há uma importante sobreposição do transtorno do uso de substâncias com outras comorbidades psiquiátricas, como transtorno de déficit de atenção e hiperatividade[4], transtorno do estresse pós-traumático[5], transtornos de personalidade[6], transtornos de humor e psicose[7], evidenciando a complexidade desses pacientes.

Repercussões relacionadas ao uso de álcool, tabaco, sedativos/hipnóticos, cocaína/*crack* e opioides no ambiente ambulatorial e de interconsultas, fora do contexto de urgência e emergência, serão o foco deste capítulo. O manejo de quadros de abstinência e intoxicação relacionados ao uso de substâncias será abordado em outro capítulo.

## ESTIGMA E FISIOPATOLOGIA

Em decorrência do estigma relacionado ao uso de substâncias, tanto por parte de pacientes como por parte de profissionais de saúde, cuidado especial deve ser dedicado a como a temática é abordada, uma vez que atitudes negativas relacionadas ao paciente usuário de substâncias têm impacto negativo direto no desfecho de seu tratamento[8].

É de suma importância a compreensão de que há uma base fisiopatológica bem estabelecida para o transtorno do uso de substâncias, envolvendo interações complexas entre fatores biológicos e ambientais[9].

Fatores genéticos são responsáveis por cerca de metade do risco de adição[10,11], enquanto fatores epigenéticos[12], que atuam na expressão e no silenciamento genético, como modificações em neuroplasticidade cerebral em modelos animais, podem explicar a sensibilidade aumentada a fatores ambientais contribuindo com a manutenção de comportamentos disfuncionais de uso de substâncias.

O impacto do uso de substâncias durante a infância e a adolescência, fases cardinais durante o neurodesenvolvimento, também é bem estabelecido, com íntima relação com a neurocircuitaria imatura nesse período do desenvolvimento cerebral, com maior dificuldade de controle de impulsos e com o uso de substâncias, uma disfunção exacerbada das vivências de recompensa e motivação, propiciando a perpetuação do uso[13].

Fatores ambientais, como situações de estresse e vivências traumáticas, impactam maturação cerebral[14] e estruturação de traços de personalidade moldados pelo meio e podem contribuir para a inclinação a comportamentos de risco[15]. Em contrapartida, a presença de reforçadores alternativos, como atividades escolares e extracurriculares, é um fator ambiental estabelecido como protetor[16].

**Tabela 1** Fatores biológicos e ambientais relacionados ao uso de substâncias

| | |
|---|---|
| Fatores biológicos | Genética<br>Epigenética<br>Neurocircuitaria<br>Neurodesenvolvimento |
| Fatores ambientais | Estresse<br>Reforçadores alternativos<br>Sistemas culturais e sociais<br>Trauma |

## AVALIAÇÃO INICIAL E REPERCUSSÕES CLÍNICAS

A avaliação inicial de todos os pacientes deve envolver a investigação ativa do uso de substâncias lícitas e ilícitas. Os parâmetros mais importantes nessa avaliação devem incluir:

- Substância utilizada.
- Frequência de uso.
- Quantidades e períodos de utilização da substância.
- Comportamentos de risco associados.

Avaliar de maneira aprofundada e fazer distinções entre o padrão de uso das diferentes substâncias auxiliam a compreensão pormenorizada do quadro atual do paciente, assim como permitem a estruturação de uma estratégia de tratamento adequada. A utilização de questionários rápidos de *screening*, como o CAGE[17], para álcool, ou de questionários mais abrangentes, como o ASSIST[18], pode ser uma ferramenta útil na avaliação de pacientes usuários de substâncias, uma vez que o uso de múltiplas substâncias é frequentemente observado em um contexto clínico[17].

Dada a grande variedade de substâncias que podem ser englobadas dentro do transtorno por uso de substâncias, a uma significativa variedade de possíveis repercussões clínicas as quais o médico psiquiatra e o generalista devem estar atentos, é de suma importância uma anamnese abrangente na avaliação inicial desses pacientes.

**Tabela 2** Condições médicas gerais relacionadas ao uso e abuso de substâncias

| | |
|---|---|
| Cardiovascular | Cardiomiopatia |
| | Endocardite |
| | Hipertensão |
| | Insuficiência cardíaca |
| Gastrointestinal/renal | Cirrose |
| | Insuficiência hepática crônica |
| | Insuficiência renal |
| | Pancreatite |
| Sistema nervoso central | Acidentes vasculares cerebrais (isquêmicos e hemorrágicos) |
| | Demência |
| | Hemorragia intracraniana |
| | Trauma cranioencefálico |
| | Vasculite cerebral |

*(continua)*

**Tabela 2** Condições médicas gerais relacionadas ao uso e abuso de substâncias (*continuação*)

| | |
|---|---|
| Pulmonar | Barotrauma |
| | Broncoespasmo |
| | Doença pulmonar obstrutiva crônica |
| | Edema pulmonar |
| | Pneumonite |
| Hematológico/nutricional | Anemia |
| | Desnutrição |
| | Insuficiência da medula óssea |
| | Síndrome de Wernicke-Korsakoff |
| Infecções sexualmente transmissíveis | Gonorreia |
| | Hepatite B |
| | Hepatite C |
| | HIV |
| | Sífilis |
| | Tuberculose |
| | Úlceras genitais |

Adaptada de Swimmer & Sandelich, 2024[17].

Além dos dados coletados na anamnese, é possível a utilização de teste imunoenzimático de urina para a confirmação do uso de determinadas substâncias, ainda que a testagem tenha limitações quanto a quantidade de dias de intervalo entre a utilização da substância e sua detecção.

**Tabela 3** Janela de tempo para substâncias específicas em teste urinário

| Substância | Tempo |
|---|---|
| MDMA | 2 dias |
| Fenobarbital | 15 dias |
| Diazepam | 10 dias |
| Alprazolam, clonazepam, lorazepam | 5 dias |
| Midazolam | 2 dias |
| Cocaína | < 12 horas |
| LSD (dietilamida do ácido lisérgico) | < 1 hora |
| Heroína | 3 dias |
| Codeína, morfina, oxicodona | 3 dias |
| Metadona | 7 dias |
| Tetra-hidrocanabinol (THC) | 3-30 dias |

MDMA: 3,4-metilenodioximetanfetamina. Adaptada de Swimmer & Sandelich, 2024[17].

## ÁLCOOL

O álcool é a substância mais comum no transtorno por uso de substâncias, com prevalência estimada de 1,45% no mundo[2]. Há inúmeras repercussões deletérias relacionadas ao uso do álcool, com repercussões hepáticas, cardiovasculares, nutricionais, neurológicas e hematológicas. A despeito de ser um transtorno comum, com variadas e graves comorbidades associadas, o transtorno por uso de álcool é tratado adequadamente com pouca frequência, além de apresentar altíssimas taxas de recaída (70%) mesmo com tratamento adequado em quadros moderados e graves[17].

As propostas de tratamento envolvem abordagens não farmacológicas, como psicoterapia e utilização de grupos terapêuticos, assim como abordagens farmacológicas. Dentre as medicações aprovadas pelo FDA para utilização no tratamento farmacológico do transtorno do uso de álcool, apenas a naltrexona é disponível no Brasil.

### Naltrexona

A naltrexona é um fármaco antagonista do receptor opioide mu, atuando na modulação do impacto da ação dopaminérgica do álcool, reduzindo os efeitos de recompensa associados à ingesta alcoólica e ocasionando uma redução no consumo de álcool.

Trata-se de uma medicação de posologia simples, sendo usada uma vez ao dia, sendo possível sua utilização mesmo sem a interrupção do uso de álcool. Essa medicação é habitualmente bem tolerada, com efeitos colaterais leves, sendo os mais frequentes a cefaleia e as náuseas. Todavia, efeitos colaterais mais substanciais podem surgir, como vômitos, dores abdominais, constipação, azia e elevação das enzimas hepáticas, repercussões neurológicas, como agitação, e insônia, além de dores articulares e musculares. Esses efeitos colaterais podem ser diminuídos fazendo a ingesta da medicação após as refeições e ao deitar-se.

Sua utilização é potencializada com a associação do tratamento farmacológico com a psicoterapia, porém esse fármaco mantém sua ação terapêutica mesmo quando utilizado em monoterapia.

Sua posologia habitual é de 50 mg ao dia, via oral, podendo chegar à dose de 100 mg. Em decorrência de sua repercussão hepática, é contraindicada em pacientes com insuficiência hepática. Por esse mesmo motivo, é importante que testes das enzimas hepáticas sejam feitos antes do início do tratamento e um mês após o uso do fármaco, devendo ser repetidos periodicamente ao longo do tratamento.

Pacientes em uso da naltrexona devem ser alertados quanto ao risco de uso de medicamentos contendo opiáceos e orientados a avisar outros profissionais de saúde, como dentistas, cirurgiões e anestesistas.

## Tiamina

A tiamina, ou vitamina B1, deve ser prescrita para todo paciente usuário crônico de álcool. Nesses pacientes, opta-se pela prescrição de tiamina na posologia de 300 mg, via oral, uma vez ao dia.

O usuário crônico de álcool apresenta risco aumentado para deficiência de tiamina por diversos fatores. Nota-se, nesses pacientes, diminuição da ingesta, má-absorção, maior demanda metabólica e disfunção na utilização da tiamina em decorrência do uso de álcool[19].

Essa deficiência de vitamina B1 pode se manifestar por meio de um quadro neurológico grave, a encefalopatia de Wernicke. Essa encefalopatia é caracterizada pela presença da tríade oftalmoplegia, ataxia e confusão mental, ainda que o diagnóstico possa ser feito com apenas um dos componentes da tríade, uma vez que em apenas 17% dos casos a tríade completa é apresentada.

A encefalopatia de Wernicke tem sua sintomatologia determinada pela demanda metabólica por tiamina, podendo implicar, em casos mais graves e crônicos, disfunções em termorregulação, diminuição do limiar convulsivo e prejuízos na memória anterógrada e retrógrada. Esse prejuízo na memória de trabalho caracteriza a síndrome de Wernicke-Korsakoff.

# TABACO

O tabaco é a principal causa de morte evitável no mundo, além de ser uma substância cujo uso é extremamente frequente, com uma estimativa da OMS apontando a utilização de tabaco por 1,3 bilhão de pessoas no mundo, a maior parte delas (80%) concentrada em países em desenvolvimento e subdesenvolvidos[20].

Tabagismo é responsável por 87% das mortes por câncer pulmonar, 61% das mortes por doenças pulmonares e uma a cada três mortes por câncer[21]. O impacto na saúde ocasionado pelo uso do tabaco é indubitável, com uma emergente preocupação pelo aumento no consumo de cigarros eletrônicos (*electronic cigarettes* – EC) ou *electronic nicotine delivery systems* (ENDS)[22].

O tratamento preconizado para o tabagismo é a utilização da farmacoterapia, com maior sucesso na terapêutica quando esta é associada à psicoterapia. No Brasil, atualmente dispomos da terapia de reposição de nicotina e da bupropiona como alternativas farmacológicas para a promoção da cessação do tabagismo.

## Terapia de reposição de nicotina

A terapia de reposição de nicotina foi a primeira forma efetiva de farmacoterapia utilizada para a dependência de nicotina. Essa abordagem reduz a fissura de usuários de tabaco, assim como auxilia no manejo dos sintomas de abstinência da nicotina[23]. No Brasil, há a opção de utilizar adesivos transdérmicos, pastilhas e gomas de nicotina. Para a utilização dos métodos da terapia de reposição de nicotina, uma data limite deve ser agendada para a interrupção do uso de tabaco e a reposição iniciada em paralelo a isso.

Os adesivos transdérmicos se apresentam nas doses de 7, 14 e 21 mg, devem ser trocados diariamente e colocados em regiões diferentes a cada aplicação para evitar a irritação de pele. Quando utilizados por 24 horas, podem ocasionar desconforto ou pesadelos, sendo sugerida a remoção dos adesivos de nicotina no período noturno nesses casos.

Indivíduos que fazem uso de mais de 10 cigarros por dia devem começar o tratamento com o adesivo de 21 mg por 4 a 6 semanas, progredindo para o adesivo de 14 mg por 2 semanas, culminando com a utilização do adesivo de 7 mg por 2 semanas. Caso o indivíduo faça uso de 10 ou menos cigarros ao dia, o tratamento se inicia com o adesivo de 14 mg por 6 semanas, sendo substituído pelo de 7 mg após 2 semanas[21].

A goma apresenta-se na forma de gomas de mascar de 2 e 4 mg, apresentando boa eficácia terapêutica, assim como o adesivo transdérmico, e tem como efeitos colaterais mais frequentes a irritação local da mucosa oral. A utilização de gomas de 4 mg é indicada quando o paciente precisa utilizar o primeiro cigarro do dia trinta minutos ou menos após acordar, e a goma de 2 mg caso o paciente faça uso do primeiro cigarro do dia mais de trinta minutos após despertar[21].

Os pacientes devem ser orientados a não ingerir líquidos antes e até 15 minutos depois da utilização da goma, com principal atenção a substâncias que possam acidificar a mucosa oral, o que interfere com a absorção da nicotina. A goma deve ser mastigada e depois colocada entre os dentes e a parede oral até que perca seu sabor, sendo, então, descartada.

Ambas as apresentações da terapia de reposição de nicotina podem causar náuseas e tontura, os efeitos colaterais mais comuns. Em indivíduos com menor tolerabilidade, pode haver queixas de desconforto torácico e palpitações e, caso se manifestem, devem suscitar mudanças de dose e investigação de fatores de risco cardiovasculares[23].

### Bupropiona

A bupropiona é um antidepressivo com ação noradrenérgica e dopaminérgica com eficácia comprovada na cessação do tabagismo. Dado o mecanismo de ação diferente, pode ser associada com a terapia de reposição de nicotina, potencializando a ação na cessação do tabagismo.

Esse fármaco possui apresentações de liberação imediata e de liberação estendida nas doses de 150 e de 300 mg, e deve ser introduzido de 1 a 2 semanas antes da cessação do tabagismo[21].

Esse fármaco costuma ser bem tolerado, tendo como principais efeitos colaterais a diminuição do apetite, com subsequente impacto no peso, e a piora ou surgimento de sintomatologia ansiosa, devendo ser prescrito com cuidado em pacientes com quadros ansiosos de base ou em indivíduos de baixo peso. Outra população para a qual é importante dedicar especial atenção é a de pacientes com quadros epilépticos, uma vez que a bupropiona diminui o limiar convulsivo.

## SEDATIVOS/HIPNÓTICOS

O uso indiscriminado de sedativos como benzodiazepínicos tem aumentado de maneira significativa ao longo dos últimos anos. O número de prescrições de benzodiazepínicos nos Estados Unidos aumentou em 67% entre 1996 e 2013, concomitantemente a um aumento progressivo de mortes por overdose envolvendo essa substância[24]. Em paralelo, a prescrição das drogas Z (eszopiclona, zaleplona, zolpidem e zopiclona) também vem aumentando, ainda que possuam riscos semelhantes de ocasionar dependência e sintomas de abstinência.

A estratégia de tratamento da dependência de sedativos e hipnóticos é a manutenção da prescrição dessas substâncias em uma avaliação inicial, com a programação de reduções progressivas de doses dessas substâncias. A velocidade com que a retirada ocorre é ditada pela tolerância do paciente às subsequentes reduções. Particular atenção deve ser dedicada a pacientes que apresentem comorbidades, como quadros ansiosos ou insônia, que podem diminuir o sucesso no planejamento terapêutico.

A redução de dose dos sedativos/hipnóticos pode ser facilitada com a substituição do fármaco que o paciente faz uso abusivo por um benzodiazepínico de meia-vida mais longa, como o diazepam, em uma dose equivalente.

**Tabela 4** Benzodiazepínicos e drogas Z

| Nome do composto | Meia-vida (horas) | Dose equivalente (mg) |
|---|---|---|
| Alprazolam | 6-12 | 0,5 |
| Clonazepam | 18-50 | 0,25-0,5 |
| Diazepam | 20-100 | 5-10 |
| Lorazepam | 10-20 | 1 |
| Zaleplon | 2 | 0,25-0,5 |
| Zolpidem | 2 | 10* |
| Zopiclona | 5-6 | 15 |
| Eszopiclona | 6 | 3 |

* O artigo original estabelece 20 mg como a dose equivalente, porém os autores deste capítulo recomendam a dose equivalente de 10 mg. Fonte: adaptada de Peng, Morford e Levander, 2022[24].

## COCAÍNA/*CRACK*

O uso de cocaína tem impacto clínico significativo, com repercussões em doenças cardiovasculares, relacionando-se com risco aumentado de doenças infecciosas e de exposição a situações de risco.

Um dos sintomas mais importantes relacionados com o uso de cocaína é a fissura. A fissura pode ser caracterizada como um desejo urgente e anormal pelo uso da substância, com uma apresentação psicopatológica diferente de um simples desejo de uso[25].

Dada a correlação da fissura causada pela cocaína e recaídas, o manejo de fissuras, em paralelo ao tratamento de eventuais comorbidades psiquiátricas, constitui um dos alvos mais importantes para a estruturação de uma estratégia de tratamento.

A evidência disponível é bastante controversa no que diz respeito a antidepressivos e antipsicóticos, mas demonstra resultados promissores do uso de psicoestimulantes, em particular a lisdexanfetamina para o manejo de fissura[25]. A despeito desses resultados, não há nenhum fármaco que seja formalmente recomendado para o tratamento da dependência de cocaína.

## OPIOIDES

O consumo global de opioides tem aumentado de maneira significativa nos últimos anos, concentrando-se particularmente em países de alta renda. A despeito da baixa prevalência de uso de opioides no Brasil[26], as relevantes mortalidade e morbidade relacionadas ao uso de opioides e o crescente padrão de uso observado na população tornam importante dar enfoque ao tratamento desse transtorno.

## Buprenorfina

A buprenorfina é a primeira escolha para a farmacoterapia da abstinência de opioides. Trata-se de uma substância com ação de agonismo parcial opioide, com alta afinidade por receptores mu. Ao ativar esses receptores, há um efeito opioide adequado, com risco baixo de depressão respiratória[17].

As doses de tratamento iniciais são de 4 a 8 mg, podendo ser aumentadas para até 24 mg para controlar fissura. Atenção especial deve ser dada a pacientes que fizeram uso recente de opioides, pois a utilização em paralelo da buprenorfina pode precipitar sintomas de abstinência[27].

A redução progressiva de dose pode ser feita com diminuições de 2 a 4 mg ao dia, conforme tolerabilidade do paciente.

## Metadona

A metadona é um agonista opioide com boa eficácia no tratamento da dependência de opioides. O tratamento habitualmente se inicia com doses entre 10 e 30 mg, com a dose inicial sendo considerada de acordo com o histórico de uso de opioides do paciente.

A dose inicial de tratamento não deve exceder 40 mg ao dia, pela possibilidade de acumulação excessiva da metadona, ocasionando risco de sedação, depressão respiratória e morte[27]. A metadona pode ser progressivamente reduzida, com diminuições de 5 mg diariamente, ou em incrementos mais lentos, conforme a tolerabilidade do paciente.

## REFERÊNCIAS BIBLIOGRÁFICAS

1. Pinsky I, Bernal C, Vuolo L, Neighbors C. Introducing care management to Brazil's alcohol and substance use disorder population. Braz J Psychiatry. 2018;40(3):320.
2. Castaldelli Maia JM, Bhugra D. Analysis of global prevalence of mental and substance use disorders within countries: focus on sociodemographic characteristics and income levels. Int Rev Psychiatry. 2022;34(1):6-15.
3. Vellozo EP, de Souza Vitalle MS, Passos MAZ, Niskier SR, Schoen TH, Hall PR, et al. Prevalence of psychoactive substance use by adolescents in public schools in a municipality in the São Paulo Metropolitan Area, Brazil. Cad Saude Publica. 2023;39(2).
4. Rohner H, Gaspar N, Philipsen A, Schulze M. Prevalence of attention deficit hyperactivity disorder (ADHD) among substance use disorder (SUD) populations: Meta-analysis. Int J Environ Res Public Health. 2023;20(2):1275.
5. Back SE, Killeen T, Badour CL, Flanagan JC, Allan NP, Ana ES, et al. Concurrent treatment of substance use disorders and PTSD using prolonged exposure: a randomized clinical trial in military veterans. Addict Behav. 2019;90:369-77.
6. Shah R, Zanarini MC. Comorbidity of borderline personality disorder: current status and future directions. Psychiatr Clin North Am. 2018;41(4):583-93.

7. Jefsen OH, Erlangsen A, Nordentoft M, Hjorthøj C. Cannabis use disorder and subsequent risk of psychotic and nonpsychotic unipolar depression and bipolar disorder. JAMA Psychiatry. 2023;80(8):803-10.
8. Zwick J, Appleseth H, Arndt S. Stigma: how it affects the substance use disorder patient. Subst Abuse Treat Prev Policy. 2020;15(1).
9. Volkow ND, Boyle M. Neuroscience of addiction: Relevance to prevention and treatment. Am J Psychiatry. 2018;175(8):729-40.
10. Volkow N, Li TK. The neuroscience of addiction. Nat Neurosci. 2005;8(11):1429-30.
11. Prom-Wormley EC, Ebejer J, Dick DM, Bowers MS. The genetic epidemiology of substance use disorder: A review. Drug Alcohol Depend. 2017;180:241-59.
12. Nestler EJ. Epigenetic mechanisms of drug addiction. Neuropharmacology. 2014;76 Pt B(:259-68.
13. Jordan CJ, Andersen SL. Sensitive periods of substance abuse: Early risk for the transition to dependence. Dev Cogn Neurosci. 2017;25:29-44.
14. Kirsch DE, Lippard ETC. Early life stress and substance use disorders: The critical role of adolescent substance use. Pharmacol Biochem Behav. 2022;215:173360.
15. Jasinska AJ, Stein EA, Kaiser J, Naumer MJ, Yalachkov Y. Factors modulating neural reactivity to drug cues in addiction: a survey of human neuroimaging studies. Neurosci Biobehav Rev. 2014;38(1):1-16.
16. Khoddam R, Leventhal AM. Alternative and complementary reinforcers as mechanisms linking adolescent conduct problems and substance use. Exp Clin Psychopharmacol. 2016;24(5):376.
17. Swimmer KR, Sandelich S. Substance use disorder. Emerg Med Clin North Am. 2024;42(1):53-67.
18. Henrique IFS, De Micheli D, Lacerda RB de, Lacerda LA de, Formigoni MLO de S. Validation of the Brazilian version of alcohol, smoking and substance involvement screening test (ASSIST). Rev Assoc Med Bras (1992). 2004;50(2):199-206.
19. Chandrakumar A, Bhardwaj A, T'Jong GW. Review of thiamine deficiency disorders: Wernicke encephalopathy and Korsakoff psychosis. J Basic Clin Physiol Pharmacol. 2019;30(2):153-62.
20. World Health Organization. WHO report on the global tobacco epidemic, 2019: offer help to quit tobacco use; 2019.
21. Prochaska JJ, Benowitz NL. Current advances in research in treatment and recovery: Nicotine addiction. Sci Adv. 2019;5(10):9763-79.
22. Corrêa PCRP. No controversy: e-cigarettes are not a treatment for tobacco/nicotine cessation. J Bras Pneumol. 2022;48(5):20220283.
23. Ellison-Barnes A, Galiatsatos P. Initiating pharmacologic treatment in tobacco-dependent adults. Med Clin North Am. 2022;106(6):1067-80.
24. Peng L, Morford KL, Levander XA. Benzodiazepines and related sedatives. Med Clin North Am. 2022;106(1):113-29.
25. Lassi DLS, Malbergier A, Negrão AB, Florio L, De Aquino JP, Castaldelli-Maia JM. Pharmacological treatments for cocaine craving: What is the way forward? A Systematic Review. Brain Sci. 2022;12(11).
26. Maia LO, Daldegan-Bueno D, Fischer B. Opioid use, regulation, and harms in Brazil: a comprehensive narrative overview of available data and indicators. Subst Abuse Treat Prev Policy. 2021;16(1).
27. Srivastava AB, Mariani JJ, Levin FR. New directions in the treatment of opioid withdrawal. Lancet. 2020;395(10241):1938.

# 4

# Paciente com dor e interconsulta psiquiátrica

Felipe Chiodini Machado

## INTRODUÇÃO – DEFINIÇÃO DE DOR

A definição de dor sempre foi conceito de revisão e atualização pelas sociedades que estudam o tema. Em 2020, a Associação Internacional para o Estudo da Dor (IASP) modificou novamente a definição de dor. Até 2020 o conceito era: "dor é uma experiência sensitiva e emocional desagradável associada a uma lesão tecidual real ou potencial ou descrita em termos de tal lesão". Após 2020, esse conceito foi modificado para "Dor é uma experiência sensitiva e emocional aversiva associada, ou semelhante àquela associada, a lesão tecidual real ou potencial". Tal modificação pode ser considerada pequena, porém foi trazida também para reforçar os aspectos subjetivos dos relatos de dor e, ainda mais, deixar claro que não necessariamente o paciente precisa ser capaz de autorrelato para considerar-se com dor. Esse novo conceito veio ao encontro de demandas de profissionais de saúde que tinham seus pacientes humanos incapazes de autorrelato confiável ou que atendem pacientes animais[1].

Independentemente das mudanças na definição, o conceito de dor vem acompanhado por outras declarações da IASP que ajudam a aprofundar o entendimento de tal sintoma (Tabela 1). O primeiro deles diz: a dor é sempre uma experiência pessoal, influenciada por aspectos biológicos, psicológicos e sociais. Além disso, dor e nocicepção são conceitos diferentes, ou seja, a dor não pode ser mensurada apenas pela atividade de neurônios sensitivos. Portanto, a dor é muito mais do que os aspectos físicos de nocicepção e condução neural, mas sim o resultado da interação de tais aspectos com componentes mais sutis, como psicológico, mental, cultural e outros aspectos sociais nos quais está inserido o paciente. De fato, frequentemente, na prática, o sintoma de dor é percebido pela maioria dos pacientes como algo diferente de outros sintomas e resultados de exames considerados mais objetivos, como alterações em trato gastrointestinal, pressão arterial e glicemia. É frequente que na mente coletiva de vários locais o sintoma dor, dada a sua subjetividade, seja percebido como uma fraqueza mental, ou inabilidade de manejo das emoções pelo paciente. Essa sensação pode ser não apenas do próprio paciente, mas também de seus familiares, o que, muitas vezes, dificulta a aceitação das estratégias terapêuticas para analgesia, principalmente as intervenções mais sutis não farmacológicas[1].

Outra declaração da IASP que acompanha a definição de dor é que as pessoas aprendem o conceito de dor ao longo de suas vidas conforme a experimentam. De fato, desde pacientes que são fetos, passando por crianças de colo e até idosos, a experimentação de dor vai sendo ressignificada ao longo da vida de nossos pacientes. Muito dessa ressignificação é decorrente das experiências e costumes pelos quais a pessoa passa no seu dia a dia. Um exemplo clássico dessa possibilidade de mudança de percepção da dor em um mesmo paciente é aquele que entra para as forças armadas. É razoável imaginar que um soldado treinado tenha maior limiar de dor, pois assim lhe foi ensinado física e psiquicamente ao longo do seu treinamento, independentemente de seu limiar anterior. Claro que tal treinamento pode ser custoso em outros pontos físicos e psíquicos, mas especificamente sobre o limiar de dor este pode ser aumentado e existem diversos relatos sobre o tema. Outros exemplos similares ou opostos podem ser observados em outros contextos sociais[1].

Um próximo ponto de discussão na IASP sobre a definição de dor é que um relato de dor de uma pessoa deve ser levado a sério. Esse ponto parece óbvio, no entanto é comum, na prática clínica, a desconfiança dos profissionais de saúde principalmente em relação a pacientes que relatam estar experimentando dor, mas não possuem fácies ou comportamento julgado compatível por tais profissionais. De fato, alguns pacientes podem se aproveitar da subjetividade do sintoma de dor para manifestá-lo em quadros factícios, com os mais diferentes ganhos associados. No entanto, estudos mostram que a maioria dos pacientes provavelmente sente realmente a dor que está relatando, mesmo que não tenha fácies ou comportamento julgado como compatível. Os mecanismos que levam à dor e ao sofrimento podem ser discutidos e nem sempre são de origem física, mas a sensação de dor é individual do paciente e, na maioria das vezes, o sofrimento resultante é bastante real e impactante[1].

Por fim, uma última declaração da IASP sobre o conceito de dor diz que, embora a dor geralmente cumpra um papel adaptativo, ela pode ter efeitos adversos na função e no bem-estar social e psicológico. Pode-se dissertar sobre esse ponto por várias óticas, no entanto algo importante de comentar é que, na prática, muitos pacientes têm prejuízos psíquicos e sociais por sentirem dor intensa e/ou prolongada. Tais prejuízos frequentemente levam à necessidade de tratamentos de saúde mental, o que, muitas vezes, é visto pelo paciente como descrença do médico na origem física de sua doença. De fato, muitos pacientes com dores de origem física têm ao longo do tempo de sua doença outros prejuízos não orgânicos que devem ser vigiados pelos profissionais de saúde[1].

**Tabela 1** Definição de dor e conceitos que a acompanham pela Associação Internacional para o Estudo da Dor (IASP)[1]

| | |
|---|---|
| Dor é uma experiência sensitiva e emocional desagradável, associada, ou semelhante àquela associada, a uma lesão tecidual real ou potencial | A dor é sempre uma experiência pessoal influenciada, em graus variáveis, por fatores biológicos, psicológicos e sociais |
| | Dor e nocicepção são fenômenos diferentes. A dor não pode ser determinada exclusivamente pela atividade dos neurônios sensitivos |
| | Por meio das suas experiências de vida, as pessoas aprendem o conceito de dor |
| | O relato de uma pessoa sobre uma experiência de dor deve ser respeitado |
| | Embora a dor geralmente cumpra um papel adaptativo, ela pode ter efeitos adversos na função e no bem-estar social e psicológico |
| | A descrição verbal é apenas um dos vários comportamentos para expressar a dor; a incapacidade de comunicação não invalida a possibilidade de um ser humano ou um animal sentir dor |

## CLASSIFICAÇÃO TEMPORAL DA DOR

Um dos primeiros passos no diagnóstico e no tratamento de um quadro doloroso é identificar sua natureza temporal. Atualmente, este pode ser dividido em casos de dor aguda e dor crônica. Essa primeira classificação parece óbvia e de utilidade apenas acadêmica, no entanto tem impacto direto nas estratégias de tratamento dos pacientes. A dor aguda pode ser definida como aquela que dura menos de 3 meses, e a dor crônica como aquela que dura mais de 3 meses. No entanto, muito mais que um tempo fixo de duração, é importante considerar os impactos fisiopatológicos de sentir dor por um tempo prolongado[2].

Um exemplo costumeiro é o de um paciente que não tem dor prévia e irá realizar um procedimento pouco doloroso, como a retirada de uma pequena lesão estética em caráter ambulatorial em sua mão esquerda. Após tal procedimento é natural que, por alguns dias, o paciente sinta sensibilidade local. No entanto, é possível que esse mesmo paciente retorne ao consultório após 45 dias sem sinais de infecção, mas dizendo que sua dor é muito intensa e que sente não mais só no local de retirada da pequena lesão, mas na mão toda, que sua dor impede a mobilização da mão e já começou inclusive a extrapolar o limite do punho, estendendo-se em direção ao cotovelo. Nesse caso, temos uma dor que parece ser crônica, mesmo que não tenha completado o período mínimo de pré-requisito para tal. Esse exemplo chama atenção para o fato de que a dor crônica pressupõe o estabelecimento de sensibilização central, um conjunto de alterações na via aferente da dor que levam à facilitação do processo nociceptivo. A sensibilização central ocorre por três mecanismos principais. Um dos mais comentados é que o estímulo doloroso intenso e persistente pode levar à ativação de receptores de N-metil-D-aspartato (rNMDA) normalmente silentes na via aferente de dor. Uma vez ativados, esses canais facilitam a condução dolorosa pelo aumento da produção de outros canais relacionados com o início do estímulo doloroso e sua migração para a membrana celular pós-sináptica, em um processo chamado *wind-up*. Outro mecanismo é o estímulo doloroso intenso e persistente levar ao silenciamento de interneurônios inibitórios nas vias aferentes de dor, que normalmente reduzem a condução do estímulo doloroso e têm ação analgésica. Essa desinibição ainda é acompanhada pela facilitação de percepção de estímulos conduzidos por fibras neurais "A-beta" como estímulos de dor, ou seja, estímulos táteis podem ser percebidos como dolorosos. Um outro mecanismo da sensibilização central bastante comentado é o recrutamento e a ativação de células gliais, que podem auxiliar na gênese e na manutenção da sensibilização central, também facilitando o processo nociceptivo. Tal recrutamento pode ser decorrente de lesão neural, mas também do estímulo doloroso intenso e persistente (Tabela 2)[3].

**Tabela 2** Principais mecanismos da sensibilização central e estímulos iniciadores e mantenedores de sensibilização central[3]

| Mecanismo de sensibilização central | Estímulo iniciador e mantenedor do mecanismo de sensibilização |
|---|---|
| Ativação de canais rNMDA (*wind-up*) | Estímulo doloroso intenso e persistente |
| Silenciamento de interneurônios inibitórios e condução da dor pela via de tato | Estímulo doloroso intenso e persistente |
| Recrutamento e ativação de células da glia | Estímulo doloroso intenso e persistente + Lesão neural |

Clinicamente, os mecanismos de sensibilização central levam a dois sintomas principais: hiperalgesia e alodinia. Hiperalgesia é a percepção de um estímulo doloroso como mais doloroso que o habitual, e alodinia é um estímulo normalmente não doloroso, como o tato, vibração ou temperaturas amenas, causando dor. Como pacientes com dor crônica possuem sensibilização central, é característico de tais pacientes apresentarem hiperalgesia e alodinia como sintomas e por tais sintomas podem ser identificados. Por isso, a dor crônica hoje em dia é considerada como uma doença em si, ou seja, no paciente com dor crônica é necessário que seja tratada a eventual lesão presente no paciente, além de também tratar os mecanismos de sensibilização naturalmente resultantes do processo de cronificação da dor. Como os processos de cronificação mostrados têm como principal iniciador o estímulo doloroso intenso e persistente, para tratar tais processos é intuitivo ter de eliminar tal estímulo. Por isso, atualmente acredita-se que o tratamento para os processos de sensibilização do paciente com dor crônica passa necessariamente por deixar o paciente sem dor por algum tempo, o suficiente para que seja revertida a maioria das alterações sensibilizadoras. Em algumas cobaias, após 3 a 6 meses pode ser demonstrada a reversão de tais alterações. Portanto, em pacientes com dor crônica é essencial que, após obtido o controle álgico por métodos multimodais, sejam mantidas as estratégias terapêuticas por aproximadamente 3 a 6 meses para que seja reduzida a sensibilização dolorosa e tratada a dor crônica em si[4,5].

## CLASSIFICAÇÃO SINDRÔMICA DA DOR

Além da classificação temporal, a classificação sindrômica da dor também é essencial para um bom tratamento. Atualmente, existem quatro tipos de síndromes dolorosas: dores nociceptivas, neuropáticas, nociplásticas ou mistas. Cada uma das síndromes dolorosas possui uma fisiopatologia única e, portanto, exige tratamento com estratégias individualizadas para melhor controle da dor. Tanto dores agudas quanto crônicas podem ser classificadas entre nociceptivas, neuropáticas, nociplásticas ou mistas[11,15,17].

### Dor neuropática

Segundo a IASP, a dor neuropática é aquela que resulta de lesão ou doença do sistema somatossensitivo. Pode ser subdividida entre central ou periférica; superficial ou profunda; localizada ou generalizada. A dor neuropática, portanto, é aquela em que há uma lesão no sistema somatossensitivo, ou pelo menos uma expectativa de lesão, com substrato anatômico compatível[6].

Epidemiologicamente, é estimado que 6,9 a 11% da população brasileira tenham dor com componente principal neuropático, o que não é elevado quando comparado à estimativa de 28 a 41% de prevalência de dores crônicas em geral. Fatores de risco identificáveis em estudos brasileiros para desenvolvimento de dor neuropática foram gênero feminino, idade mais avançada e menor escolaridade. No entanto, em situações específicas como pacientes com antecedente de herpes-zóster, diabetes, câncer, HIV ou dor lombar, essas porcentagens podem ser diferentes[7]. O prognóstico da dor neuropática costuma ser de maior dificuldade de tratamento. Em comparação com pacientes portadores de outras síndromes dolorosas, os pacientes com dor neuropática fazem mais visitas ao médico, recebem mais tratamentos de diversas naturezas e queixam-se mais de dor refratária, mesmo após a instituição do tratamento adequado[8].

O diagnóstico da dor neuropática é primariamente baseado em história e exame físico. Os testes diagnósticos como eletroneuromiografia, ressonância magnética e outros têm função localizatória, podem ajudar a localizar uma lesão neuropática que o clínico já suspeitava que exista; ou auxiliar no diagnóstico diferencial quando há dúvida. Não há um sintoma patognomônico de dor neuropática, no entanto alguns pilares diagnósticos podem ser citados. Primeiramente, alguns descritores de dor utilizados pelos pacientes estão mais associados a quadros de dor neuropática. São eles: dor em choque, frio doloroso, agulhada ou alfinetada, queimação e formigamento doloroso. Além dos descritores, também é relevante verificar se o paciente tem antecedentes pessoais que justifiquem a existência de possível lesão ou doença neural, também aumentando a chance de diagnóstico acertado de dor neuropática. Por fim, é importante que os sintomas tenham plausibilidade anatômica em sua distribuição corporal, ou seja, que o paciente se queixe de dor que irradie em um trajeto compatível com o conjunto neural suspeito de estar lesionado. Irradiações de dor aberrantes e que não condizem com trajetos neurais específicos têm pouca chance de ter natureza neuropática. Mais que a dor em si, a lesão neuropática pode levar também a outras perdas neurais como alterações sensitivas, motoras e de reflexos que, se presentes também em locais compatíveis com possível lesão neural, aumentam a chance de diagnóstico de dor neuropática[9-11].

Existem atualmente diversas escalas validadas no Brasil para facilitar o diagnóstico de dores com componente principal neuropático. Algumas dessas escalas são autoaplicáveis pelos pacientes, enquanto outras envolvem dados de história e exame físico. Uma das mais utilizadas na prática clínica e, também, em estudos científicos é a DN4, que avalia sete itens de sintomas e três itens simples de exame físico. Um resultado de 4 pontos positivos ou mais nessa escala pode indicar um componente de dor neuropática com 83% de sensibilidade e 90% de especificidade (Tabela 3)[12].

Quanto aos *guidelines* de tratamento, existe evidência fraca para o uso de analgésicos simples como paracetamol e evidência contra o uso de anti-inflamatórios em casos de dor neuropática pura. O tratamento da dor neuropática varia um pouco entre as publicações, no entanto, em geral, pode ser dividido em três linhas. Na primeira linha de tratamento há a opção de serem utilizados gabapentinoides (pregabalina ou gabapentina) ou antidepressivos. Existe preferência para antidepressivos tricíclicos e inibidores seletivos de recapta-

**Tabela 3** Questionário para diagnóstico de dor neuropática DN4 validado no Brasil. Um resultado de 4 pontos positivos ou mais pode indicar componente neuropático de dor[12]

| Questionário para diagnóstico de dor neuropática – DN4 | | |
|---|---|---|
| Por favor, nas quatro perguntas a seguir complete o questionário marcando uma resposta para cada número | | |
| **Entrevista do paciente** | | |
| Questão 1: A sua dor tem uma ou mais das seguintes características? | | |
| 1 – Queimação | Sim ( ) | Não ( ) |
| 2 – Sensação de frio dolorosa | Sim ( ) | Não ( ) |
| 3 – Choque elétrico | Sim ( ) | Não ( ) |
| Questão 2: Há presença de um ou mais dos seguintes sintomas na mesma área da sua dor? | | |
| 4 – Formigamento | Sim ( ) | Não ( ) |
| 5 – Alfinetada e agulhada | Sim ( ) | Não ( ) |
| 6 – Adormecimento | Sim ( ) | Não ( ) |
| 7 – Coceira | Sim ( ) | Não ( ) |
| **Exame do paciente** | | |
| Questão 3: A dor está localizada em uma área onde o exame físico pode revelar uma das seguintes características? | | |
| 8 – Hipoestesia ao toque | Sim ( ) | Não ( ) |
| 9 – Hipoestesia à picada e agulha | Sim ( ) | Não ( ) |
| Questão 4: Na área dolorosa, a dor pode ser causada ou aumentada por: | | |
| 10 – Escovação | Sim ( ) | Não ( ) |

ção de serotonina e noradrenalina, considerando-se puramente o aspecto de tratamento analgésico, pois possuem melhor eficácia analgésica aparente que os inibidores seletivos de recaptação de serotonina. Devem ser utilizados em combinação ambos os fármacos de primeira linha antes de se indicar o início de um fármaco de segunda linha. Na segunda linha é indicado em geral o uso de um opioide, com preferência para aqueles considerados atípicos por terem ação além dos receptores opioides, como tramadol, tapentadol e metadona. Em uma terceira linha de tratamento existe evidência para outros fármacos, como opioides típicos, outros anticonvulsivantes, inibidores do rNMDA, agonistas de receptores alfa-2, uso de lidocaína endovenosa, entre outros. Existem exceções para tais regras, no entanto a maioria das dores neuropáticas pode seguir essa sequência de tratamento. Bloqueios analgésicos podem ser indicados para casos refratários, com efeitos adversos limitantes, ou para reduzir riscos do consumo de analgésicos em doses altas. Além disso, diversas intervenções não farmacológicas têm evidência para tratamento de síndromes neuropáticas específicas[13,14].

## Dor nociceptiva

A dor nociceptiva pode ser conceituada como dor que resulta de lesão ou ameaça de lesão a tecidos não neurais e é causada pela ativação de nociceptores. Pode ser didaticamente dividida entre dor somática (com origem de nocicepção em pele, subcutâneo, músculos, tendões, ossos ou articulações) e dor visceral (com nocicepção de origem em vísceras e serosas). A dor nociceptiva também pressupõe substrato anatômico compatível para sua lesão ou ameaça de lesão não neural[15].

Seu diagnóstico também é principalmente clínico, sendo que os exames complementares podem ter função localizatória ou confirmatória. Os sinais e os sintomas de dor nociceptiva podem ser considerados opostos aos de dor neuropática. Mesmo assim, os descritores de dor clássicos para dor neuropática relatados podem também estar presentes em casos de dor nociceptiva. Um exemplo comum é a dor muscular ou miofascial, que tem queixa frequente de queimação. No entanto, a ausência dos cinco descritores típicos para dor neuropática aumenta a chance de a dor do paciente poder ser considerada nociceptiva. Além dos descritores de dor, os antecedentes pessoais de pacientes com dor nociceptiva em geral mostram patologias com menores chances de lesões neuropáticas. Em um exame físico aprofundado não são encontrados outros sinais de lesão neural como parestesias e paresias, além da irradiação da dor ter caráter não compatível com um grupamento neural[11,13,15].

O tratamento das síndromes nociceptivas ainda se baseia bastante na escada analgésica da OMS. Dado seu principal componente de lesão ou ameaça de lesão visceral ou musculoesquelética, o uso de analgésicos é quase sempre desejável, e podem ser citados os analgésicos simples, anti-inflamatórios e opioides. No entanto, outros adjuvantes analgésicos podem ser utilizados para redução da sensibilização central e do consumo de opioides, ou em casos específicos, como fármacos tópicos para lesões superficiais com pele íntegra; relaxantes musculares e antidepressivos para dores miofasciais; bisfosfonatos e corticoides para dores ósseas complexas; condroprotetores e fármacos intra-articulares para dores articulares; e antiespasmódicos para dores viscerais. Além das estratégias farmacológicas, as técnicas não farmacológicas e procedimentos intervencionistas também podem ser utilizados no tratamento de dores nociceptivas[15,16].

## Dor nociplástica

A dor nociplástica foi um conceito recentemente introduzido pela IASP e pode ser definida como: "Dor por alteração de nocicepção sem evidência de dano tecidual real ou potencial causando a ativação dos nociceptores e sem evidência de lesão do sistema somatossensorial como causa da dor". Os próprios autores dessa definição colocam que ela pode ser traduzida por uma dor por alteração de nocicepção, que não é nociceptiva e que não é neuropática. Ou seja, uma dor sem uma lesão orgânica compatível com o local e/ou intensidade da dor relatada pelo paciente. Por isso mesmo é considerado diagnóstico de exceção, ou seja, devem ser pesquisadas ativamente outras causas de dor com componente físico que possam justificar o quadro do paciente antes de ser fechado o diagnóstico de dor nociplástica. A dor nociplástica já teve várias nomenclaturas, sendo anteriormente chamada de disfuncional, por hipersensibilidade sensorial e, ainda mais antigamente, dor psicogênica. Alguns exemplos de dor que podem ser incluídos nessa síndrome são a fibromialgia, a síndrome complexa de dor regional, a dor pélvica crônica disfuncional e alguns casos de coccidinia[4,17].

A aparente desconexão entre dor e fisiopatologia física pode ser explicada por uma série de fatores. Um deles é o componente psicológico influenciando na manutenção de escores de dor intensa. No entanto, uma explicação também física para a dor nociplástica é que ela ocorre por sensibilização central. O ciclo vicioso entre sentir mais dor, o que leva a maior sensibilização, que leva novamente a sentir mais dor e assim por diante poderia explicar em parte os sintomas nociplásticos sem uma lesão compatível. O paciente nociplástico, portanto, é em geral amplamente sensibilizado e requer múltiplas estratégias de tratamento para suas queixas álgicas. As melhores evidências de tratamento atualmente são para mudanças de estilo de vida, entre as quais podem ser citados exercício físico, peso adequado e dietas específicas. Algumas patologias têm evidência farmacológica modesta para antidepressivos, anticonvulsivantes e antipsicóticos. Em diversos casos, a boa atenção à saúde mental também é essencial na recuperação desses pacientes[17].

### Dor mista

A maioria dos quadros de dor na prática clínica pode ser classificada como mista. Nesses casos, existe mais de um fator iniciador e mantenedor da dor, e tais fatores devem ser abordados na estratégia de tratamento. Por exemplo, é comum a associação de dores miofasciais a outros tipos de dor neuropática ou não, o que impacta diretamente no tratamento farmacológico e não farmacológico prescrito para o paciente. A constante reavaliação e cuidado com os pacientes portadores de dor pode levar ao diagnóstico de dor mista e necessidades de ajustes de orientações e prescrições médicas conforme um ou outro componente da dor mista apresenta melhora ou piora[18].

## CONCLUSÃO

O entendimento do conceito subjetivo de dor em si pode levar a um maior entendimento dos quadros dolorosos relatados pelos pacientes na prática e, sem dúvida, contribui para a validação de seus sintomas. A identificação e a classificação dos quadros dolorosos na maioria das vezes são possíveis com uma boa combinação de história e exame físico, e são essenciais para um bom tratamento dos pacientes com dor.

## REFERÊNCIAS BIBLIOGRÁFICAS


1. Força Tarefa da Associação Internacional para o Estudo da Dor (IASP). Definição revisada de dor pela Associação Internacional para o Estudo da Dor: conceitos, desafios e compromissos. Braz J Pain. 2020;3:1-8.
2. Mirchandani A, et al. Acute and chronic mechanisms of pain. In: Vadivelu N, et al. (eds.). Essentials of pain management. New York: Springer Science, 2011. p.45-8.
3. Woolf CJ. Central sensitization: implications for the diagnosis and treatment of pain. Pain. 2011;152(3 Suppl):S2-S15.
4. Aydede M, Shriver A. Recently introduced definition of "nociplastic pain" by the International Association for the Study of Pain needs better formulation. Pain. 2018;159(6):1176-7.
5. Clauw DJ, Essex MN, Pitman V, Jones KD. Reframing chronic pain as a disease, not a symptom: rationale and implications for pain management. Postgrad Med. 2019;131(3):185-98.
6. Murnion BP. Neuropathic pain: current definition and review of drug treatment. Aust Prescr. 2018;41(3):60-3.
7. Posso IP, Palmeira CCA, Vieira EBM. Epidemiologia da dor neuropática. Rev Dor. 2016;17(suppl 1):11-4.
8. Inoue S, Taguchi T, Yamashita T, Nakamura M, Ushida T. The prevalence and impact of chronic neuropathic pain on daily and social life: a nationwide study in a Japanese population. Eur J Pain. 2017;21(4):727-37.
9. Kudel I, Hopps M, Cappelleri JC, Sadosky A, King-Concialdi K, Liebert R, et al. Characteristics of patients with neuropathic pain syndromes screened by the painDETECT questionnaire and diagnosed by physician exam. J Pain Res. 2019;12:255-68.
10. Salduker S, Allers E, Bechan S, Hodgson RE, Meyer F, Meyer H, et al. Practical approach to a patient with chronic pain of uncertain etiology in primary care. J Pain Res. 2019;12:2651-2662.
11. Gilron I, Baron R, Jensen T. Neuropathic pain: principles of diagnosis and treatment. Mayo Clin Proc. 2015;90(4):532-45.
12. Eckeli FD, Teixeira RA, Gouvêa AL. Instrumentos de avaliação da dor neuropática. Rev Dor. 2016; 17(suppl 1):20-2.
13. Magrinelli F, Zanette G, Tamburin S. Neuropathic pain: diagnosis and treatment. Pract Neurol. 2013;13(5):292-307.
14. Bates D, Schultheis BC, Hanes MC, Jolly SM, Chakravarthy KV, Deer TR, et al. A comprehensive algorithm for management of neuropathic pain. Pain Med. 2019;20(Suppl 1):S2-S12.
15. Trouvin AP, Perrot S. New concepts of pain. Best Pract Res Clin Rheumatol. 2019;33(3):101415.
16. Vargas-Schaffer G. Is the WHO analgesic ladder still valid? Twenty-four years of experience. Can Fam Physician. 2010;56(6):514-7.
17. Walsh DA. Nociplastic pain: helping to explain disconnect between pain and pathology. Pain. 2021;162(11):2627-8.
18. Kosek E, Cohen M, Baron R, Gebhart GF, Mico JA, Rice ASC, et al. Do we need a third mechanistic descriptor for chronic pain states? Pain. 2016;157(7):1382-6.

# 5

# Cardiologia e interconsulta psiquiátrica

Antônio Fernando B. Azevedo Filho
Mauro Shigueharu Oide Junior

## INTRODUÇÃO

As doenças cardiovasculares (DCV) e os transtornos psiquiátricos são muito prevalentes na população geral, sendo a coexistência de ambos muito frequente[1]. Essa combinação está associada com o aumento da mortalidade, maior incapacidade, maior gasto em saúde e pior qualidade de vida[2].

É importante salientar que além dessa comorbidade muito comum, também é necessário saber fazer o diagnóstico diferencial entre a doença cardíaca aguda e uma condição psiquiátrica isolada, sempre tomando o cuidado de não negligenciar uma alteração orgânica aguda, mas, ao mesmo tempo, sem gerar iatrogenias por excesso de procedimentos[3].

A comorbidade DCV e depressão varia de acordo com a gravidade da doença. Estima-se que após infarto do miocárdio, aproximadamente um terço dos pacientes desenvolve um transtorno depressivo maior[4,5]. A insuficiência cardíaca também está associada a altas taxas de depressão, identificada em até 36,5% dos pacientes, taxa significativamente maior do que em pacientes sem insuficiência cardíaca (25,5%)[6].

A relação entre essas doenças é bidirecional. Diversos estudos apontam que pessoas com doenças cardíacas têm maior chance de serem acometidas por alguma condição psiquiátrica[1].

Neste capítulo, abordamos o desafio do diagnóstico diferencial e do tratamento de pacientes com doenças cardiovasculares e transtornos psiquiátricos, condições muito comuns tanto isoladamente quanto em comorbidade.

## ANSIEDADE, DEPRESSÃO E SINTOMAS CARDIOVASCULARES

Pelo fato de a depressão ser muito comum em pacientes com DCV, aconselha-se a fazer o rastreio dessa condição rotineiramente. Podem-se usar questionários simples e de rápida aplicação[2].

O questionário PHQ-2 é uma boa ferramenta para o rastreamento inicial. Ele consiste em dois itens aos quais a pessoa se autoavalia. O primeiro se refere ao humor entristecido, enquanto o segundo aborda a perda do interesse em atividades antes prazerosas. O resultado da autoavaliação varia de uma nota de zero a três para cada item, sendo zero a inexistência do sintoma e três o sintoma presente quase todos os dias. Caso a pontuação total seja maior ou igual a três, deve-se prosseguir com um questionário mais abrangente para o melhor entendimento dos sintomas, por exemplo, o questionário PHQ-9. Este último possui nove itens, com uma pontuação que vai de zero a 27, demonstrando alta especificidade e sensibilidade. Além disso, possibilita também acessar o grau de severidade dos sintomas depressivos e a presença de risco aumentado de suicídio[7]. Em caso de risco de suicídio iminente, deve-se solicitar imediatamente a avaliação do psiquiatra ou encaminhar o paciente para emergência[2].

Nos pacientes com DCV, o tratamento medicamentoso e psicoterápico e a realização de atividades físicas podem melhorar os sintomas depressivos e ansiosos. Em relação às medicações, os inibidores seletivos da recaptação de serotonina (ISRS) serão a primeira escolha para o tratamento, sendo que os inibidores da recaptação de serotonina e norepinefrina (IRSN), assim como outros antidepressivos, também terão papel em uso isolado ou em combinação com antipsicóticos de segunda geração. Para o perfil de paciente com cardiopatia, evitaremos o uso de antidepressivos tricíclicos e inibidores da monoamino-oxidase (iMAO) por serem menos seguros do ponto de vista cardiovascular[2,8].

Em relação aos eventos adversos, de forma geral, o uso de antidepressivos não está associado com um aumento de mortalidade, todavia, podem estar associados a efeitos cardiovasculares, sendo necessários alguns cuidados. Os ISRS, por exemplo, podem aumentar o intervalo QT, sendo o citalopram o que confere maior risco. Nesse caso, não é aconselhado o uso de doses acima de 40 mg/dia. A trazodona e a nefazodona deverão ser evitadas na população com cardiopatia, pois também podem prolongar o intervalo QT ao eletrocardiograma[8].

## INFARTO AGUDO DO MIOCÁRDIO E DEPRESSÃO

A presença de dor torácica concomitante ao quadro depressivo-ansioso é extremamente comum. Aproximadamente 25% dos pacientes que procuram atendimento médico por queixa de dor torácica apresentam transtorno de pânico associado[9]. Da mesma forma, até 70% dos ataques de pânico estão associados à dor torácica[10].

Diversos mecanismos podem explicar a correlação clínica entre os dois quadros, desde origem não cardíaca (dor osteomuscular, hiperventilação, dismotilidade esofágica) até os quadros de origem cardíaca propriamente (hiperativação simpática com vasoconstrição coronária ou instabilização de placas de ateroma, aumento da demanda de oxigênio pelo miocárdio). Portanto, a isquemia miocárdica e o transtorno depressivo-ansioso podem coexistir de forma bidirecional e, frequentemente, exacerbam-se durante episódios de dor torácica.

No contexto do atendimento ambulatorial, o seguimento do paciente com depressão é fundamental, pois sabe-se que essa condição é fator de risco independente para doença arterial coronária, tanto pela contribuição nos fatores de risco clássicos (diabetes, hipertensão arterial, dislipidemia, tabagismo, uso de drogas ilícitas, obesidade) quanto por ação autonômica vascular direta[11]. O transtorno depressivo está associado a um aumento de até quatro vezes no risco de mortalidade durante os primeiros seis meses após o infarto agudo do miocárdio, e seu significado prognóstico é comparável ao da disfunção ventricular esquerda[12].

Diversos estudos têm apontado benefícios do uso dos ISRS nesse grupo de pacientes, aparentemente seguros do ponto de vista cardiovascular. Em um estudo duplo-cego randomizado com o uso de sertralina e placebo, 369 pacientes com síndrome coronariana aguda (SCA) e depressão foram acompanhados por 24 semanas. Não houve diferença entre os grupos em relação à fração de ejeção do ventrículo esquerdo, prolongamento de intervalo QT ou aumento na ocorrência de complexos ventriculares prematuros. Pode-se observar, contudo, uma melhora no escore clínico global nos pacientes em uso de sertralina[13].

Estudos com fluoxetina e escitalopram por tempo prolongado (24 semanas pelo menos) mostraram benefícios comparados ao grupo-controle, com diminuição na ocorrência de eventos cardiovasculares, diminuição da mortalidade por todas as causas, além da melhora da qualidade de vida e diminuição da severidade dos sintomas depressivos. Portanto, provavelmente há benefício e segurança no uso de ISRS em pacientes após SCA[2].

## INSUFICIÊNCIA CARDÍACA

Em pacientes com insuficiência cardíaca, a depressão é comum, identificada em até 36,5% deles, e está associada a resultados adversos, como redução da adesão ao tratamento, má qualidade de vida, aumento de hospitalizações e mortalidade elevada[6,14].

Na insuficiência cardíaca, a eficácia dos ISRS está menos estabelecida. Estudos com sertralina e escitalopram não mostraram diferenças nem no aumento de eventos cardiovasculares, nem na diminuição dos sintomas depressivos[15,16].

Há evidências de que terapia cognitiva comportamental (TCC) e exercícios físicos aeróbicos podem diminuir a severidade dos sintomas depressivos em pacientes com insuficiência cardíaca, sendo que a reabilitação cardíaca com exercícios aeróbicos é capaz de diminuir a mortalidade e a necessidade de internações hospitalares. Essa maior eficácia da reabilitação cardíaca provavelmente está relacionada ao aprimoramento da condição física, capaz de melhorar sintomas comuns à insuficiência cardíaca e à depressão, como cansaço, falta de disposição e alteração do sono[2].

## DISTÚRBIOS DE CONDUÇÃO

Pacientes portadores de depressão, ansiedade ou transtorno de pânico apresentam frequentemente queixas de taquicardia, arritmias e palpitações. Além disso, sudorese, taquipneia e tremores também podem ocorrer. Apesar disso, muitos pacientes não apresentam evidências de arritmias ou arritmias significativas. Extrassístoles ventriculares ou supraventriculares isoladas podem ocorrer pelo aumento do tônus simpático no transtorno ansioso e no pânico[17], sendo o prognóstico dependente da intensidade (pior quando maior que 10% dos batimentos totais em 24 horas), da ausência de taquiarritmias e da ausência de alteração estrutural do coração (avaliação com história clínica e ecocardiograma).

Nos pacientes idosos, com fatores de risco cardiovascular, ou com história de doença cardíaca, sempre é indicada a investigação com eletrocardiograma, Holter 24 ou 48 horas e ecocardiograma. Sabe-se que, nesse grupo de pacientes, o estresse emocional facilita a ocorrência de arritmias cardíacas, incluindo fibrilação atrial, taquicardia ventricular e morte súbita[18].

## TAKOTSUBO

A síndrome de takotsubo (ou síndrome do coração partido) é uma alteração aguda e transitória na contratilidade do ventrículo esquerdo, precipitada pelo estresse emocional ou físico, mimetizando os sintomas de infarto agudo do miocárdio, alterações no eletrocardiograma (ECG), inclusive com elevação de biomarcadores de necrose (troponina cardíaca, principalmente). Embora o prognóstico seja considerado benigno, as taxas de complicações e recorrência não são desprezíveis[19].

As principais hipóteses para essa resposta clínica anormal seriam a resposta miocárdica anormal ao aumento súbito de catecolaminas, incluindo vasoespasmo coronariano, disfunção endotelial microvascular, assim como a toxicidade direta por catecolaminas[20]. Normalmente é mais frequente em mulheres (80 a 85% de todos os casos), sobretudo pós-menopausa (97% dos casos)[21].

Postula-se que o transtorno de ansiedade é mais prevalente em pacientes que apresentam a síndrome de takotsubo quando comparados à população saudável, ou grupos-controle com SCA. Portanto, é plausível que o uso dos ISRS, possivelmente em combinação com a TCC, poderia ser útil na prevenção da recorrência da síndrome em alguns pacientes. Provavelmente uma abordagem multidisciplinar, incluindo psiquiatras e psicólogos, pode ser altamente desejável para fornecer o melhor atendimento e, ao mesmo tempo, reduzir complicações intra hospitalares[19].

## CRISE HIPERTENSIVA

Pacientes com diagnóstico de crise hipertensiva no pronto atendimento devem ter anamnese e exame clínico pormenorizados. A emergência hipertensiva (EH) se refere às situações clínicas sintomáticas em que há elevação acentuada da pressão arterial (diastólica ≥ 120 mmHg), com lesão de órgão-alvo aguda, progressiva e risco iminente de morte. Para esses pacientes, o tratamento será imediato com anti-hipertensivos parenterais em ambiente de sala de emergência ou unidade de terapia intensiva (UTI). Entretanto, é comum a apresentação da chamada pseudocrise hipertensiva (PCH), condição em que há elevação da pressão arterial condicionada a um estímulo simpático, como um gatilho emocional, dor, ou mal-estar.

A ligação entre ansiedade e hipertensão é conhecida. Isto não significa, evidentemente, que a ansiedade cause emergências hipertensivas, mas sim que a persistência de ansiedade crônica e o sofrimento emocional podem contribuir para hipertensão de longa data e risco aumentado de hipertensão aguda grave[22]. Além disso, a ansiedade está associada a piores resultados cardiovasculares em pacientes que estão em risco de doença cardiovascular grave[23].

Além da ansiedade, observam-se picos hipertensivos em pacientes em crise de pânico, transtorno afetivo bipolar e transtornos psicóticos[24].

Outra questão importante é a interferência no valor da pressão arterial a partir do tratamento psiquiátrico. Pacientes que estão em uso de inibidores da monoamino-oxidase (iMAO) devem evitar alimentos e bebidas ricos em tiramina (embutidos, queijos, chocolates, certas bebidas alcoólicas). Nesse contexto, esses pacientes têm risco aumentado de crises hipertensivas secundárias ao excesso de norepinefrina[25].

A abordagem inicial desse perfil de paciente no pronto atendimento começa pelo rastreamento de situações de risco iminente, história prévia de hipertensão, comorbidades, histórico de medicamentos em uso e situações-gatilho (estresse agudo, pânico, dor, mal-estar). A partir desse ponto, identificada a pseudocrise hipertensiva, o acolhimento inicial pela equipe de plantão, assim como o uso das medicações da classe dos benzodiazepínicos (midazolam, diazepam, lorazepam, bromazepam, clonazepam etc.), principalmente os de ação mais rápida, podem ser muito úteis para o controle clínico da pressão arterial. Após a alta hospitalar, a condição deverá ser tratada de acordo com o transtorno de base[26].

## CONCLUSÃO

Transtornos psiquiátricos e doenças cardiovasculares são muito prevalentes e a coexistência de ambos é muito frequente. Tanto o médico generalista quanto o cardiologista e o psiquiatra precisam tomar cuidado para não negligenciar uma alteração orgânica, mas, ao mesmo tempo, não gerar iatrogenias por excesso de procedimentos.

Neste capítulo, abordamos a avaliação, o tratamento e o seguimento das principais doenças cardíacas que podem gerar dúvida no diagnóstico diferencial com transtornos psiquiátricos, bem como as principais comorbidades psiquiátricas nos pacientes com doença cardíaca.

## REFERÊNCIAS BIBLIOGRÁFICAS

1. Amarasekera S, Jha P. Understanding the links between cardiovascular and psychiatric conditions. Elife. 2022;11:e84524.
2. Jha MK, et al. Screening and management of depression in patients with cardiovascular disease: JACC state-of-the-art review. J Am Coll Cardiol. 2019;73(14):1827-45.
3. Eifert GH, Zvolensky MJ, Lejuez CW. Heart-focused anxiety and chest pain: A conceptual and clinical review. Clin Psychol. 2000;7(4):403.
4. Ziegelstein RC. Depression in patients recovering from a myocardial infarction. JAMA. 2001;286(13):1621-7.
5. Daniel M, et al. Prevalence of anxiety and depression symptoms in patients with myocardial infarction with non-obstructive coronary arteries. Am J Med. 2018;131(9):1118-24.
6. Koenig HG. Depression in hospitalized older patients with congestive heart failure. Gen Hospital Psychiatry. 1998;20(1):29-43.
7. Lichtman JH, et al. Depression and coronary heart disease: recommendations for screening, referral, and treatment: a science advisory from the American Heart Association Prevention Committee of the Council on Cardiovascular Nursing, Council on Clinical Cardiology, Council on Epidemiology and Prevention, and Interdisciplinary Council on Quality of Care and Outcomes Research: endorsed by the American Psychiatric Association. Circulation. 2008;118(17):1768-75.
8. Piña IL, Di Palo KE, Ventura HO. Psychopharmacology and cardiovascular disease. J Am Coll Cardiol. 2018;71(20):2346-59.
9. Huffman JC, Pollack MH, Stern TA. Panic disorder and chest pain: Mechanisms, morbidity, and management. Prim Care Companion J Clin Psychiatry. 2002;4(2):54-62.
10. Katon W. Panic disorder and somatization. Review of 55 cases. Am J Med. 1984;77(1):101-6.

11. Akosile W, Tiyatiye B, Colquhoun D, Young R. Management of depression in patients with coronary artery disease: A systematic review. Asian J Psychiatr. 2023;83:103534.
12. Frasure-Smith N, Lespérance F, Talajic M. Depression following myocardial infarction. Impact on 6-month survival. JAMA. 199320;270(15):1819-25.
13. Glassman AH, et al. Sertraline treatment of major depression in patients with acute MI or unstable angina. JAMA. 2002;288(6):701-9.
14. Aloisi G, Zucchelli A, Aloisi B, Romanelli G, Marengoni A. Depression and heart failure: an intricate relationship. Monaldi Arch Chest Dis. 2019;89(3).
15. Angermann CE, et al. Effect of escitalopram on all-cause mortality and hospitalization in patients with heart failure and depression: the MOOD-HF randomized clinical trial. JAMA. 2016;315(24):2683-93.
16. O'Connor CM, et al. Safety and efficacy of sertraline for depression in patients with heart failure: results of the SADHART-CHF (Sertraline Against Depression and Heart Disease in Chronic Heart Failure) Trial. J Am Coll Cardiol. 2010;56(9):692-699.
17. Esler M, Turbott J, Schwarz R, Leonard P, Bobik A, Skews H, Jackman G. The peripheral kinetics of norepinephrine in depressive illness. Arch Gen Psychiatry. 1982;39(3):295-300.
18. Carney RM, Blumenthal JA, Stein PK, Watkins L, Catellier D, Berkman LF, et al. Depression, heart rate variability, and acute myocardial infarction. Circulation. 2001;104(17):2024-8.
19. Oliveri F, Goud HK, Mohammed L, Mehkari Z, Javed M, Althwanay A, Ahsan F, Rutkofsky IH. Role of depression and anxiety disorders in takotsubo syndrome: the psychiatric side of broken heart. Cureus. 2020;12(9):e10400.
20. Sachdev E, Bairey Merz CN, Mehta PK. Takotsubo cardiomyopathy. Eur Cardiol. 2015;10(1):25-30.
21. Prasad A, Lerman A, Rihal CS. Apical ballooning syndrome (tako-tsubo or stress cardiomyopathy): a mimic of acute myocardial infarction. Am Heart J. 2008;155(3):408-17.
22. Hamam MS, Kunjummen E, Hussain MS, Nasereldin M, Bennett S, Miller J. Anxiety, depression, and pain: Considerations in the treatment of patients with uncontrolled hypertension. Curr Hypertens Rep. 2020;22(12):106.
23. Roest AM, Martens EJ, de Jonge P, Denollet J. Anxiety and risk of incident coronary heart disease: a meta-analysis. J Am Coll Cardiol. 2010;56(1):38-46.
24. Petriceks AH, Stern TA. Diagnosis and management of hypertensive emergency in a patient with generalized anxiety disorder. Prim Care Companion CNS Disord. 2022;24(6):21f03154.
25. Flockhart DA. Dietary restrictions and drug interactions with monoamine oxidase inhibitors: an update. J Clin Psychiatry. 2012;73(Suppl1):17-24.
26. Tandeter H. Hypothesis: a single dose of an anxiolitic may prevent unnecessary visits to the emergency room during blood pressure elevations. Med Hypotheses. 2016;88:35-7.

# 6
# Neurologia e interconsulta psiquiátrica

Emanuelle Roberta da Silva Aquino

## INTRODUÇÃO

A interface entre avaliações neurológicas e psiquiátricas em pacientes internados é bastante extensa e complexa, havendo diversas condições em que fica difícil delimitar o limite entre as duas especialidades. A avaliação neurológica com frequência baseia-se na investigação de sintomas neuropsiquiátricos e na busca por causas orgânicas para as alterações de comportamento e cognitivas.

É importante diferenciar as síndromes neuropsiquiátricas agudas, subagudas e crônicas, pois a investigação etiológica dependerá principalmente do tempo de evolução e dos sintomas associados.

Sintomas neuropsiquiátricos de início agudo, com início súbito ou evolução de horas, sugerem *delirium* ou crise epiléptica. Quadros subagudos, com evolução em dias, podem decorrer de meningoencefalites, sejam elas infecciosas ou autoimunes. Finalmente, quadros crônicos, com evolução de semanas a meses, podem ocorrer por doenças autoimunes ou neurodegenerativas. Acidente vascular cerebral é caracterizado por déficit focal de início agudo, porém o paciente pode apresentar alterações neuropsiquiátricas também crônicas.

Desmaios, perda de consciência e transtornos conversivos serão abordados no Capítulo "Psicossomática".

## ACIDENTE VASCULAR CEREBRAL

**CASO CLÍNICO 1**

Paciente de 60 anos, sexo feminino, apresentou quadro súbito de hemiparesia esquerda. A tomografia de crânio não evidenciou hemorragia, sendo diagnosticado AVC isquêmico. Não foi possível realizar trombólise endovenosa, pois a paciente chegou ao hospital mais de 4h30 após o início dos sintomas. Na angiotomografia não foi visualizada oclusão proximal de grandes vasos para realização de trombectomia mecânica. Durante a internação, a paciente recebeu diagnóstico de hipertensão, o qual não conhecia anteriormente.

Apesar de ter apresentado melhora parcial do déficit, ao longo das semanas seguintes a paciente evoluiu com perda de apetite, insônia e perdeu o prazer de realizar atividades de que gostava, mesmo aquelas não afetadas pelo déficit motor à esquerda.

Estudos recentes mostram que até 1/3 dos pacientes que sofreram acidente vascular cerebral (AVC) desenvolvem depressão nos primeiros 5 anos após o evento. São fatores de risco importantes a história pessoal de depressão ou ansiedade, o grau de incapacidade funcional após o AVC e a falta de suporte social. Pacientes que desenvolvem depressão pós-AVC têm maior mortalidade e pior desfecho funcional.

O tratamento da depressão pós-AVC deve ser feito com a associação de medidas não farmacológicas, como psicoterapia, atividade física e tratamento medicamentoso, com antidepressivos tricíclicos ou inibidores seletivos da recaptação de serotonina.

## CRISE CONVULSIVA E EPILEPSIA

**CASO CLÍNICO 2**

Paciente de 40 anos, sexo feminino, tem o diagnóstico de epilepsia refratária. A paciente tem crises que se iniciam com sensação epigástrica ascendente, evoluindo para comprometimento parcial da consciência, com parada comportamental e automatismos manuais e mastigatórios. Tem diversos eletroencefalogramas mostrando paroxismos epileptiformes originários do lobo temporal, ora direita, ora esquerda.

Atualmente, a paciente tem cerca de três a quatro crises por semana. Há alguns anos apresenta diagnóstico de depressão. Encontra-se em uso de carbamazepina 400 mg 8/8h, valproato 500 mg 12/12 horas, clobazam 10 mg 8/8h e sertralina 50 mg/dia.

Familiar conta que, nas últimas semanas, paciente refere ver bichos e seres fantásticos. Tem delírios persecutórios, acreditando que seus vizinhos estão mandando os animais para vigiá-la e conhecer todas as suas atividades, seus ganhos financeiros e onde guarda seu dinheiro.

Psicose se desenvolve em 5,6% dos pacientes com epilepsia e em 7% dos pacientes com crises originárias do lobo temporal. São fatores de risco para surgimento de psicose em pacientes com epilepsia do lobo temporal: início precoce da epilepsia, história de estado de mal epiléptico, esclerose mesial temporal e acometimento do lobo temporal esquerdo. A psicose é classificada de acordo com a relação temporal entre os sintomas psicóticos e as crises epilépticas em ictal, pós-ictal e interictal.

A psicose ictal tem início súbito e se manifesta com alteração de comportamento, ansiedade, discurso incoerente, com ou sem comprometimento da consciência e automatismos. Delírios e alucinações ocorrem com menor frequência que na psicose pós-ictal.

A psicose pós-ictal ocorre de horas até dias após a crise. Diferentes delírios (persecutórios, grandiosos, religiosos), alucinações e sintomas maníaco-depressivos são típicos dessa condição.

A psicose interictal, quando crônica, compartilha manifestações com a esquizofrenia. Entretanto, o paciente com psicose interictal tem mais alucinações visuais, menos alucinações auditivas e menos sintomas negativos que os pacientes com esquizofrenia.

O tratamento para psicose ictal ou pós-ictal é o controle das crises epilépticas, portanto, com base em ajustes de fármacos anticrise. Antipsicóticos e benzodiazepínicos têm papel no controle da psicose interictal crônica.

A síndrome de Geshwind é uma síndrome interictal frequente em pacientes com epilepsia temporal e caracteriza-se por discurso circunstancial, hiper-religiosidade, hipergrafia e alteração no comportamento sexual. Essa síndrome pode ocorrer junto à psicose interictal ou isoladamente.

A prevalência de transtornos ansiosos e de humor é grande em pacientes com epilepsia, e até 50% dos pacientes com epilepsia refratária e 10% dos pacientes com crises controladas têm depressão. O risco de suicídio também é muito aumentado em pacientes com epilepsia, e um estudo chegou a mostrar que 11,9% deles têm ideação suicida.

Inibidores seletivos da recaptação de serotonina (ISRS) são a primeira escolha para o tratamento de ansiedade e depressão em pacientes com epilepsia. O efeito sobre o limiar convulsivo e o risco de piora de controle de crises é mínimo, muito inferior ao benefício do tratamento para o paciente. Bupropriona deve sempre ser evitada, por diminuir significativamente o limiar convulsivo. Na ausência de melhora com ISRS, podem ser utilizados os inibidores da recaptação de serotonina e noradrenalina, como a venlafaxina, e os tricíclicos. Terapia cognitivo-comportamental também pode ser indicada como estratégia não farmacológica.

### CASO CLÍNICO 3

Paciente de 25 anos, sexo feminino, tem diagnóstico de epilepsia há 5 anos, tendo crises de início focal no lobo temporal, com generalização secundária, e estava bem controlada com uso de lamotrigina 100 mg 12/12h há mais de 1 ano. Referiu em consulta retorno de crises, foi aumentada a dose de lamotrigina, sem melhora. Iniciado clobazam, também sem melhora. Foi então internada para investigação de episódios recorrentes de perda de consciência. Alguns episódios ocorreram na presença da mãe, outros do namorado, e a paciente também apresentou um episódio no hospital. As crises se caracterizam por perda de consciência, com olhos fechados, movimentos nos quatro membros, versão cefálica alternada para os lados, com duração de vários minutos. Após o evento, a paciente recobra a consciência rapidamente e refere não se lembrar do ocorrido. Nunca teve crises sozinha ou dormindo. Apresentou mordedura na ponta da língua em alguns episódios. A frequência das crises está aumentando, sendo diária atualmente.

A paciente foi submetida ao exame de videoeletroencefalograma, o qual mostrou atividade elétrica cerebral normal antes, durante e após dois eventos presenciados, tendo sido feito diagnóstico de crises não epilépticas psicogênicas (CNEP).

Em centros especializados em epilepsia, 5 a 25% dos pacientes têm o diagnóstico de CNEP. Parte desses pacientes tem epilepsia e CNEP como comorbidade. O diagnóstico diferencial entre as condições é desafiador e torna-se imperativa a realização de videoeletroencefalograma para diagnóstico acurado em pacientes com a suspeita de CNEP comórbida.

Na dúvida entre crise convulsiva tônico-clônica generalizada e CNEP, observamos algumas características clínicas que podem auxiliar no diagnóstico, como vemos na Tabela 1. Entretanto, nenhuma delas é individualmente sensível ou específica para o diagnóstico, devendo o paciente sempre ser avaliado de forma completa, considerando observação da crise, anamnese, exame físico e resultados de exames complementares.

**Tabela 1** Características que sugerem crise epiléptica tônico-clônica generalizada e crises não epilépticas psicogênicas

| Diagnóstico | Crise tônico-clônica generalizada | Crise não epiléptica psicogênica |
|---|---|---|
| Duração | < 2 minutos (sem contar fase pós-ictal) | Raramente < 2 minutos |
| Olhos | Abertos | Fechados |
| Sinais motores | Hipertonia e clonias nos quatro membros | Movimentos alternados, tremor, versão cefálica alternada |
| Pós-ictal | Confusão mental, sonolência, cefaleia | Curto ou ausente |
| Incontinência urinária | Observada com frequência | Relatada com frequência |
| Mordedura de língua | Observada na lateral da língua | Reportada na ponta da língua |
| Ferimentos | Observados com frequência | Relatados com frequência |

No manejo de pacientes com CNEP, o primeiro passo é a comunicação do diagnóstico aos pacientes e cuidadores de forma adequada. Pacientes que não tenham epilepsia devem ser orientados quanto à ausência desse diagnóstico e quanto à natureza diversa das crises apresentadas. Nesse caso, tendo sido descartado que o paciente apresenta epilepsia comórbida, deve ser feito desmame das medicações anticonvulsivantes e, inicialmente, o seguimento neurológico não deve ser interrompido. O paciente deve ser encaminhado ao tratamento psicoterápico, sendo a terapia cognitivo-comportamental classicamente utilizada nesses casos. Não há tratamento medicamentoso específico para CNEP, mas todo paciente deve ser cuidadosamente avaliado quanto à presença de comorbidades psiquiátricas, como depressão e ansiedade, e estas devem ser tratadas de modo adequado quando diagnosticadas.

## MENINGOENCEFALITES

### CASO CLÍNICO 4

Paciente de 55 anos, sexo masculino, apresenta há 2 dias confusão mental e agressividade. Ontem foi levado ao pronto atendimento, onde recebeu diazepam e foi encaminhado para seguimento psiquiátrico. O paciente também tem cefaleia há 4 dias e hoje apresentou crise convulsiva, sendo trazido ao pronto-socorro. Segundo familiar, o paciente perdeu a consciência e apresentou abalos em todo o corpo por cerca de 5 minutos, ficando posteriormente arresponsivo até a chegada do SAMU. Durante o transporte ao pronto-socorro, na ambulância, o paciente manifestou nova crise, abortada com benzodiazepínico endovenoso, e durante a avaliação na sala de emergência apresentou mais duas crises convulsivas tônico-clônicas generalizadas, não tendo recuperado a consciência entre elas. O paciente foi então tratado como estado de mal epiléptico. Foi mantido monitorizado em sala de emergência, recebeu fenitoína endovenosa, foi intubado e colocado em ventilação mecânica, sendo mantido sedado com midazolam em bomba de infusão contínua.

O paciente foi submetido à tomografia de crânio, a qual não mostrou alterações evidentes. A ressonância nuclear magnética de encéfalo evidenciou hipersinal em T2/FLAIR e restrição à difusão em parênquima encefálico córtico subcortical temporal bilateralmente, bem como hipocampo e ínsula, predominando à esquerda. Realizada coleta e análise do liquor, que mostrou 15 células, com predomínio de linfócitos e monócitos, proteína de 80 mg/dL, glicose 70 mg/dL, pesquisa direta de bactérias e fungos negativa. PCR para herpes-vírus tipo 1 positivo (liberado após 5 dias da coleta do liquor).

O termo encefalite refere-se à inflamação do parênquima cerebral, que pode ser causada por diferentes etiologias infecciosas e autoimunes. Quando a inflamação envolve também as meninges, recebe o nome de meningoencefalite.

O quadro clínico caracteriza-se por sintomas neuropsiquiátricos (alteração de consciência, letargia, confusão, desorientação, déficit de memória, alteração de personalidade ou comportamento), podendo o paciente apresentar também febre, cefaleia, crise epiléptica e outros déficits neurológicos focais novos (incluindo afasia e transtornos do movimento).

Os sintomas nas encefalites infecciosas desenvolvem-se rapidamente, de forma aguda ou subaguda (cerca de dias). O vírus herpes simples é o mais comumente associado com encefalite. O vírus da encefalite japonesa, os arbovírus e outros vírus da família herpes, como o vírus varicela-zóster, também são causadores de encefalite. Bactérias como *Treponema pallidum* e *Listeria monocytogenes*, *Mycobacterium tuberculosis* e fungos são causas mais raras de encefalites.

## MENINGOENCEFALITE HERPÉTICA

Mais de 90% das meningoencefalites herpéticas são causadas por herpes-vírus tipo 1. A inflamação do sistema nervoso central pode ocorrer durante a primoinfecção viral ou na sua reativação.

Alguns pacientes apresentam sintomas prodrômicos sugerindo infecções de vias aéreas superiores ou quadro sistêmico antes do surgimento dos sintomas de encefalite. O surgimento e a evolução dos sintomas de acometimento do SNC ocorrem em poucos dias. O quadro clínico inclui os sintomas típicos de encefalite, sendo que a alteração de consciência pode variar de leve confusão mental ou sonolência até estupor ou coma. Pelo envolvimento frequente do lobo temporal e estruturas límbicas, crises epilépticas com semiologia típica de origem no lobo temporal são comuns, além de déficits de memória e linguagem.

A ressonância de encéfalo pode evidenciar hipersinal em T2, com restrição à difusão, principalmente na porção mesial do lobo temporal, região insular e orbitofrontal. O acometimento pode ser uni ou bilateral, assimétrico. A tomografia de crânio não é sensível para detectar tais alterações, mas pode evidenciar hipoatenuação nessas áreas. O eletroencefalograma pode estar alterado, mostrando paroxismos epileptiformes ou crises eletrográficas, descargas periódicas lateralizadas e desorganização de atividade de base. Tais alterações são mais frequentemente originadas no lobo temporal.

O diagnóstico definitivo é feito pela análise do liquor e positividade do PCR (reação em cadeia de polimerase) para herpes-vírus. O liquor do paciente com meningoencefalite herpética apresenta aumento leve de celularidade (até 200 células). Se coletado de forma precoce, pode apresentar predomínio de neutrófilos, porém em poucos dias o predomínio celular passa a ser de linfócitos e monócitos. A proteinorraquia costuma ser aumentada e a glicorraquia é normal ou discretamente reduzida. A pesquisa do PCR para herpes-vírus é sensível (96%) e específica (99%), mas é possível haver falso-negativo no começo da doença. Assim, se a suspeita clínica de meningoencefalite herpética é forte e o PCR for negativo no primeiro liquor, sugere-se coletar novamente e solicitar novo PCR.

O tratamento específico para meningoencefalite herpética é feito com aciclovir 10 mg/kg endovenoso a cada 8h, por 14 a 21 dias. Deve-se ter especial atenção à hidratação e à função renal do paciente, pois a medicação é nefrotóxica. Deve também ser feito tratamento sintomático, e pacientes que apresentem crise convulsiva devem receber fármaco anticonvulsivante durante o tratamento da encefalite, sendo posteriormente avaliados quanto à manutenção ou suspensão da droga.

A meningoencefalite herpética é uma doença grave, cuja evolução sem tratamento é fatal em 70% das vezes. Mesmo com tratamento antiviral adequado, a mortalidade chega a 20 a 30%, e a maior parte dos pacientes apresenta alguma sequela importante (epilepsia e disfunções cognitivas são frequentes). Assim, é essencial reconhecer os sintomas e iniciar o tratamento de modo precoce, em ambiente adequadamente monitorizado.

### CASO CLÍNICO 5

Paciente de 21 anos, sexo feminino, apresenta há 1 semana alucinações auditivas e agressividade. Foi levada ao pronto-socorro por familiares e recebeu alta com encaminhamento para psiquiatria ambulatorial. Nos próximos dias, evoluiu com piora do quadro, insônia importante e episódios de taquicardia e sudorese. Em consulta ambulatorial, foi reencaminhada à emergência, pois encontrava-se extremamente agressiva, oferecendo risco a si e aos familiares. Na emergência, recebeu haloperidol e evoluiu com distonia aguda, revertida. Foi mantida internada para investigação. RNM de encéfalo e análise bioquímica do liquor foram normais. A pesquisa de anticorpos antirreceptor NMDA do liquor revelou-se positiva. Durante uma longa internação, a paciente apresentou disautonomia importante, com necessidade de monitorização em terapia intensiva, crises convulsivas, discinesias e episódios de catatonia. Foi tratada com metilprednisolona, imunoglobulina humana e rituximabe ao longo da internação. Foi detectado teratoma de ovário, ressecado. A paciente teve resposta ao tratamento e hoje, 2 anos após o início do quadro, é independente para atividades básicas de vida e parcialmente dependente para atividades instrumentais, apresentando algum grau de disfunção executiva e crises epilépticas controladas com lamotrigina.

A encefalite antirreceptor de NMDA é uma doença imunomediada rara caracterizada por uma constelação de sintomas neuropsiquiátricos e pela presença de anticorpos antirreceptor de NMDA no liquor. No começo da doença, 90% dos pacientes têm sintomas cognitivos e comportamentais evidentes, sendo muitas vezes difícil a diferenciação de uma doença psiquiátrica primária. Durante a evolução do quadro, sintomas neurológicos ficam mais evidentes, como podemos notar na Figura 1.

A doença é mais frequente em mulheres e ocorre tanto em crianças quanto em adultos, com média de idade de 21 anos. São descritos dois gatilhos para

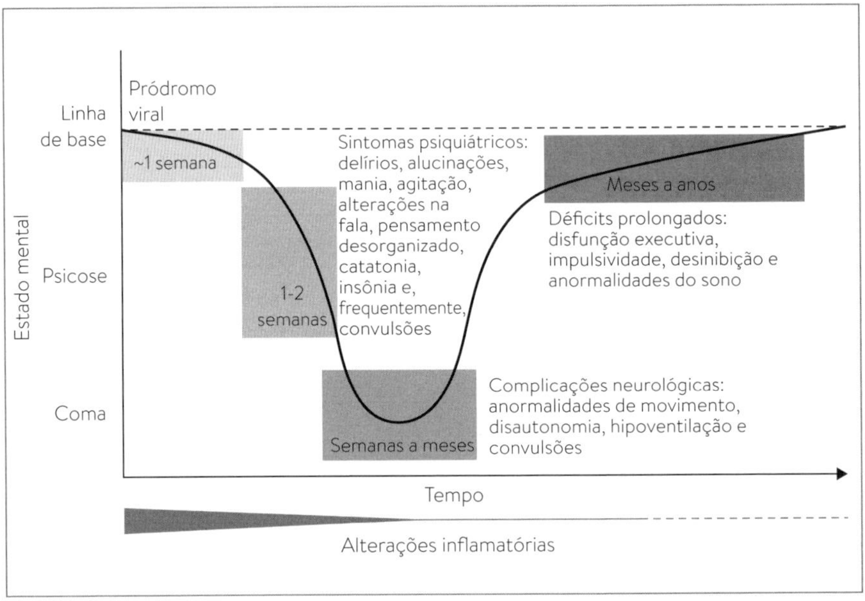


**Figura 1** Evolução dos sintomas em pacientes com encefalite anti-NMDA.
Fonte: adaptada de: Dalmau et al., 2019[1].

desenvolvimento de encefalite anti-NMDAR: tumores, principalmente teratoma de ovário, e encefalite herpética.

O quadro clínico é caracterizado pelo rápido surgimento de alteração cognitiva e de comportamento, alterações de fala e linguagem (podendo chegar a mutismo), crises epilépticas, distúrbios do movimento (discinesias, rigidez, posturas anormais), rebaixamento do nível de consciência, disautonomia ou hipoventilação central.

Em pacientes com sintomas psiquiátricos de início recente, alguns sintomas devem chamar atenção para o diagnóstico de encefalite anti-NMDAR. Esses sinais, descritos a seguir, podem ser lembrados pelo acrônimo SEARCH for NMDARA.

Exames complementares podem auxiliar o diagnóstico. Eletroencefalograma pode evidenciar desorganização da atividade elétrica cerebral, atividade epileptiforme ou *extreme delta brush* (alteração característica de encefalite anti-NMDAR). A análise do liquor pode ser normal ou evidenciar pleocitose e bandas oligoclonais. Ressonância de encéfalo também pode ser normal. Para o diagnóstico definitivo é necessário detectar anticorpos antirreceptor de NMDA no liquor.

**Tabela 2** SEARCH for NMDARA

| |
|---|
| Sono – insônia é frequente no começo da doença, hipersonia pode ocorrer na fase de recuperação. |
| Excitação, desinibição, mania, alternando com sintomas depressivos – excitação, desinibição, hipersexualidade são mais frequentes no começo da doença. |
| Agitação e agressividade – muito comuns no quadro. |
| Rápido – o quadro se desenvolve em dias a semanas. |
| Crianças e adultos jovens – média de idade de 21 anos, mais comum em mulheres, enquanto a esquizofrenia é mais comum em homens, e em mulheres surge mais tardiamente (25 a 35 anos). |
| História – sem antecedente de doença psiquiátrica. |
| Flutuação de sintomas – catatonia alternando com agitação extrema. |
| Negativos – sintomas negativos (anedonia, declínio cognitivo, mutismo) e positivos (alucinações auditivas, delírios persecutórios e de grandeza) já presentes no começo do quadro. |
| Memória – prejuízo importante, avaliação clínica formal difícil por conta de agitação e transtornos de linguagem. |
| Distúrbio da linguagem – diminuição da fluência verbal, podendo chegar a mutismo. |
| Antipsicóticos – hipersensibilidade e intolerância, amplificando os efeitos colaterais. |
| Rigidez – hipertermia, coma, aumento de CPK podem ocorrer em pacientes com encefalite anti-NMDAR mesmo sem uso de antipsicóticos. |
| Anticorpos anti-NMDAR sempre presentes no liquor. |

A doença é complexa e requer monitorização clínica, sendo que a maior parte dos pacientes necessita de cuidados em unidades de terapia intensiva, alguns por tempo prolongado. Sintomas como disautonomia, flutuação de nível de consciência, disfunção ventilatória e discinesias são, muitas vezes, de difícil manejo. Por disautonomia os pacientes apresentam taquicardia e bradicardia, e podem manifestar pausas cardíacas prolongadas. A diferenciação entre crises convulsivas e transtornos do movimento e entre febre decorrente de infecção e hipertermia em decorrência da doença de base também pode ser desafiadora.

O tratamento de primeira linha envolve corticosteroide, imunoglobulina endovenosa ou plasmaferese, e a terapia de segunda linha é feita com rituximabe ou ciclofosfamida. A recuperação é lenta, mas 80% dos pacientes melhoram após imunoterapia e retirada do tumor, quando identificado.

# DOENÇAS NEURODEGENERATIVAS

### CASO CLÍNICO 6

Paciente de 55 anos, sexo masculino, apresenta há 1 ano alteração de comportamento. O paciente é casado, tem dois filhos, trabalhava há 20 anos na área administrativa de um hospital e sempre foi visto por todos os colegas como alguém tímido e muito responsável. Neste último ano, entretanto, passou a falar mais alto, fazer piadas inadequadas no ambiente de trabalho, fazer comentários jocosos sobre os colegas, perder compromissos, e acabou sendo demitido há 2 meses. O quadro se agravou ainda mais após a demissão, o paciente passou a apresentar importante desinibição e hipersexualidade e os familiares descobriram que ele não estava conseguindo gerir suas finanças. Avaliado pelo médico generalista, iniciou o uso de quetiapina, sem melhora. Foi encaminhado ao psiquiatra, que, pela ausência de sintomas psiquiátricos prévios e alteração de comportamento e desinibição de início aos 54 anos, solicitou avaliação neurológica pela suspeita de doença neurodegenerativa. Ao exame cognitivo, o paciente apresentava importante disfunção executiva e memória pouco comprometida. Ressonância de encéfalo mostrou atrofia frontotemporal bilateral, assimétrica. Exames laboratoriais excluíram disfunção renal, hepática, tireoidiana, déficit de B12, ácido fólico, sífilis e HIV. Demência frontotemporal foi considerada a principal hipótese diagnóstica.

O termo demência frontotemporal (DFT) inclui um grupo de síndromes clínicas caracterizadas por disfunção executiva, alterações de comportamento e linguagem. Essas síndromes incluem a variante comportamental da demência frontotemporal e afasia progressiva primária.

A incidência e a prevalência da DFT aumentam com a idade, mas entre 70 e 80 anos se estabilizam ou até mesmo diminuem, dependendo do estudo. Não há preponderância entre os sexos. Na maior parte das vezes, a doença é esporádica, mas pelo menos 20% dos pacientes têm a forma herdada, sendo os três genes mais relacionados à DFT o gene do microtúbulo associado com proteína tau (MAPT), o da progranulina (GRN) e o C9orf72, o qual também se relaciona com esclerose lateral amiotrófica.

O diagnóstico costuma ser difícil e tardio, sendo depressão ou outro transtorno psiquiátrico o diagnóstico inicial em mais de 20% dos pacientes. A doença é degenerativa e o quadro clínico, progressivo. Os sintomas clássicos são: desinibição, com comportamento inadequado e impulsividade; apatia ou inércia; perda de empatia, com baixa percepção dos sentimentos e necessidades alheias; perseveração, estereotipias, comportamentos compulsivo ou ritualístico;

hiperoralidade, com mudanças de preferência alimentar e compulsões, incluindo com álcool e cigarro. Na avaliação cognitiva, destaca-se a disfunção executiva, com memória e habilidades visuoespaciais preservadas.

A evidência de atrofia cerebral, mais importante nos lobos frontal e/ou temporal, simétrica ou assimétrica, nos exames de tomografia ou ressonância de encéfalo, fala a favor de DFT, entretanto não é específica de DFT. PET com FDG pode mostrar hipometabolismo na mesma região, mesmo em pacientes com ressonância normal.

A DFT não tem tratamento específico e o manejo dos sintomas é complexo e envolve medidas farmacológicas e não farmacológicas. Devem ser envolvidos no tratamento neurologistas e psiquiatras familiarizados com a doença para fornecer a melhor experiência para o paciente e a família. Os familiares devem ser orientados sobre diagnóstico, manejo e prognóstico da doença. Pacientes com DFT têm risco maior de traumatismos acidentais ou motivados, e golpes, em razão do comprometimento social e cognitivo. É importante diminuir esse risco por meio de adaptações na rotina e no ambiente. Há poucas evidências quanto ao tratamento farmacológico dos diferentes sintomas da DFT. O uso dos inibidores seletivos da recaptação de serotonina pode ser indicado para manejo dos sintomas comportamentais. Anticonvulsivantes e antipsicóticos atípicos também são utilizados de acordo com os sintomas e perfil do paciente.

Pacientes com outras doenças neurodegenerativas que levam a transtornos cognitivos também apresentam quadros comportamentais e, muitas vezes, são avaliados por neurologistas e psiquiatras. Na doença de Alzheimer, causa neurodegenerativa mais frequente de declínio cognitivo, caracteristicamente amnéstico, o paciente pode apresentar, na fase de demência leve, sintomas ansiosos e depressivos. Na fase moderada da doença, o paciente apresenta irritabilidade, agressividade e, raramente, delírios. Já nas fases avançadas, pode apresentar alucinações e, com frequência, apatia.

A demência com corpos de Lewy (DCL) é acompanhada por parkinsonismo, distúrbio comportamental do sono REM, alucinações visuais e flutuações cognitivas. Pacientes com demência associada com doença de Parkinson também podem apresentar flutuações cognitivas e alucinações, porém o quadro cognitivo costuma aparecer mais de um ano após os sintomas motores, enquanto na DCL a demência surge antes ou concomitantemente ao parkinsonismo. Não é o objetivo deste capítulo detalhar o manejo psiquiátrico de cada síndrome cognitiva. Cada uma delas tem suas particularidades e para cada paciente deve ser feita uma abordagem individualizada por neurologistas e psiquiatras experientes no atendimento de pacientes com demência.

## REFERÊNCIAS BIBLIOGRÁFICAS


1. Dalmau J, Armangué T, Planagumà J, Radosevic M, Mannara F, Leypoldt F, et al. An update on anti-NMDA receptor encephalitis for neurologists and psychiatrists: mechanisms and models. Lancet Neurol. 2019;18(11):1045-57.
2. Boeve BF. Behavioral variant frontotemporal dementia. Continuum (Minneap Minn). 2022;28(3):702-25.
3. Robinson RG, Jorge RE. Post-stroke depression: a review. Am J Psychiatry. 2016;173(3):221-31.
4. LaFrance WC Jr, Baker GA, Duncan R, Goldstein LH, Reuber M. Minimum requirements for the diagnosis of psychogenic nonepileptic seizures: a staged approach: a report from the International League Against Epilepsy Nonepileptic Seizures Task Force. Epilepsia. 2013;54(11):2005-18.
5. Maguire M, Singh J, Marson A. Epilepsy and psychosis: a practical approach. Pract Neurol. 2018;18(2):106-14.
6. Tyler KL. Acute viral encephalitis. N Engl J Med. 2018;379(6):557-66.

# 7
# Infectologia e interconsulta psiquiátrica

Elisabeth Lima Nicodemo
Matheus Polly
Flora Goldemberg

## INTRODUÇÃO

A associação entre infecção e transtornos psiquiátricos pode ser observada em diferentes perspectivas. Organismos infecciosos podem desempenhar um papel central na fisiopatologia de doenças neurodegenerativas e neurocomportamentais[1,2]. Sob outra análise, quadros infecciosos fazem parte dos diagnósticos diferenciais que devem necessariamente ser investigados diante de alterações comportamentais.

Historicamente, desde o estabelecimento da sífilis terciária com a identificação do *Treponema pallidum* no cérebro de indivíduos com paresia e alteração de comportamento, constatou-se que infecções bacterianas podem causar alterações neurológicas e psiquiátricas de longo prazo. Destacando as enfermidades mais relevantes no contexto epidemiológico brasileiro, apresentamos os principais quadros infecciosos que poderiam, em diferentes estágios de sua apresentação clínica, mimetizar quadros psiquiátricos. Como exemplo, o HIV pode ser citado como doença infecciosa complexa com múltiplas manifestações, como perturbações neuropsiquiátricas relacionadas com invasão cerebral direta do HIV-1 e infecções oportunistas do sistema nervoso central.

Efeitos adversos neuropsiquiátricos podem ocorrer em decorrência de drogas usadas para o tratamento de doenças infecciosas[3-6]. Para uma análise crítica de efeitos colaterais, destacamos as principais drogas da rotina da infectologia associadas com sintomas neuropsiquiátricos, assim como as interações farmacológicas mais significativas com drogas psiquiátricas.

Ademais, convém recordar que quadros infecciosos podem, principalmente em idosos, se apresentar como alterações de comportamento e *delirium*. Desencadeado por infecções, o *delirium* é uma condição médica que afeta a função cognitiva e pode ocorrer em pacientes de todas as idades, mas é mais comum em idosos e em pessoas com condições médicas preexistentes. Caracterizado por um estado de confusão mental, agitação psicomotora, alterações na atenção e no comportamento, é uma condição aguda frequentemente relacionada com quadros infecciosos subjacentes.

## DIAGNÓSTICO DIFERENCIAL DAS MANIFESTAÇÕES PSIQUIÁTRICAS EM INFECTOLOGIA

Os sintomas psiquiátricos podem estar associados com infecções sistêmicas e infecções do sistema nervoso central. Complicações neuropsiquiátricas de início tardio também podem ocorrer vários anos após a infecção, como no caso de panencefalite esclerosante subaguda decorrente de sarampo.

Ocasionalmente, mesmo um pequeno foco de infecção sistêmico pode resultar em transtorno psiquiátrico orgânico com sintomas de disfunção cognitiva sutil, irritabilidade, psicose e *delirium*. Uma avaliação clínica de paciente com instalação aguda de alterações de comportamento é indispensável, assim como interrogatório sobre febre, sintomas associados e solicitação de sorologias para HIV, sífilis, hepatites virais e solicitação de neuroimagem. Quadros demenciais podem ser causados por infecções como HIV, neurossífilis, síndromes pós-encefalite, dentre outras. Uma série de sintomas psiquiátricos pode ocorrer em doenças febris, incluindo excitação, comportamento agressivo, distúrbios do sono, alucinações visuais e auditivas, pensamento desorganizado e desorientação.

Na Tabela 1, apresentam-se os principais diagnósticos diferenciais e manifestações neuropsiquiátricas de doenças infecciosas da prática clínica[1,2].

Em pacientes vivendo com HIV, quadros psiquiátricos e neurológicos precisam ser investigados, tanto no contexto de alterações neurocognitivas crônicas associadas ao HIV quanto na suspeita de infecções oportunistas no sistema nervoso central[2]. Na Tabela 2, apresentamos as principais manifestações associadas ao HIV/AIDS e infecções oportunistas com apresentação de sintomas neuropsiquiátricos.

## EFEITOS ADVERSOS NEUROPSIQUIÁTRICOS DE MEDICAÇÕES USADAS NA INFECTOLOGIA

Parte significativa dos antibióticos pode ser associada a efeitos no sistema nervoso central. Embora raras, essas ocorrências podem ser graves. Quando o antibiótico é interrompido, os efeitos geralmente são reversíveis. Os antibióticos devem ser reconhecidos como uma causa potencial de efeitos adversos neuropsi-

**Tabela 1** Exemplos de infecções possivelmente associadas com sintomas neuropsiquiátricos

| Infecção bacteriana | Agente | Características clínicas | Sintomas neuropsiquiátricos | Diagnóstico |
|---|---|---|---|---|
| Sífilis | *Treponema pallidum* | Primária: cancro duro<br>Secundária: febre, mal-estar, linfadenopatia, *rash* maculopapular<br>Terciária (tardio): goma sifilítica, aortite, neurossífilis, sífilis ocular, sífilis otológica | Neurossífilis: *Tabes dorsalis*, psicose, declínio cognitivo progressivo, labilidade de humor, alteração de personalidade, anedonia, demência. | Teste treponêmico e não treponêmico (p. ex., VDRL)<br>Diante de suspeita de neurossífilis, punção liquórica. |
| Neurotuberculose | *Mycobacterium tuberculosis* | Cefaleia progressiva, febre, déficits focais, convulsões | Irritabilidade, alterações comportamentais, sonolência | Neuroimagem e punção liquórica |
| Raiva | *Rabies lyssavirus* | Pródromo: sintomas inespecíficos como mal-estar, anorexia, irritabilidade, febre baixa, dor de garganta, dor de cabeça, náusea e vômito<br>Síndrome neurológica aguda de raiva encefalítica ou paralítica segue o pródromo | Manifestações neurológicas com hiperatividade, febre persistente, consciência flutuante, hipersalivação, hidrofobia e convulsões | Avaliação clínica, parestesia ao redor do local da mordida<br>Isolamento do vírus da saliva ou detecção de anticorpos antirrábicos no soro ou líquido cefalorraquidiano (LCR) |
| Febre tifoide | *Salmonella typhi* | Dor abdominal, cefaleia, febre | Cefaleia, alteração do sono, psicose aguda, mielite, alteração do estado de consciência, delírio e confusão | Hemocultura, coprocultura, urocultura, cultura de medula óssea |

(continua)

**Tabela 1** Exemplos de infecções possivelmente associadas com sintomas neuropsiquiátricos (*continuação*)

| Infecção bacteriana | Agente | Características clínicas | Sintomas neuropsiquiátricos | Diagnóstico |
|---|---|---|---|---|
| Brucelose | Cocobacilos Gram-negativos: *B. abortus*, *B. mellitensis*, *B. suis*, *B. canis* | O período de incubação para casos agudos de infecção é de 1 a 3 semanas. Mal-estar, cefaleia, fraqueza generalizada, mialgia e suor noturno, febre intermitente. Linfadenopatia, hepatoesplenomegalia, sacroileíte | Manifestações incluem meningite (aguda ou crônica), encefalite, mielite, radiculite e/ou neurite (com envolvimento de nervos cranianos ou periféricos)<br>Depressão em pacientes não tratados na forma crônica | Sangue ou medula óssea<br>Culturas em fase aguda<br>Testes sorológicos para brucelose crônica<br>PCR e ELISA |
| Pneumonia | *Mycoplasma pneumoniae* | Cefaleia e mal-estar precedendo a sintomas respiratórios.<br>Extrapulmonar: miocardite, pericardite, eritema multiforme, artralgia, sintomas gastrointestinais, anemia hemolítica, trombocitopenia, meningoencefalite | Encefalite, meningite, neuropatia periférica, mielite transversa, encefalomielite aguda disseminada (ADEM), síndrome de Guillain-Barré (GBS), paralisia de nervos cranianos e ataxia cerebelar | Radiografia de tórax, título de anticorpos |

(*continua*)

**Tabela 1** Exemplos de infecções possivelmente associadas com sintomas neuropsiquiátricos (*continuação*)

| Infecção bacteriana | Agente | Características clínicas | Sintomas neuropsiquiátricos | Diagnóstico |
|---|---|---|---|---|
| Doença de Lyme | *Borrelia burgdorferi* | Primeira fase (7 a 10 dias): eritema migratório no local da mordida de carrapato, cefaleia, febre, mal-estar, mialgia, artralgia, linfadenopatia. Segunda fase: sintomas neurológicos, sintomas cardíacos, artrite | Meningite linfocítica, paralisia de nervos cranianos/nervo facial, radiculopatia, neuropatia periférica, encefalomielite e outros sintomas inespecíficos | Anticorpos IgM e IgG |
| Distúrbios neuropsiquiátricos autoimunes pediátricos associados a infecções estreptocócicas (PANDAS) | *Streptococcus pyogenes*/infecção estreptocócica hemolítica do grupo A | Início pediátrico (entre três anos e início da puberdade). Associação temporal entre sintomas e infecção estreptocócica hemolítica do grupo A | Transtorno obsessivo compulsivo, hiperatividade motora, movimentos coreiformes ou tiques, labilidade emocional e/ou depressão, irritabilidade, regressão do desenvolvimento | Evidência de infecção estreptocócica do grupo A Títulos de anticorpos antiestreptocócicos VHS, PCR |
| Neurocisticercose | *Taenia solium* | Convulsões, sinais neurológicos focais | Depressão, psicose, agitação psicomotora, demência | Neuroimagem: Lesões de realce anelar, visualização do escólex |
| Doença de Creutzfeldt-Jakob | *Prion* | Declínio cognitivo rapidamente progressivo, sinais extrapiramidais, ataxia, mioclonia, disfagia | Transtornos de humor, depressão, demência rapidamente progressiva, psicose, sintomas piramidais | EEG, ressonância magnética |

(*continua*)

**Tabela 1** Exemplos de infecções possivelmente associadas com sintomas neuropsiquiátricos (*continuação*)

| Infecção bacteriana | Agente | Características clínicas | Sintomas neuropsiquiátricos | Diagnóstico |
|---|---|---|---|---|
| Encefalite herpética | Herpes-vírus (HSV-1 e HSV-2) | Sinais neurológicos focais, febre, alteração de nível de consciência, convulsão | Distúrbios de linguagem, afasia semântica ou autismo, alterações comportamentais e de personalidade, agressão/desinibição | Neuroimagem e punção liquórica.<br>PCR para HSV em LCR<br>Eletroencefalograma |
| Panencefalite subaguda esclerosante por sarampo | *Paramyxo vírus* | Duas fases distintas: fase pré-eruptiva e catarral, a eruptiva ou exantemática.<br>Pós-infecciosa: encefalomielite, sarampo subagudo com encefalite e panencefalite esclerosante subaguda que ocorre 7 a 10 anos após sarampo | Disfunção cognitiva, mudança de comportamento, cefaleia, abalos mioclônicos | Diagnóstico clínico.<br>PCR, sorologia, EEG |
| *Flavivírus* (p. ex., dengue, zika, *west nile virus*) | Dengue, zika vírus | Quadros clínicos agudos com febre, *rash* maculopapular, cefaleia, mialgia | Encefalite, delírio, confusão, meningite asséptica, cefaleia, irritabilidade | NS1, testes sorológicos.<br>Punção liquórica diante de manifestações neurológicas |

EEG: eletroencefalograma; ELISA: *enzyme linked immuno sorbent assay*; PCR: reação em cadeia da polimerase; VDRL: estudo laboratorial de doenças venéreas; VHS: velocidade de hemossedimentação.

**Tabela 2** Transtornos neurocognitivos associados ao HIV (HANDs) e infecções oportunistas em sistema nervoso central em pacientes vivendo com HIV/AIDS[2]

| Diagnóstico | CD4 | Sintomas | Diagnóstico |
|---|---|---|---|
| Demência associada ao HIV (HAD), transtorno neurocognitivo leve associado ao HIV (MND) e deficiência neurocognitiva assintomática (ANI) | Independe | Patologia subcortical-frontal com prejuízo na velocidade de processamento psicomotor, função executiva e memória verbal. Manifestações comportamentais potenciais são amplas e incluem apatia, depressão, ansiedade, mania e psicose | Testes neuropsicológicos, exclusão de outras etiologias |
| Neurotoxoplasmose (*Toxoplasma gondii*) | < 100 | Febre, cefaleia, sinais focais, *delirium*, convulsões | Lesões com realce anelar em TC crânio com contraste<br>PCR detectado de *Toxoplasma gondii* em LCR |
| Meningite criptocócica (*Cryptococcus neoformans* mais frequente, *Cryptococcus gattii*) | < 100 | Cefaleia progressiva holocraniana, febre, convulsões, *delirium*, aumento da pressão intracraniana | Análise de LCR: pesquisa direta de fungos (tinta da China), antígeno para *Cryptococcus*, cultura para fungos, dentre outros |
| Neoplasia/linfoma de sistema nervoso central | < 100 | Cefaleia, *delirium*, convulsões<br>Aumento da pressão intracraniana | Lesões hipodensas, realce homogêneo<br>Associado a EBV (vírus Epstein-Barr)<br>Biópsia de lesão em sistema nervoso central |
| Leucoencefalopatia multifocal progressiva (LEMP) | < 100 | Déficits focais, alteração de comportamento, disartria, distúrbio da marcha, demência progressiva, perda visual, convulsões | PCR JCV (JC vírus) no LCR<br>Acometimento de substância branca na ressonância magnética de crânio |
| Citomegalovírus (CMV) em SNC | < 50 | Alteração de comportamento, *delirium*. Acometimento possível de outros sítios (pulmonar, retina, trato gastrointestinal) | Análise de LCR<br>CMV PCR no LCR |

LCR: líquido cerebrorraquidiano; PCR: reação em cadeia da polimerase; TC: tomografia computadorizada.

quiátricos pelos prestadores de serviços de saúde mental, já que a descontinuação frequentemente resulta em remissão dos sintomas.

Os antibióticos com potencial para efeitos colaterais neuropsiquiátricos requerem monitoramento próximo, detecção precoce de efeitos adversos e sua descontinuação, caso necessário. A Tabela 3 resume as várias reações neuropsiquiátricas que os antibióticos podem causar[3-6].

**Tabela 3** Principais manifestações neuropsiquiátricas de agentes anti-infecciosos

| Medicação | Uso terapêutico | Efeitos adversos |
|---|---|---|
| Quinolonas (ciprofloxacino, levofloxacino, moxifloxacino) | Antimicrobiano | Confusão mental, efeitos excitatórios, incluindo insônia, tontura, cefaleia, encefalopatia, *delirium*, alucinações, psicose |
| Metronizadol | Antimicrobiano | (Raro) Neuropatia, convulsão, ataxia, encefalopatia, psicose |
| Isoniazida | Antimicrobiano, medicação de primeira linha para tratamento de tuberculose | Psicose, crise convulsiva, euforia, distúrbio da memória, sonolência, encefalopatia |
| Efavirenz | Antirretroviral para tratamento de HIV, inibidor da transcriptase reversa não nucleosídeos (ITRNN) | Sonolência, pesadelos vívidos, ansiedade, insônia, psicose, depressão, confusão, agitação, ideações suicidas |
| Mefloquina | Antimalárico | Sonhos vívidos, pesadelos, alucinações visuais, alucinações auditivas, ansiedade, depressão, alteração de comportamento e ideações suicidas |
| Interferon alfa | Imunomodulador utilizado como antiviral para tratamento de hepatites virais crônicas | Depressão, ansiedade, labilidade emocional, agitação, alteração de sono, fadiga, mania, psicose, ideação suicida |

**Tabela 4** Interações medicamentosas com medicações psiquiátricas

| Antimicrobianos/ antirretrovirais | Medicações psiquiátricas | Interação medicamentosa |
|---|---|---|
| Oxazolidinonas (antimicrobiano): p. ex.: linezolida | Inibidores da monoamina oxidase, tricíclicos ou ISRS (amitriptilina, citalopram, fluoxetina, imipramina, paroxetina, sertralina) | Risco de síndrome serotoninérgica (agitação, confusão, delírio, rigidez, tremor, incoordenação e convulsões) |
| Macrolídeos (antimicrobiano): p. ex.: claritromicina, azitromicina | Triazolam, alprazolam ou midazolam intravenoso ou oral (benzodiazepínicos), quetiapina (antipsicóticos) | Aumento significativo dos níveis sanguíneos e dos efeitos da quetiapina e benzodiazepínicos |
| Isoniazida (antimicrobiano) | Carbamazepina, fenitoína, ácido valproico | Aumento de efeitos de carbamazepina, fenitoína e ácido valproico |
| Inibidores de protease (antirretrovirais): p. ex.: atazanavir, darunavir | Benzodiazepínicos, quetiapina, tricíclicos, fenitoína, fenobarbital, carbamazepina, antidepresivos tricíclicos | Aumento de nível de benzodiazepínicos e quetiapina, aumento de nível de antidepressivos tricíclicos. Fenitoína, fenobarbital, carbamazepina: redução de concentração de atazanavir, possível redução de nível de fenitoína, fenobarbital e carbamazepina associados |
| Inibidores de integrase (antirretrovirais): p. ex., dolutegravir | Carbamazepina, oxcarbazepina, fenobarbital, fenitoína | Coadministração: redução de nível sérico de dolutegravir |

## EXPOSIÇÃO DE RISCOS E PREVENÇÃO: TESTAGEM PARA INFECÇÕES SEXUALMENTE TRANSMISSÍVEIS E PROFILAXIAS PRÉ E PÓS-EXPOSIÇÃO

Pacientes que sofrem de transtornos psiquiátricos primários e graves têm maior risco para infecções, principalmente infecções sexualmente transmissíveis[7]. Diante de comportamento de risco, é imprescindível a avaliação de condutas específicas como testagem de infecções sexualmente transmissíveis e oferecimento de profilaxia pós-exposição (PEP) e profilaxia pré-exposição para HIV (PrEP) quando indicado. O conhecimento em relação às profilaxias potencializa a atuação do profissional de saúde mental ao equipá-lo com ferramentas que diminuem o risco de novas IST. Recursos como a PrEP via oral em tomada diária estão disponíveis para o cuidado integrado do paciente tanto pelo SUS quanto pela saúde suplementar.

A profilaxia pós-exposição sempre deve ser oferecida e considerada para exposições de risco e situações de vulnerabilidade. A realização da PEP adequadamente é medida de proteção da infecção pelo HIV, e o seguimento pós-exposição aproxima o paciente do sistema de saúde para um diagnóstico precoce de outras IST.

O Ministério da Saúde, por meio do Protocolo Clínico de Diretrizes Terapêuticas para PEP e PrEP, organiza o cuidado dos pacientes de maneira acessível aos profissionais de saúde e sugere as principais medidas profiláticas e tratamentos disponíveis no SUS. Na Figura 1 (mandala da prevenção combinada), observam-se as principais medidas de diminuição do impacto das IST no indivíduo e na sociedade.

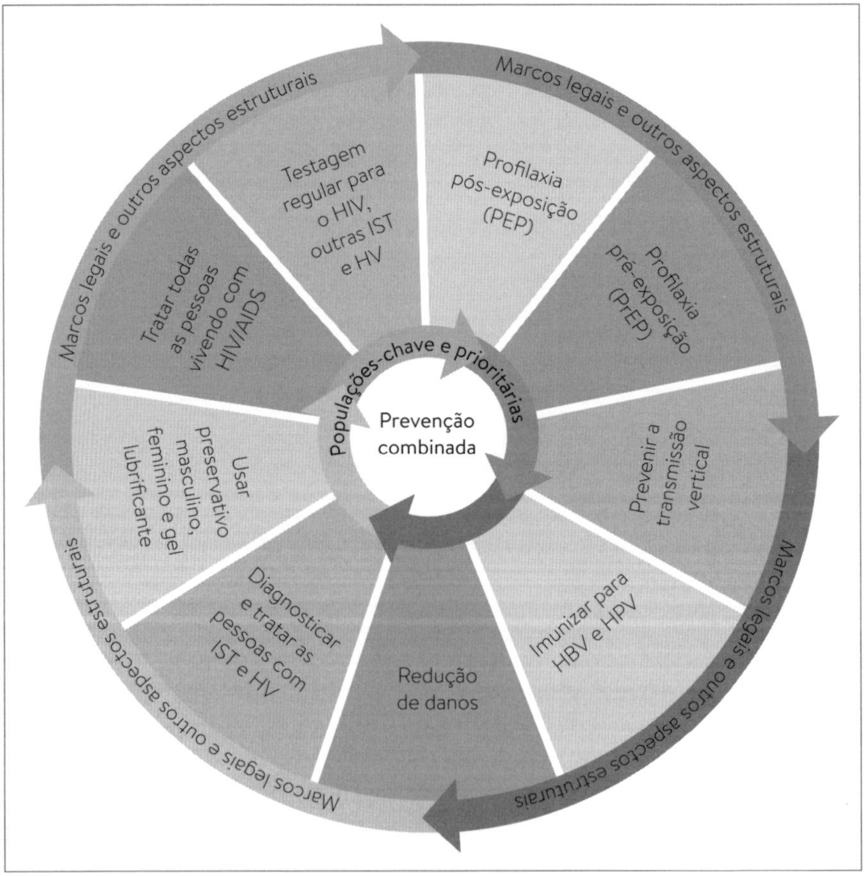


Figura 1 Mandala da prevenção combinada[8].

## SINTOMAS PSIQUIÁTRICOS RELACIONADOS COM INTERNAÇÃO POR DOENÇAS INFECCIOSAS

Pacientes internados por doenças infecciosas podem desenvolver sintomas e distúrbios de saúde mental durante a hospitalização, especialmente em casos de infecções graves que exigem tratamentos prolongados. A internação aumenta o risco de desenvolvimento de distúrbios psiquiátricos, como depressão, ansiedade, *delirium* e agravamento de demência, que podem levar à prescrição de medicamentos psicotrópicos e à necessidade de avaliação psiquiátrica ainda internado. As manifestações relacionadas com internação podem ocorrer por qualquer tipo de condição em saúde, mas as doenças infecciosas, em especial, trazem estigmas sociais importantes.

O desenvolvimento de sintomas ou distúrbios mentais pode agravar as condições infecciosas em tratamento, além de elevarem o risco de recusa de tratamento, evasão hospitalar e falha no contato do paciente com a equipe multiprofissional, aumentando ainda mais o tempo de permanência desses pacientes e piorando suas experiências durante o período da internação. Por isso, é importante que haja acompanhamento psicológico e tratamento psiquiátrico desses sintomas em conjunto com as equipes multiprofissionais, em especial com a interconsulta de psiquiatria. Isso pode melhorar a saúde mental dos pacientes, impactando positivamente na experiência da internação e, em consequência, no desfecho do tratamento infeccioso.

A Figura 2 ilustra a inter-relação entre o paciente no centro de seu núcleo – relacionando-se com sua comunidade, trabalho, estética e outros – e o ambiente hospitalar com suas particularidades.

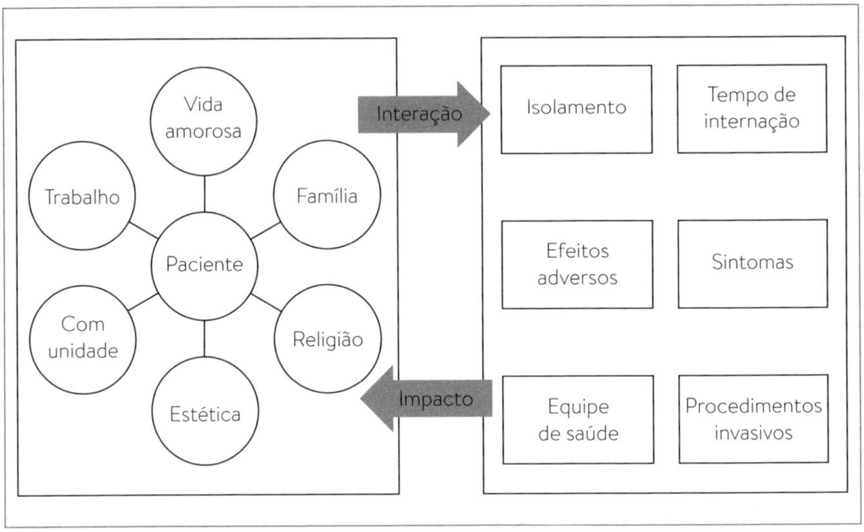


**Figura 2** Interação ente paciente e ambiente hospitalar.

## REFERÊNCIAS BIBLIOGRÁFICAS

1. Mufaddel A, Omer AA, Salem MO. Psychiatric aspects of infectious diseases. Open J Psychiatr. 2014;04(03):202-17.
2. Munjal S, Ferrando SJ, Freyberg Z. Neuropsychiatric aspects of infectious diseases: an update. Crit Care Clin. 2017;33:681-712.
3. Essali N, Miller BJ. Psychosis as an adverse effect of antibiotics. Brain Behav Immun Health. 2020;9.
4. Grill MF, Maganti RK. Neurotoxic effects associated with antibiotic use: management considerations. Br J Clin Pharmacol. 2011;72(3):381-93.
5. Lambrichts S, Van Oudenhove L, Sienaert P. Antibiotics and mania: a systematic review. J Affect Dis. 2017;219:149-56.
6. Zareifopoulos N, Panayiotakopoulos G. Neuropsychiatric effects of antimicrobial agents. Clin Drug Invest. 2017;37:423-37.
7. Rothbard AB, Blank MB, Staab JP, Have TT, Young DS, Berry SD, et al. Previously undetected metabolic syndromes and infectious diseases among psychiatric inpatients. Psychiatric Services. 2009;60:534-7.
8. Ministério da Saúde. Protocolo Clínico e Diretrizes Terapêuticas para Profilaxia Pré-Exposição (PrEP) de Risco à Infecção pelo HIV. Brasília; 2022.

# 8

# Reumatologia, imunossuprimidos e interconsulta psiquiátrica

André Silva Franco
Samuel Katsuyuki Shinjo

## INTRODUÇÃO

As doenças reumáticas são enfermidades relativamente frequentes na prática clínica. Do ponto de vista didático, podem ser subdivididas em:

- Não autoimunes: incluem, p. ex., fibromialgia, osteoartrite, tendinites, bursites, gota, osteoporose etc.
- Autoimunes (sistêmicas): são bem menos comuns em termos de prevalência com relação às doenças não autoimunes. Fazem parte desse grupo, p. ex., artrite reumatoide, esclerose sistêmica, espondiloartrites, lúpus eritematoso sistêmico (LES), miopatias autoimunes sistêmicas, doença de Sjögren, vasculites sistêmicas primárias, entre outras (Figura 1).

As doenças reumáticas, principalmente as autoimunes, têm característica de serem sistêmicas com acometimento de vários órgãos, incluindo o sistema nervoso central e o periférico. De forma geral, pelo caráter crônico das doenças e sendo a dor o principal sintoma de muitas doenças, são comuns transtornos do humor, principalmente depressão e transtornos de ansiedade[1].

De modo geral, o manejo da depressão e da ansiedade não difere dos protocolos usuais, sendo utilizados psicoterapia, atividade física e tratamento farmacológico, com destaque aos inibidores seletivos da recaptação de serotonina (p. ex., fluoxetina, sertralina, escitalopram) e aos inibidores duais (p. ex., venlafaxina e duloxetina). Essas drogas, além de serem úteis para o tratamento dos transtornos psiquiátricos, p. ex., na sensibilização central da dor, muitas vezes, também estão presentes nos pacientes com doenças reumáticas autoimunes e não autoimunes[1-3].

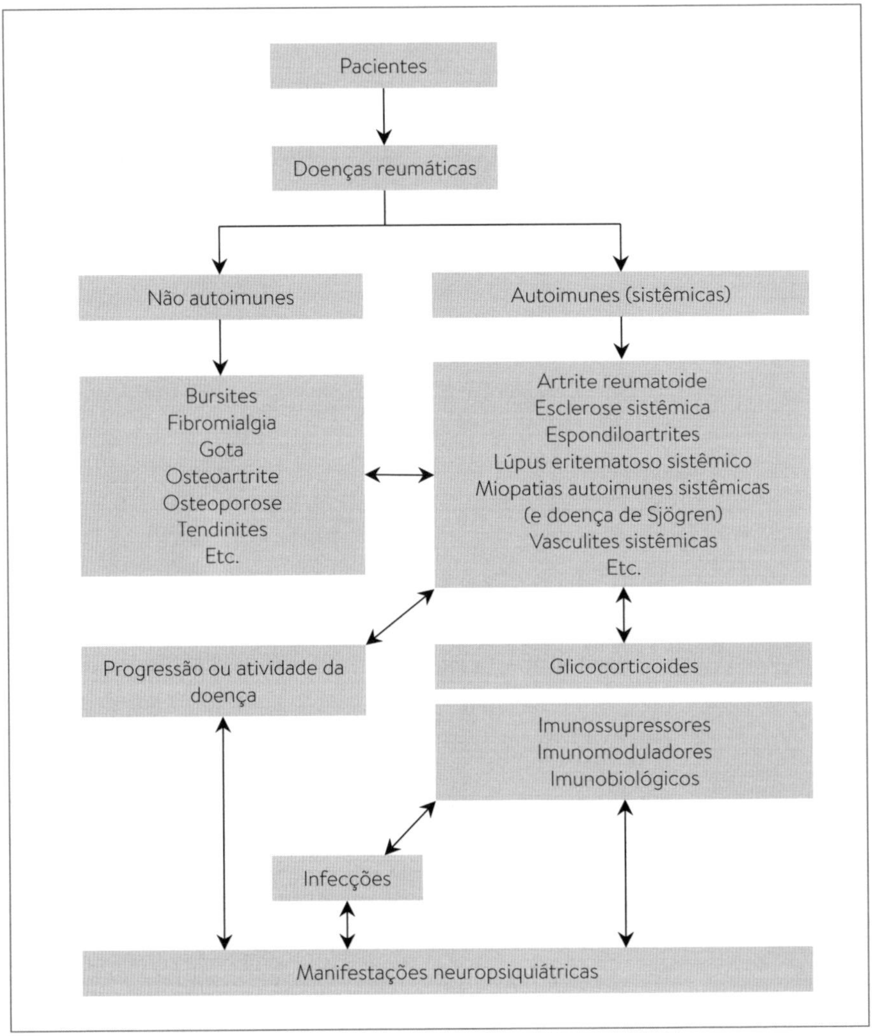


**Figura 1** Divisão das doenças reumáticas.

## MANIFESTAÇÕES NEUROPSIQUIÁTRICAS EM DOENÇAS REUMÁTICAS NÃO AUTOIMUNES

Como protótipo desse grupo, abordaremos especificamente os pacientes com fibromialgia.

A fibromialgia é uma síndrome dolorosa crônica caracterizada por dor musculoesquelética generalizada, fadiga, distúrbios do sono e distúrbios cognitivos[4]. Tem associação comum com outras síndromes, também de sensibilização central, como cefaleia tensional, enxaqueca, transtornos do humor, disfunção da articulação temporomandibular, síndrome do intestino irritável, cistite intersticial, vulvodínia, entre outras[4].

A fibromialgia acomete aproximadamente 3% da população brasileira, principalmente mulheres de 25 a 65 anos.

Há vários estudos demonstrando diferentes mecanismos de fisiopatogênese envolvida na fibromialgia[5]. A sensibilização central da dor é o principal: hiperalgesia – situação em que um mesmo estímulo doloroso gera uma resposta dolorosa intensa quando comparado a controles saudáveis – e alodínia – situação em que um estímulo não doloroso em controles saudáveis gera dor em pacientes com fibromialgia. Estudos com ressonância magnética funcional demonstram esses conceitos por meio da ativação de áreas de dor no encéfalo.

Além disso, vários neurotransmissores estão alterados em pacientes com fibromialgia, com elevação dos níveis de glutamato e substância P, que aumentam o estímulo doloroso, e redução de norepinefrina, serotonina, dopamina e GABA, que diminuem o estímulo doloroso. Além disso, há o fenômeno de *wind-up*, com aumento dos opioides endógenos com consequente aumento dos receptores de opioides alterando a modulação e o estímulo doloroso[5].

Com relação ao acometimento do sono, na fibromialgia há redução da eficiência do sono, de forma que os pacientes apresentam sono não reparador – aumento de microdespertares e intrusão de ondas alfa nas fases de sono profundo do sono não REM[5].

O diagnóstico da fibromialgia é realizado por meio da anamnese, evidenciando-se a dor generalizada; é sempre importante avaliar se há perpetuadores ou causadores de dor, como doenças reumáticas (p. ex., artrite reumatoide, espondiloartrites), osteometabólicas (p. ex., osteomalacia) e endocrinológicas (p. ex., hipo ou hipertireoidismo, hipo ou hiperparatireoidismo). No exame clínico, podem-se evidenciar os achados de hiperalgesia e alodínia, com dor difusa à palpação de partes moles. Além disso, é importante avaliar a presença de pontos miofasciais, passíveis de perpetuar o quadro doloroso.

A fibromialgia pode estar frequentemente presente em pacientes com outras comorbidades, incluindo as próprias doenças reumáticas autoimunes, conforme abordaremos a seguir.

O tratamento é interdisciplinar, sendo a educação do paciente sobre a benignidade da doença e o caráter funcional, assim como seu caráter não deformante e cronicidade, pontos-chaves. A atividade física, tanto aeróbia como o fortalecimento muscular, é o que mais há de evidência no tratamento. Deve-se orientar o paciente a realizar exercício físico aeróbio (caminhada/corrida, bicicleta, natação etc.) três vezes por semana por 30 minutos. No início, em decorrência de possível piora dos sintomas dolorosos pelo exercício físico, orienta-se o paciente a começar de forma mais branda a atividade e progredir conforme aceitação, mesmo que o tempo de atividade ou a intensidade fiquem aquém do desejado[5].

A psicoterapia, principalmente a terapia cognitivo-comportamental, tem evidência de melhora para a fibromialgia. O intuito é alterar os hábitos do paciente, modificar sua forma de encarar a doença e minimizar os pensamentos catastróficos, de forma que ele tenha mais resiliência e comportamento adaptativo por meio de reforço positivo. A acupuntura também tem evidência de melhora da fibromialgia e pode ser associada ao agulhamento a seco de pontos miofasciais para melhora da dor. Meditação, yoga e tai chi são outras modalidades não farmacológicas que podem ser utilizadas no manejo da fibromialgia.

Com relação ao tratamento farmacológico, o ideal é sempre iniciar com doses baixas e aumentar conforme benefício clínico e efeitos adversos, que limitam muito o tratamento adequado por sensibilidade dos pacientes. Os antidepressivos de efeito dual (inibição da recaptação de noradrenalina e serotonina) são os fármacos com maior efeito na fibromialgia: duloxetina 60 mg/dia (iniciar com 30 mg/dia) ou venlafaxina dose máxima 225 mg/dia – atenção com náusea, palpitação, aumento da pressão arterial, cefaleia, fadiga e perda de apetite. Os inibidores seletivos da recaptação de serotonina são os mais utilizados por disponibilidade: fluoxetina 40 a 80 mg/dia, sertralina 50 a 200 mg/dia e paroxetina 20 a 40 mg/dia. A amitriptilina, antidepressivo tricíclico, também é muito utilizada pela disponibilidade e por efeito positivo no controle da dor e nos distúrbios de sono – iniciar com 12,5 mg/dia até 50 mg/dia, com atenção aos efeitos adversos de boca e olhos secos, constipação e ganho de peso[6].

Os gabapentinoides (pregabalina 75 a 450 mg/dia e gabapentina 300 a 2.400 mg/dia) são drogas úteis no controle da dor e distúrbio do sono tendo, como efeitos adversos principais, ganho de peso, sonolência, constipação e tontura, às vezes limitando doses elevadas. Em relação aos opioides, a regra é não utilizar para a dor da fibromialgia. Entretanto, o tramadol, opioide fraco com ação sobre a recaptação de norepinefrina e serotonina, pode ser utilizado justamente por esse efeito em doses de 50 mg 12/12h até o máximo de 200 mg/dia, com atenção ao potencial de adição e constipação. Há estudos utilizando naltrexona (antagonista opioide) no tratamento da fibromialgia, porém ainda são necessários estudos mais robustos para uso na prática clínica[6].

## MANIFESTAÇÕES NEUROPSIQUIÁTRICAS EM DOENÇAS REUMÁTICAS AUTOIMUNES

São doenças que, além de apresentar um processo inflamatório crônico e sistêmico, necessitam de glicocorticoides, imunossupressores, imunomoduladores e/ou imunobiológicos para o controle da doença. E, nesse contexto, seja pela própria doença, seja pelo tratamento medicamentoso, muitas vezes esses pacientes podem se apresentar com sintomas neuropsiquiátricos. É necessário que os profissionais de saúde que estejam envolvidos no cuidado desses pacientes saibam reconhecer e manejar as principais manifestações, sempre considerando a possibilidade da atividade ou progressão da doença, efeitos adversos dos medicamentos e/ou até mesmo infecções oportunistas associadas.

Nas próximas seções, faremos uma breve apresentação das principais doenças reumáticas autoimunes sistêmicas (em especial, LES) e suas particularidades com as manifestações neuropsiquiátricas. Posteriormente, abordaremos as manifestações neuropsiquiátricas relacionadas especificamente com o uso de glicocorticoide, que é frequente em pacientes com doenças reumáticas autoimunes.

## Manifestações neuropsiquiátricas em doenças reumáticas autoimunes sistêmicas: lúpus eritematoso sistêmico

O LES é um protótipo de doença reumática autoimune, sistêmica e rara, que afeta preferencialmente mulheres jovens.

É uma doença cuja manifestação clínica é complexa e heterogênea. A maioria dos pacientes cursa com acometimento mucocutâneo e articular (artrite). Além disso, pode cursar com quadro de serosites (pleurite e/ou pericardite), além de acometimento renal (síndrome nefrítica ou nefrótica) e sistema nervoso (central e periférico). Além disso, do ponto de vista laboratorial, pode cursar com acometimento hematológico e produção de série de autoanticorpos (fator antinuclear, anti-DNA, anti-Sm, entre outros).

Quanto à afecção neuropsiquiátrica, ocorre em metade dos pacientes com LES, com gama de manifestações, desde quadro de cefaleia, transtornos do humor, disfunção cognitiva, crises convulsivas, estado confusional agudo, doença cerebrovascular etc. Tais manifestações podem ocorrer em qualquer fase da doença[7,8]

O envolvimento do sistema nervoso, tanto central como periférico, pode ocorrer por vasculite, vasculopatia associada com anticorpos antifosfolípides (anticoagulante lúpico, anticardiolipina e anti-beta-2-glicoproteína I), aterosclerose acelerada por inflamação crônica e presença de autoanticorpos (p. ex., anti-P-ribossomal e anti-DNA)[7,8].

É de extrema importância para a equipe lidar com pacientes com LES e com sintomas neuropsiquiátricos. Antes de assumirem se tratar de atividade da doença, devem-se excluir causas mais frequentes, como infecções, tumores primários e metástases, e efeito colateral de medicações (Figura 2). Para isso, exames de imagem como eletroencefalograma, tomografia computadorizada, ressonância magnética, angiografia cerebral e até mesmo tomografia computadorizada com emissão de fóton (PET-CT) podem ser utilizados. A avaliação do liquor pode ser útil para excluir infecções. Em alguns casos, a análise de anticorpos anti-DNA e bandas oligoclonais no liquor também pode favorecer a hipótese de atividade do sistema nervoso central. Com relação ao acometimento periférico, eletroneuromiografia pode auxiliar no padrão de acometimento[7,8].

A síndrome de encefalopatia posterior reversível pode ser uma manifestação rara do LES, mas também ocasionada por medicamentos, como os inibidores de calcineurina (p. ex., ciclosporina e tacrolimo) e hipertensão arterial sistêmica. É caracterizada por cefaleia, confusão mental, ataxia e alterações visuais.

O manejo das manifestações neuropsiquiátricas do LES varia conforme a gravidade. Casos graves com risco iminente de morte ou sequelas importantes devem receber pulsoterapia com metilprednisolona e ciclofosfamida. Considerar em casos refratários imunobiológico anti-CD20 (rituximabe) e até mesmo plasmaférese. Situações menos graves podem receber glicocorticoide oral associado com micofenolato de mofetila ou azatioprina.

A terapia adjuvante, além do tratamento da doença de base, deve ser considerada, como o uso de antipsicóticos, anticonvulsivantes e antidepressivos. Em casos graves e refratários, deve-se utilizar, por exemplo, eletroconvulsoterapia. Nas manifestações associadas com vasculopatia e isquemia, associam-se antiagregantes plaquetários (ácido acetilsalicílico) ou até mesmo anticoagulação plena com enoxaparina ou varfarina.

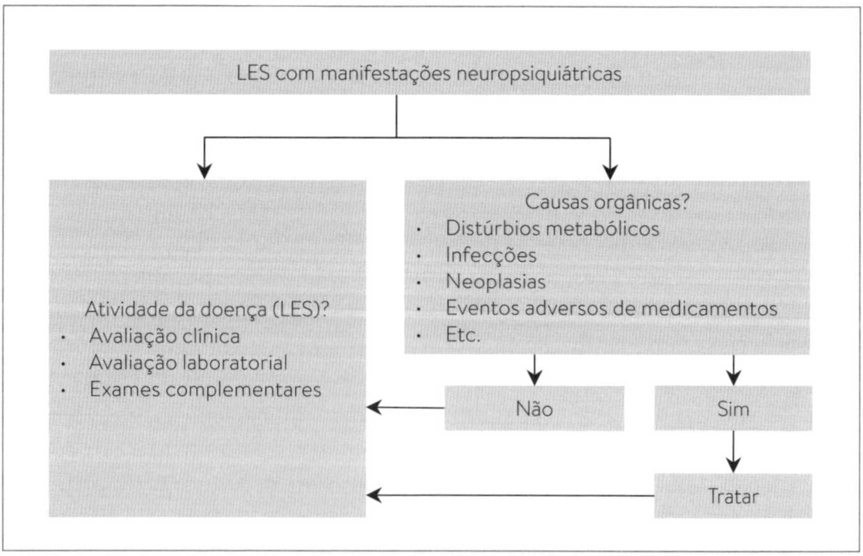


**Figura 2** Lúpus eritematoso sistêmico (LES) com manifestações neuropsiquiátricas.

Soma-se ao arsenal medicamentoso a relevância de participação e a intervenção multidisciplinar e multiprofissional (médicos, psicólogos, psiquiatras etc.) para o manejo dos pacientes.

Entretanto, devemos atentar que há várias medicações que podem mimetizar uma manifestação neuropsiquiátrica de doenças reumáticas autoimunes. Os glicocorticoides são a principal classe. O sulfato de hidroxicloroquina, antimalárico de uso quase universal no LES, pode ter manifestações neuropsiquiátricas, como alteração da labilidade emocional, ansiedade, psicose e ideação suicida, principalmente em pacientes idosos.

## Manifestações neuropsiquiátricas em outras doenças reumáticas autoimunes sistêmicas

De modo sucinto, consideramos as seguintes doenças reumáticas autoimunes sistêmicas:

- Artrite reumatoide: caracterizada por quadro crônico de poliartrite de pequenas e grandes articulações, tanto dos membros superiores quanto dos inferiores. Acomete principalmente sexo feminino, na faixa etária de 40 anos.
- Espondiloartrites: caracterizadas por quadro crônico de dorsalgia, caráter inflamatório, além de oligoartrite, principalmente dos membros inferiores. Podem cursar com quadro predominante do esqueleto axial (espondilite anquilosante), com psoríase (artrite psoriásica), ou com retocolite ulcerativa ou doença de Cröhn (enteroartropatias). No caso de espondilite anquilosante, cursa principalmente no sexo masculino e na faixa etária de 25 anos.
- Esclerose sistêmica: caracterizada por espessamento (fibrose) cutânea, podendo afetar órgãos e sistemas (pulmonar, trato gastrointestinal, renal e cardíaco).
- Doença de Sjögren: caracterizada principalmente com sintomas *sicca*, como olhos secos (xeroftalmia) e boca seca (xerostomia). Pode, no entanto, cursar com outras manifestações, como articular, pulmonar, hematológica, renal, cutânea, neurológica etc. A doença afeta de 0,1 a 4,8% da população adulta, com uma razão de nove mulheres para um homem, e com média de idade ao diagnóstico de 50 anos.
- Miopatias autoimunes sistêmicas: caracterizadas pela fraqueza muscular progressiva e predominantemente proximal dos membros superiores e inferiores. A exemplo da doença de Sjögren, podem cursar com acometimento de outros órgãos e sistemas (cutâneos, do trato gastrointestinal, pulmonar e cardíaco). A doença afeta ambos os sexos, porém com tendência em sexo feminino, e na faixa etária entre 40 e 60 anos.

- Vasculites sistêmicas primárias: caracterizadas por processo inflamatório crônico dos vasos de grande, médio e/ou pequeno calibre. A depender disso, podem ser subdivididas em vários tipos, como arterite de Takayasu, arterite de células gigantes, poliarterite nodosa, doença de Kawasaki, granulomatose com poliangiíte, granulomatose eosinofílica com poliangiíte, poliangiíte microscópica, vasculite crioglobulinêmica etc.

Enquanto em LES há uma diversidade de manifestações neuropsiquiátricas, em outras doenças reumáticas autoimunes sistêmicas previamente mencionadas, as manifestações tendem a ter similaridades[1,9].

São manifestações que estão relacionadas principalmente ao curso crônico e eventual progressivo da doença, acompanhadas de dores (locais ou generalizadas), rigidez e fadiga. São fatores que afetam direta ou indiretamente a qualidade de vida pessoal e social, a capacidade funcional e a adesão ao tratamento medicamentoso dos pacientes que, por sua vez, por mecanismo de retroalimentação perpetuam as manifestações neuropsiquiátricas.

As manifestações frequentemente encontradas são depressão e ansiedade, as quais podem variar desde a forma leve até a moderada[1,9].

A presença de depressão é encontrada em 22 a 65% dos pacientes com esclerose sistêmica. Na doença de Sjögren, a prevalência de depressão é de 8 a 76%, e tem sido relacionada à fadiga crônica, comprometimento da qualidade de vida e da capacidade funcional. No caso de artrite reumatoide, varia de 17 a 71% e está associada também à redução da qualidade de vida dos pacientes. Além disso, a presença de depressão na artrite reumatoide está associada com pior desfecho da doença e maior prevalência de desempregos[10-15].

No caso de ansiedade, a prevalência varia de 12 a 31% em artrite reumatoide, 12% em esclerose sistêmica e 34% em doença de Sjögren[10-15].

Essa enorme variabilidade de prevalência pode estar associada com diferentes critérios utilizados para a definição da depressão, assim como a população e a amostragem avaliadas. Em todo caso, é inegável a alta prevalência dessa manifestação psiquiátrica em pacientes com doenças reumáticas autoimunes.

De modo geral, pacientes com doenças reumáticas podem ter sintomas de fadiga e dor crônica, mesmo sem o diagnóstico concomitante de transtornos do humor e fibromialgia[1,5]. Há vários questionários de atividade de doença centrados no paciente que exploram essas queixas e, de fato, podem contaminar a avaliação objetiva de dor e do estado atual da doença. Assim, como o tratamento, seja apenas pela doença de base ou em associação com fibromialgia ou transtornos de humor, é o mesmo, vale sempre a pena abordar esses aspectos para melhorar a qualidade de vida e minimizar o impacto da doença.

## Manifestações neuropsiquiátricas induzidas por glicocorticoide

Os glicocorticoides possuem efeito anti-inflamatório e imunossupressor, sendo utilizados na maioria das doenças reumáticas autoimunes (sistêmicas) e, geralmente, de uso crônico. Entretanto, é importante ressaltar que são utilizados também em várias outras enfermidades (p. ex., asma, urticária etc.) de forma pontual ou crônica, e em dosagens variadas. Os glicocorticoides apresentam vários efeitos adversos, desde o aumento do risco infeccioso, aumento da resistência insulínica, dificuldade de cicatrização e até quadro de psicose.

Estima-se que até 20% dos pacientes que recebem doses elevadas de glicocorticoide (equivalente a ≥ 40 mg/dia de prednisona) desenvolverão quadros psiquiátricos como psicose, mania e depressão, com aumento importante das taxas de suicídio e tentativa de suicídio. De forma geral, 6% dos pacientes em corticoterapia terão efeitos neuropsiquiátricos, sendo a maioria nos primeiros dias e semanas do início de tratamento. Há também relação dose-dependente para o desenvolvimento de manifestações neuropsiquiátricas: poucos pacientes em uso de doses inferiores a 40 mg de prednisona desenvolverão esses sintomas[16,17].

Episódios de mania são as manifestações neuropsiquiátricas mais comuns induzidas por glicocorticoides, muitas vezes acompanhadas de sintomas psicóticos – delírios persecutórios, alucinações auditivas, euforia, pressão de fala, hiperatividade e irritabilidade. Há controvérsia na literatura sobre possíveis fatores de risco, como histórico de doença psiquiátrica, idade e comorbidades. Outro ponto a se considerar são pacientes com hipoalbuminemia, pelo aumento da concentração sérica efetiva, assim como pacientes em uso concomitante de fármacos que inibem a CYP3A4 responsável pela metabolização da prednisolona, forma ativa da prednisona – principal glicocorticoide utilizado na prática clínica –, como antibióticos macrolídeos (p. ex., claritromicina), antifúngicos imidazólicos (p. ex., fluconazol) e antirretrovirais inibidores de protease (p. ex., ritonavir).

Em relação ao manejo dessas manifestações, a suspensão dos glicocorticoides é suficiente para melhora na maioria dos casos, sendo que metade dos pacientes melhora em até duas semanas e 90% em até seis semanas. Entretanto, deve-se considerar que, muitas vezes, pela doença não é possível realizar a suspensão abrupta ou total, devendo-se tentar reduzir a dose para níveis inferiores a 40 mg/dia de prednisona. Há relatos de uso de medicamentos anticonvulsivantes, como carbamazepina, lamotrigina e valproato, estabilizadores de humor como lítio, antipsicóticos como haloperidol, olanzapina e risperidona, e até mesmo eletroconvulsoterapia para controle de formas mais graves de mania e psicose.

Para o manejo dos sintomas depressivos, que são mais raros, podem-se utilizar inibidores seletivos da recaptação de serotonina e norepinefrina, assim como estabilizadores do humor, como lítio. Idealmente, o manejo conjunto com psiquiatra é fundamental.

Em suma, deve-se pensar em manifestações neuropsiquiátricas induzidas por glicocorticoides em pacientes com início recente da medicação, em doses elevadas (≥ 40 mg/dia de prednisona). O melhor tratamento é a redução da dose. Podem-se considerar outros fármacos e terapias em casos mais graves ou de difícil controle, ou quando a redução da dose de glicocorticoide seria mais nociva pela patologia de base.

## REFERÊNCIAS BIBLIOGRÁFICAS


1. Anyfanti P, Gavriilaki E, Pyrpasopoulou A, Triantafyllou G, Triantafyllou A, Chatzimichailidou S, et al. Depression, anxiety, and quality of life in a large cohort of patients with rheumatic diseases: common, yet undertreated. Clin Rheumatol. 2016;35:733-9.
2. Trouvin A-P, Attal N, Perrot S. Assessing central sensitization with quantitative sensory testing in inflammatory rheumatic diseases: a systematic review. Joint Bone Spine. 2022;89:105399.
3. Minhas D, Claux DJ. Pain mechanisms in patients with rheumatic diseases. Rheum Dis Clin North Am. 2021;47:133-48.
4. Sarzi-Puttini P, Giorgi V, Marotto D, Atzeni F. Fibromyalgia: an update on clinical characteristics, aetiopathogenesis and treatment. Nat Rev Rheumatol. 2020;16:645-60.
5. Diers M, Schley MT, Rance M, Yilmaz P, Lauer L, Rukwied R, et al. Differential central pain processing following repetitive intramuscular proton/prostaglandin E2 injections in female fibromyalgia patients and healthy controls. Eur J Pain. 2011:716-23.
6. Thorpe J, Shum B, Moore RA, Wiffen PJ, Gilron I. Combination pharmacotherapy for the treatment of fibromyalgia in adults. Cochrane Database Syst Rev. 2018;2:CD010585.
7. Kivity S, Agmon-Levin N, Zandman-Goddard G, Chapman J, Shoenfeld Y. Neuropsychiatric lupus: a mosaic of clinical presentations. BMC Med. 2015;4:13:43.
8. De Amorim JC, Torricelli AK, Frittoli RB, Lapa AT, Dertkigil SSJ, Reis F, et al. Mimickers of neuropsychiatric manifestations in systemic lupus erythematosus. Best Pract Res Clin Rheumatol. 2018;32:623-39.
9. Assunção IL, Leite MJFL, Borges LG, Bento AAC, Oliveira GABB, Gonçalo SM, et al. Psychiatric manifestations in rheumatology: a systematic review. Braz J Develop. 2022;8:50765-77.
10. Panapoulos S, Tektonidou M, Drosos AA, Liossis SN, Dimitroulas T, Garyfallos A, et al. Prevalence of comorbidities in systemic sclerosis versus rheumatoid arthritis: a comparative, multicenter, matched-cohort study. Arthritis Res Ther. 2018;20:1-6.
11. Wang B, Chen S, Zheng Q, Li Y, Zhang X, Xuan J, et al. Early diagnosis and treatment for Sjögren's syndrome: current challenges, redefined disease stages and future prospects. J Autoimmun. 2021;117:102590.
12. Pego-Reigosa JM, Vélez JR, Baldini C, Larrinoa IRFF. Comorbidities (excluding lymphoma) in Sjögren's syndrome. Rheumatology (Oxford). 2021;60:2075-84.
13. Cui Y, Li L, Yin R, Zhao Q, Chen S, Zhang Q, et al. Depression in primary Sjögren's syndrome: a systematic review and meta-analysis. Psychol Health Med. 2018;23:198-209.
14. Matcham F, Rayner L, Setter S, Hotopf M. The prevalence of depression in rheumatoid arthritis: a systematic review and meta-analysis. Rheumatology. 2013;52:2136-48.
15. Fragoulis GE, Cavanagh J, Tindell A, Derakhshan M, Paterson C, Porter D, et al. Depression and anxiety in an early rheumatoid arthritis inception cohort. Associations with demographic, socioeconomic and disease features. RMD Open. 2020;6:e001376.

16. Rhen T, Cidlowski JA. Anti-inflammatory action of glucocorticoids-new mechanisms for old drugs. N Engl J Med. 2005;353:1711-23.
17. Gable M, Depry D. Sustained corticosteroid-induced mania and psychosis despite cessation: a case study and brief literature review. Int J Psych Med. 2015;50:398-404.

# 9

# Endocrinologia e interconsulta psiquiátrica

Rafael Kitayama Shiraiwa

## INTRODUÇÃO

O sistema endócrino apresenta papel central na homeostase, modulando múltiplas e importantes funções biológicas, como crescimento, desenvolvimento, reprodução, controle de ingestão calórica e gasto energético.

Alterações primárias com hiper ou hipofunção hormonais são potencialmente relacionadas com alterações neuropsiquiátricas e piora de qualidade de vida; enquanto, de forma bidirecional, doenças psiquiátricas podem promover alterações nos eixos hormonais com maior frequência na tireoide e adrenal. A investigação de doenças endocrinológicas é indicada rotineiramente em pacientes com doenças psiquiátricas. Reconhecimento e tratamento adequados de tais doenças de base podem ser essenciais para manejo e remissão de sintomas.

Depressão, mania, ansiedade e distúrbios alimentares são manifestações psiquiátricas de endocrinopatias. Hipertireoidismo, hipotireoidismo, síndrome de Cushing e insuficiência adrenal frequentemente apresentam sintomas psiquiátricos.

## MANIFESTAÇÕES PSIQUIÁTRICAS DE DOENÇAS ENDOCRINOLÓGICAS

As manifestações neuropsiquiátricas mais comuns em endocrinopatias são: ansiedade, depressão, irritabilidade, mania e transtornos alimentares (Tabela 1). Vale ressaltar que tais sintomas não são exclusivos nem característicos de afecções endocrinológicas.

Ansiedade é definida como preocupação excessiva com algum aspecto da vida como saúde, trabalho e relacionamentos. Tais preocupações costumam ser desproporcionais ao impacto do motivo delas, acontecendo em condições hiperadrenérgicas como hipertireoidismo e feocromocitoma.

Depressão é marcada por tristeza, desespero, sensação de vazio e falta da esperança. Cursa com perda de interesse e prazer para as atividades, alterações de sono, ponderais, baixa energia e dificuldade de concentração.

Mania é um estado de alterações significativas em humor, energia, atividade, comportamento, sono e cognição. Humor expansivo ou irritado com energia persistentemente elevada são manifestações importantes. Apesar de infrequente, mania pode se manifestar em doenças da tireoide e em hipercortisolismo.

**Tabela 1** Manifestações psiquiátricas de doenças endocrinológicas

| |
|---|
| Ansiedade |
| Depressão |
| Irritabilidade |
| Mania |
| Transtornos alimentares |

## DOENÇAS DA TIREOIDE

Hormônios da tireoide, em sua forma ativa de tri-iodotironina (T3), modificam transcrição gênica nos tecidos para regular síntese proteica em praticamente todos os tecidos em humanos pela ação direta da ligação do receptor de hormônio tireoidiano ao DNA.

Dentre as doenças endocrinológicas que levam a manifestações psiquiátricas, disfunções tireoidianas são muito prevalentes. Têm maior prevalência no sexo feminino e, como principal etiologia autoimune: hipertireoidismo – doença de Graves; hipotireoidismo – doença de Hashimoto. Hipertireoidismo e hipotireoidismo frequentemente cursam com sintomas neuropsiquiátricos. Estudos mostram associação entre tais distúrbios da tireoide não tratados com depressão e ansiedade.

Às vezes, o hipotireoidismo mimetiza sintomas de depressão e ansiedade, enquanto o hipertireoidismo pode simular depressão, ansiedade e estados de mania. No hipotireoidismo, é possível haver redução cognitiva e sintomas depressivos, em sobreposição a outras manifestações sistêmicas (fadiga, letargia e ganho de peso).

## Hipotireoidismo

O hipotireoidismo é a síndrome clínica decorrente da produção ou ação deficiente dos hormônios tireoidianos, resultando em lentificação de processos metabólicos. Pode ser primário (acometimento primário da tireoide - mais comum), secundário (etiologia hipofisária) ou terciário (etiologia hipotalâmica - deficiência de hormônio liberador da tireotrofina).

A causa mais comum de hipotireoidismo em adultos é a tireoidite de Hashimoto, que é uma doença autoimune com elevação de anticorpos antitireoperoxidase (anti-TPO). Outras etiologias tireoidianas incluem (Tabela 2): tireoidites subagudas (que podem ser granulomatosa, linfocítica e pós-parto e, normalmente, são transitórias), tireoidite de Riedel e hipotireoidismo secundário a doenças infiltrativas (sarcoidose, amiloidose etc.), hipotireoidismo secundário ao tratamento do hipertireoidismo (radioiodoterapia ou tireoidectomia), deficiência de iodo, medicações (tionamidas, lítio, amiodarona, interferon alfa, interleucina 2, inibidores de tirosina quinase, imunoterapia de inibidor de *checkpoint*).

Vale ressaltar que o tratamento do hipertireoidismo com iodo radioativo é a segunda causa mais frequente de hipotireoidismo, ocorrendo na maioria dos casos logo no primeiro ano após o tratamento. Pacientes submetidos a tireoidectomia subtotal podem vir a desenvolver hipotireoidismo tardiamente. Uso de drogas antitireoidianas (tionamidas - propiltiouracil e metimazol) inibe a síntese de hormônios tireoidianos, e em doses excessivas pode causar hipotireoidismo.

**Tabela 2** Principais causas de hipotireoidismo

| |
|---|
| Hipotireoidismo primário |
| Tireoidite autoimune (Hashimoto) |
| Pós-tireoidectomia ou radioiodoterapia |
| Deficiência de iodo |
| Medicações (tionamidas, lítio, amiodarona, interferon alfa, interleucina 2, inibidores de tirosina quinase, imunoterapia com inibidores de *checkpoint*) |
| Doenças infiltrativas (sarcoidose, amiloidose) |
| Tireoidites subagudas |

Os sinais e sintomas do hipotireoidismo são, em sua maioria, decorrentes da redução generalizada dos processos metabólicos e do acúmulo de glicosaminoglicanas em espaço intersticial de diversos tecidos. Manifestações clássicas são depressão, sonolência, fadiga, perda de memória, dificuldade de concentração e intolerância ao frio. Alterações metabólicas que podem estar presentes são hiponatremia, aumento de colesterol total à custa de fração LDL, anemia normocrômica e normocítica, e hiperprolactinemia. Manifestações cutâneas incluem redução de sudorese, descoloração de pele, queda de cabelo, unhas quebradiças, mixedema, vitiligo e edema periorbital. Acometimentos no sistema cardiovascular incluem bradicardia, insuficiência cardíaca e derrame pericárdico.

Manifestações psiquiátricas incluem depressão, dificuldade de concentração, perda de memória e disfunção cognitiva. Psicose é rara no hipotireoidismo. Essas alterações normalmente surgem meses depois de outras manifestações sistêmicas do hipotireoidismo, e mostram a importância da avaliação tireoidiana em pacientes com afecções psiquiátricas.

O diagnóstico laboratorial do hipotireoidismo primário é feito com dosagem de hormônio estimulante da tireoide (TSH) elevada e baixa de tiroxina livre (T4L). O hipotireoidismo subclínico ocorre quando há evidência laboratorial de hipotireoidismo primário com TSH aumentado e dosagem concomitante normal de T4L. Em casos de hipotireoidismo central, o T4L encontra-se baixo com TSH comumente normal ou também baixo.

A levotiroxina é pilar central no tratamento do hipotireoidismo manifesto, associada normalmente com melhora de sintomas neuropsiquiátricos. Não se costuma indicar reposição de T3. No hipotireoidismo subclínico não há consenso bem definido em se tratar, sendo normalmente indicado em TSH > 10 mUI/mL, ou gestação, ou mulheres que estão tentando engravidar. A levotiroxina deve ser ingerida em jejum, pelo menos 30 minutos antes do café da manhã. Consideramos objetivo do tratamento do hipotireoidismo a normalização dos níveis de TSH. A dose inicial de levotiroxina a ser prescrita normalmente é de 1,6 mcg/kg/dia em pacientes jovens saudáveis; já em idosos ou cardiopatas, preferir iniciar dose menor entre 25 e 50 mcg por dia. Para avaliar a resposta ao tratamento, devemos dosar novamente TSH e T4L no mínimo a cada 6 semanas após introdução/ajuste de dose de levotiroxina.

## Hipertireoidismo

O hipertireoidismo é definido como quadro clínico decorrente da hiperfunção da tireoide, em que há aumento da produção, secreção e concentração no sangue de hormônios tireoidianos. Tireotoxicose é a manifestação clínica que aparece após elevação sérica de hormônios tireoidianos, independentemente de haver ou não hipertireoidismo concomitante. O diagnóstico etiológico da causa de hipertireoidismo/tireotoxicose é imprescindível, pois o tratamento apropriado depende do mecanismo subjacente. Pode haver síntese aumentada de hormônios tireoidianos (hipertireoidismo), que é evidenciada por captação maior de iodo radioativo em cintilografia, ou etiologias sem captação de iodo radioativo na cintilografia que indicam inflamação ou destruição de parênquima da tireoide.

Hipertireoidismo é mais comum em mulheres. As principais causas de hipertireoidismo são doença de Graves, adenoma tóxico (AT) e bócio multinodular tóxico (BMT), responsáveis por mais de 75% dos casos. Em algumas situações, ocorrem tireotoxicoses transitórias, pela liberação de hormônios tireoidianos na circulação sanguínea secundária a lesão de tecido tireoidiano – tireoidite subaguda (de De Quervain), tireoidite pós-parto, tireoidite aguda infecciosa, após radioterapia, secundária a medicações (lítio, amiodarona, interferon gama etc.).

Os sintomas causados pelo aumento de concentração sérica de hormônio tireoidiano (tireotoxicose) com ou sem aumento da produção (hipertireoidismo) decorrem de efeitos em vários órgãos e tecidos. A maioria dos pacientes com hipertireoidismo tem sintomas exuberantes, que incluem intolerância ao calor, fraqueza, tremores, palpitação, perda de peso e diarreia (hiperdefecação). Bócio pode ser encontrado no exame físico em Graves, AT e BMT. Pacientes mais velhos podem apresentar hipertireoidismo apatético (letargia, apatia) sem manifestações adrenérgicas exuberantes.

Manifestações neuropsiquiátricas são prevalentes e incluem ansiedade, irritabilidade, mania, depressão, disfunção intelectual e pânico. Elas podem surgir em fases iniciais da doença, daí a importância de haver suspeita clínica e investigação de tireotoxicose.

A doença de Graves [condição clínica na qual ocorre produção de anticorpos antitireoide (TRAb) que se ligam nos receptores de TSH, promovendo aumento de produção de hormônios tireoidianos] é a principal causa de hipertireoidismo. É de etiologia autoimune e acomete sobretudo mulheres jovens. Seu quadro clínico clássico é a tríade com bócio (caracteristicamente difuso), tireotoxicose e exoftalmia. O diagnóstico laboratorial é feito com dosagens de TSH suprimida e T4L aumentado. O TRAb é positivo em mais de 90% dos casos de doença de Graves, podendo também haver positividade de antitireoglobulina (anti-TG) e antitireoperoxidase (anti-TPO). A cintilografia com iodo no Graves evidencia tireoide de tamanho aumentado com hipercaptação uniforme do radiofármaco, sendo útil principalmente para diagnóstico diferencial de outras causas de tireotoxicose (captação muito baixa em tireoidite subaguda, tireoidite pós-parto). O tratamento medicamentoso da doença de Graves é realizado com tionamidas (metimazol ou propiltiouracil), medicações que interferem na síntese de hormônios tireoidianos. A dose inicial de metimazol habitualmente é entre 10 e 30 mg 1×/dia, ou 100 a 300 mg/dia de propiltiuracil em duas a três tomadas diárias, sendo necessária avaliação a cada 4 a 6 semanas até atingir eutireoidismo, a partir do qual se faz diminuição gradual da dose até atingir menor dose com função tireoidiana normal. Betabloqueadores como propranolol podem ser utilizados em conjunto com tionamidas para tratamento de sintomas ou de taquicardia. A radioiodoterapia pode ser utilizada como tratamento inicial ou segunda linha (recidiva ou não controle com tionamidas), sendo contraindicada em gravidez e amamentação. O tratamento cirúrgico (tireoidectomia total) é eficaz para cura por meio da retirada do bócio, sendo indicado em pacientes com contraindicação à radioiodoterapia ou em bócios volumosos, nódulos tireoidianos suspeitos para malignidade e orbitopatia de Graves severa e refratária.

O bócio multinodular tóxico (BMT) e o adenoma tóxico (AT) são outras etiologias de hipertireoidismo com funcionamento autônomo da tireoide. No BMT, há diversos nódulos hiperfuncionantes, enquanto no AT um nódulo único (normalmente maior que 2,5 cm) produz hormônio tireoidiano em quantidades aumentadas. O bócio multinodular costuma acometer após a quinta década, ao contrário do adenoma tóxico, que ocorre em pacientes mais jovens (20 a 30 anos). Ambos cursam com sinais e sintomas de tireotoxicose, perfil tireoidiano compatível com hipertireoidismo manifesto ou subclínico e aumento de volume cervical que pode cursar com sintomas de compressão cervical a depender de volumes de nódulo(s) e da glândula. Na cintilografia, é vista captação de iodo em região autônoma (um ou mais nódulos) e baixa/ausente no restante do parênquima tireoidiano. Ultrassonografia de tireoide evidencia um (AT) ou mais nódulos sólidos (BMT), tendo utilidade para medir dimensões de nódulo(s) e realizar comparação com cintilografia para avaliar se seriam autônomos (produtores de hormônio) ou não. Não se deve realizar punção aspirativa por agulha fina de nódulos hipercaptantes, procedimento reservado e indicado apenas para nódulos não funcionantes com características que sugerem etiologia neoplásica. Para o tratamento do BMT e do AT, devem ser preferidos iodo radioativo ou cirurgia – tionamidas e betabloqueadores podem ser utilizados como preparo para o tratamento definitivo.

As tireoidites constituem grupo de doenças com processo inflamatório da tireoide, que podem cursar com disfunção tireoidiana, sendo classificadas em agudas e crônicas (Tabela 3).

Tireoidite aguda é mais frequente em mulheres jovens, normalmente com outras doenças preexistentes de tireoide, sendo causada por bactérias de vias

Tabela 3 Classificação das tireoidites

| **Aguda ou supurativa (etiologia bacteriana)** |
|---|
| **Subaguda** |
| Granulomatosa ou de De Quervain (etiologia viral) |
| Pós-parto (autoimune) |
| **Crônica** |
| Linfocítica (autoimune – tireoidite de Hashimoto) |
| De Riedel (idiopática) |

aéreas superiores como *Staphylococcus aureus*, *Streptococcus pneumoniae* e *Streptococcus pyogenes*. O quadro clínico é de aparecimento repentino, com eritema, edema e dor em região cervical anterior, febre, sudorese e queda do estado geral, podendo evoluir para sepse. Tais sintomas costumam ocorrer depois de infecção de via aérea superior. Função tireoidiana na maioria das vezes é normal, sem tireotoxicose. A ultrassonografia é útil para detectar supuração ou abscesso. Hipocaptação de iodo na região acometida pode ser vista na cintilografia. O diagnóstico é firmado com punção aspirativa por agulha fina para coleta de amostra para bacterioscópico e cultura. A tireoidite aguda deve ser tratada com antibioticoterapia apropriada ao agente microbiológico identificado, sendo preferível em regime de internação em casos mais graves.

A tireoidite granulomatosa subaguda (de De Quervain) é doença inflamatória autolimitada de etiologia viral que pode durar semanas a poucos meses. Com frequência, surge após infecção de vias aéreas superiores. Agentes etiológicos como adenovírus, coxsackie, Epstein-Barr, influenza, echovírus e enterovírus já foram identificados. A incidência é maior no sexo feminino e apresenta pródromo de mialgia e febre. Cursa com as seguintes fases, na ordem: inicial dolorosa com tireotoxicose (destruição de células foliculares com liberação de hormônios tireoidianos e tireoglobulina para circulação), hipotireoidismo e eutireoidismo. A fase inicial é caracterizada por velocidade de hemossedimentação (VHS) aumentada, tireoglobulina elevada e TSH baixo, cintilografia com captação reduzida e ultrassonografia com áreas hipoecogênicas e fluxo ao doppler reduzido. As fases de tireotoxicose ou hipotireoidismo podem ser mais curtas em casos leves. Os objetivos do tratamento são controle de sintomas de dor e de tireotoxicose. Anti-inflamatórios não hormonais (AINEs) são utilizados nos primeiros dias, porém a escolha é por glicocorticoides (prednisona 40 a 60 mg por dia com desmame progressivo em 4 a 6 semanas) em casos de dor intensa ou falha no uso de AINEs. Betabloqueadores (p. ex.: propranolol, atenolol) são recomendados em pacientes muito sintomáticos. Tionamidas não são indicadas por não haver aumento de síntese de hormônios tireoidianos. O uso de levotiroxina normalmente não é necessário, com exceção de casos mais graves e sintomáticos com maior acometimento da glândula. Normalmente, ocorre recuperação da função tireoidiana em mais de 90% dos casos.

A tireoide pós-parto é um processo inflamatório autoimune que acontece até 12 meses após o parto em mulheres previamente eutireóideas, havendo correlação com positividade de anti-TPO no primeiro trimestre da gestação. Pode se manifestar apenas como tireotoxicose transitória, ou apenas hipotireoidismo transitório, ou sequência semelhante da tireoidite subaguda De Quervain (tireotoxicose, seguida de hipotireoidismo, seguida de convalescença).

Por fim, a tireoidite de Riedel é mais rara, com achado característico a fibrose da tireoide e tecidos adjacentes. Normalmente, cursa com função tireoidiana normal. O diagnóstico se dá por meio de biópsia de tireoide.

## DOENÇAS DA ADRENAL

### Síndrome de Cushing

A síndrome de Cushing (SC) é definida como a exposição prolongada ao excesso de glicocorticoide, sendo seus sinais e sintomas diretamente ligados à tal exposição. A SC pode ser exógena (uso de glicocorticoide – mais comum) ou endógena. As causas de SC endógenas são divididas em dependente de ACTH (hormônio adrenocorticotrófico) (hipercortisolismo decorrente da produção aumentada de ACTH) e ACTH independente (a causa primária é de adrenal). A etiologia mais frequente de síndrome de Cushing endógena é a doença de Cushing, um adenoma de hipófise produtor de ACTH. A doença de Cushing acomete mais mulheres, entre 25 e 45 anos. SC ACTH dependente também pode ser resultante da síndrome do ACTH ectópico (tumores como carcinomas pulmonares de células pequenas, carcinoides de timo e outros órgãos) e da síndrome do CRH ectópico (muito rara). A SC ACTH independente decorre de tumores de adrenal, normalmente unilaterais, como adenomas e carcinomas de adrenal. A Tabela 4 mostra as principais causas de SC endógena.

As manifestações clínicas na SC estão relacionadas à exposição crônica aos glicocorticoides: ganho de peso com sobrepeso ou obesidade, giba, face em lua cheia (*moon facies*), hirsutismo, acne, atrofia de pele, equimoses, estrias violáceas largas, fraqueza muscular proximal, intolerância à glicose, hipertensão, osteope-

**Tabela 4** Causas de síndrome de Cushing endógena

| **Síndrome de Cushing ACTH dependente** |
|---|
| Doença de Cushing (tumor de hipófise produtor de ACTH) |
| Síndrome do ACTH ectópico |
| Síndrome do CRH ectópico |
| **Síndrome de Cushing ACTH independente** |
| Adenoma de adrenal |
| Carcinoma de adrenal |
| Hiperplasia adrenal macronodular |
| Displasia primária adrenal nodular e pigmentada |

ACTH: hormônio adrenocorticotrófico; CRH: hormônio liberador de corticotrofina.

nia/osteoporose e maior predisposição a fraturas e a eventos tromboembólicos. Alterações neuropsiquiátricas são prevalentes em pacientes com hipercortisolismo, podendo acometer quase 70% deles, sendo as principais: depressão, apatia, ansiedade, mania, psicose, letargia, outras alterações de humor e cognitivas. Alterações em apetite, distúrbios do sono, perda de memória e dificuldade de concentração também são frequentes e pioram bastante a qualidade de vida.

A investigação diagnóstica envolve dois passos: confirmar o hipercortisolismo e, posteriormente, estabelecer sua etiologia. Deve-se sempre afastar o uso exógeno de glicocorticoides. O hipercortisolismo pode ser determinado por meio do teste de supressão com dexametasona (administração de dexametasona 1 mg às 23h seguida de coleta de cortisol sérico na manhã seguinte), dosagem de cortisol noturno salivar, ou dosagem urinária de cortisol em 24h. A dosagem sérica de ACTH de manhã determinará o prosseguimento da investigação com ressonância de hipófise (se SC ACTH dependente) ou imagem de adrenal (se SC ACTH independente).

O tratamento da síndrome de Cushing depende da etiologia do hipercortisolismo, podendo abranger cirurgia, radioterapia ou medicamentos. Pode haver remissão do hipercortisolismo, mas não necessariamente leva à melhora completa de manifestações neuropsiquiátricas. Para o tratamento de sintomas/síndromes psiquiátricas concomitantes, deve-se considerar aguardar a resolução do hipercortisolismo para se considerar tratamento com psicofármacos. O uso de antipsicóticos atípicos é opção para sintomas psicóticos graves.

## Insuficiência adrenal

A insuficiência adrenal (IA) é uma doença caracterizada pela menor produção de glicocorticoides e/ou mineralocorticoides. Pode ser classificada em IA primária (doenças com destruição do córtex adrenal) e IA secundária (com deficiência de ACTH por doença hipofisária).

As causas de IA primária são adrenalite autoimune (doença de Addison), infecções (tuberculose, hanseníase, infecção pelo HIV, micoses sistêmicas), medicamentos (cetoconazol, etomidato, mitotane etc.), metástases de câncer (p. ex.: pulmão, rim), doenças infiltrativas (amiloidose, hemocromatose), trombose e hemorragia adrenal, adrenalectomia bilateral, hiperplasia adrenal congênita e adrenoleucodistrofia. Figuram como etiologias de IA secundária o uso de glicocorticoide em doses suprafisiológicas (principal causa de IA), adenomas e outros tumores em região de sela túrcica, traumatismo craniano, apoplexia hipofisária, síndrome de Sheehan, pós-radioterapia em tumores hipofisários, doenças infiltrativas e infecciosas com acometimento hipofisário.

Sinais e sintomas de IA primária decorrem das deficiências de glicocorticoide e mineralocorticoide, e mulheres também podem apresentar deficiência androgênica. Pacientes com IA secundária costumam não ter deficiência de mineralocorticoide (nem necessidade de reposição deste). Os sintomas inespecíficos normalmente atrasam o diagnóstico de IA em anos, e incluem: perda de peso, fadiga, alterações gastrointestinais (dor abdominal, náuseas, vômitos, constipação ou diarreia), mialgia e artralgia difusas, amenorreia. Alterações neuropsiquiátricas costumam já aparecer no começo da doença e incluem acometimento de memória, depressão, psicose, alucinações, ansiedade e mania. Hiponatremia é o distúrbio hidroeletrolítico mais comum; hipoglicemia e anemia normocítica são outras alterações laboratoriais. A insuficiência adrenal primária, além das manifestações descritas anteriormente, também cursa com hipotensão postural, hiperpigmentação e avidez por sal.

O diagnóstico de insuficiência adrenal é feito com dosagem de cortisol sérico matinal baixa. IA primária virá com ACTH matinal elevado, já IA secundária tem ACTH na maioria das vezes normal.

O tratamento da insuficiência adrenal consiste em reposição de glicocorticoide em IA primária e secundária (p. ex.: hidrocortisona 15 a 25 mg/dia divididos em duas a três tomadas diárias, ou prednisona 5 mg de manhã) e uso de mineralocorticoide em IA primária (fludrocortisona em dose inicial habitual de 100 mcg por dia). Sintomas psiquiátricos costumam melhorar dias após o início de glicocorticoide, mas a psicose pode persistir.

## Feocromocitoma e paraganglioma

Feocromocitoma e paraganglioma são tumores de células cromafins raros na medula adrenal (feocromocitoma) ou gânglios simpáticos (paraganglioma) que produzem e secretam quantidades maiores catecolaminas na circulação sanguínea.

Suas manifestações clínicas são predominantemente adrenérgicas. A tríade clássica de sintomas é constituída por cefaleia, sudorese e taquicardia. A maioria dos pacientes apresenta hipertensão (sustentada ou paroxística), e cefaleia em graus de intensidade variáveis ocorre em até 90% dos pacientes sintomáticos. Outros sinais e sintomas presentes que podem aparecer são tremores, palidez, astenia e tonturas. A manifestação psiquiátrica mais comum é a ansiedade, havendo também relatos de psicose.

O diagnóstico bioquímico é firmado com dosagem de metanefrinas séricas aumentadas (ou catecolaminas com metanefrinas urinárias de 24 horas). Após confirmação bioquímica, realizar investigação localizatória com exame de imagem (tomografia computadorizada, ou ressonância magnética de adrenais, ou cintilografia com metaiodobenzilguanidina – MIBG).

Tanto os feocromocitomas quanto os paragangliomas são de tratamento cirúrgico.

## REFERÊNCIAS BIBLIOGRÁFICAS

1. Salvador J, Gutierrez G, Llavero M, Gargallo J, Escalada J, López J. Endocrine disorders and psychiatric manifestations. In: Portincasa P, Frühbeck G, Nathoe HM (eds.). Endocrinology and systemic diseases. Springer Nature Switzerland; 2021. p. 311-47.
2. Ross DS, Burch HB, Cooper DS, Greenlee MC, Laurberg P, Maia AL, et al. 2016 American Thyroid Association guidelines for diagnosis and management of hyperthyroidism and other causes of thyrotoxicosis. Thyroid. 2016;26(10):1343-1421.
3. Fukao A, Takamatsu J, Arishima T, Tanaka M, Kawai T, Okamoto Y, et al. Graves' disease and mental disorders. J Clin Transl Endocrinol. 2019;19:100207.
4. Garber JR, Cobin RH, Gharib H, Hennessey JV, Klein I, Mechanick JI, et al.; American Association of Clinical Endocrinologists and American Thyroid Association Taskforce on Hypothyroidism in Adults. Clinical practice guidelines for hypothyroidism in adults: cosponsored by the American Association of Clinical Endocrinologists and the American Thyroid Association Thyroid. 2012;22(12):1200-35.
5. Bode H, Ivens B, Bschor T, Schwarzer G, Henssler J, Baethge C. Association of hypothyroidism and clinical depression: A systematic review and meta-analysis. JAMA Psychiatry. 2021;78(12):1375-1383.
6. Machado MC, Fragoso MCBV, Moreira AC, Boguszewski CL, Luiz C, Neto LV, et al. Recommendations of the Neuroendocrinology Department of the Brazilian Society of Endocrinology and Metabolism for the diagnosis of Cushing's disease in Brazil. Arch Endocrinol Metabolism. 2016;60(3):267-286.
7. Nieman LK, Biller BM, Findling JW, Murad MH, Newell-Price J, Savage MO, et al.; Endocrine Society. Treatment of Cushing's Syndrome: an Endocrine Society Clinical Practice Guideline. J Clin Endocrinol Metab. 2015;100(8):2807-31.
8. Lin TY, Hanna J, Ishak WW. Psychiatric symptoms in Cushing's syndrome: a systematic review. Innov Clin Neurosci. 2020;17(1-3):30-35.
9. Bornstein SR, Allolio B, Arlt W, Barthel A, Don-Wauchope A, Hammer GD, et al. Diagnosis and treatment of primary adrenal insufficiency: an Endocrine Society Clinical Practice Guideline. J Clin Endocrinol Metab. 2016;101(2):364-89.
10. Broersen LH, Pereira AM, Jørgensen JO, Dekkers OM. Adrenal insufficiency in corticosteroids use: Systematic review and meta-analysis. J Clin Endocrinol Metab. 2015;100(6):2171-80.
11. Lenders JW, Duh QY, Eisenhofer G, Gimenez-Roqueplo AP, Grebe SK, Murad MH, et al.; Endocrine Society. Pheochromocytoma and paraganglioma: an endocrine society clinical practice guideline. J Clin Endocrinol Metab. 2014;99(6):1915-42.
12. Salvador J, Gutierrez G, Llavero M, Gargallo J, Escalada J, López J. Endocrine disorders and psychiatric manifestations. In: Portincasa P, Frühbeck G, Nathoe HM (eds.). Endocrinology and systemic diseases. Springer Nature Switzerland; 2021. p. 311-47.
13. Lafayette DSA, Urquiza PAC3 Brito EMC, Costa SPGA, Cantilino A. Interface de doenças endocrinológicas com repercussões psiquiátricas: uma revisão de literatura. Debates em Psiquiatria. 2021;11:1-19.
14. Assunção IL, Araújo VHG, Gomes RM, Sombra MASC, Marinho AJP, Frizon RR, et al. Doenças endocrinológicas com repercussões psiquiátricas: revisão sistemática. Braz J Development. 2022;8(7):50942-53.

# 10
# Nefrologia e interconsulta psiquiátrica

Camila Eleuterio Rodrigues

## O NÉFRON E O FUNCIONAMENTO DOS RINS

Os rins são os órgãos responsáveis pela filtração do sangue, que circula por eles muitas vezes em um mesmo dia. A unidade funcional do rim é o néfron (Figura 1), composto pelo glomérulo e pelos túbulos. O glomérulo é o local em que o sangue chega pela arteríola aferente e é filtrado pela barreira de filtração glomerular (composta pelo endotélio das arteríolas, pela membrana basal glomerular e pelos podócitos, que são células epiteliais glomerulares). O ultrafiltrado do plasma cai na cápsula de Bowman, que é o início do compartimento tubular. Nos túbulos renais, acontece a reabsorção de grande parte do fluido e dos eletrólitos, mas também a secreção de substâncias, como algumas drogas e toxinas.

Ao longo de um dia, cerca de 150 litros de sangue são filtrados nos glomérulos. A maior parte da água e dos eletrólitos filtrados é reabsorvida nos túbulos renais, e apenas 1 a 2 litros ao dia viram urina. A remoção de toxinas e outras substâncias pelos rins acontece tanto por filtração glomerular quanto por secreção tubular. Em situações de falência renal, seja por redução da filtração glomerular ou por disfunção tubular, há acúmulo de fluidos, alguns eletrólitos, toxinas e outras substâncias. Algumas delas são livremente filtradas pelos glomérulos, como a ureia, a creatinina e o potássio, por exemplo. Substâncias ligadas a proteínas não são livremente filtradas. Algumas delas, como indoxil sulfato, p-cresil sulfato ou ácido hipúrico, são depuradas por captação pelas células tubulares por canais transportadores especializados. Nem todas as substâncias que não são depuradas em situações de disfunção renal são dosadas em exames laboratoriais. A ureia é facilmente dosada no sangue, e costuma estar aumentada em situações de disfunção renal. Por esse motivo, as substâncias que não são depuradas quando

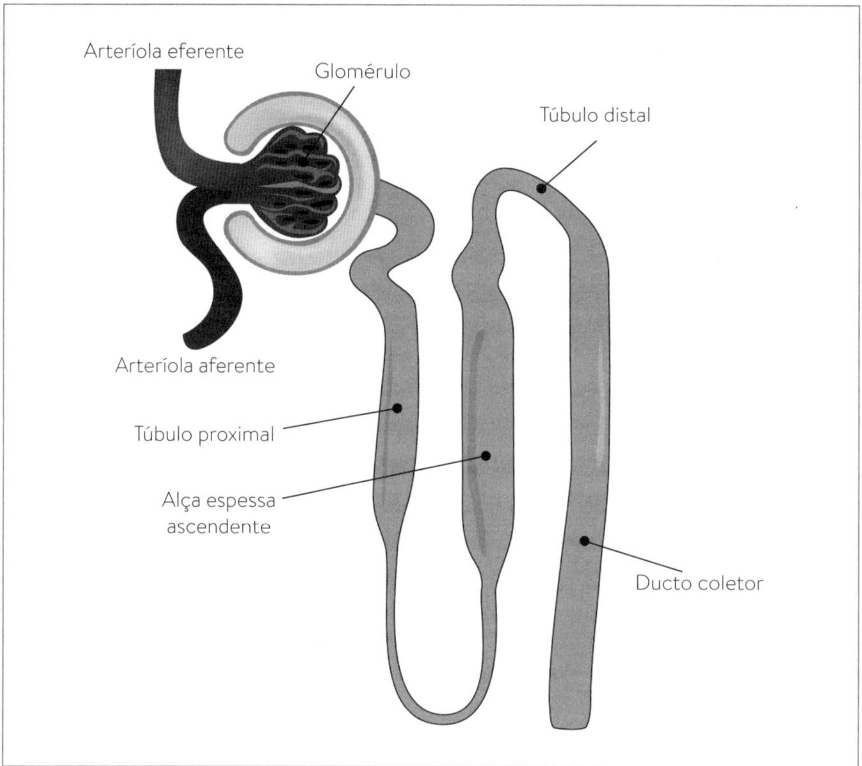


**Figura 1** Néfron, a unidade funcional do rim.

há redução no funcionamento renal são conhecidas como toxinas urêmicas. Entretanto, a ureia é mais um marcador da presença de toxinas urêmicas do que propriamente a causa da encefalopatia urêmica.

As doenças renais podem acometer diferentes partes do néfron, como os glomérulos (geralmente com hematúria e albuminúria) ou os túbulos (geralmente com alterações na excreção de eletrólitos). As doenças renais podem eventualmente se acompanhar de redução na taxa de filtração glomerular (redução na função renal), passível de ser aguda ou crônica.

## DISFUNÇÃO RENAL – A DIFERENÇA ENTRE INJÚRIA RENAL AGUDA E DOENÇA RENAL CRÔNICA

Quando um rim sem necessariamente doença prévia é acometido por um dano súbito, temos a injúria renal aguda (IRA, antigamente conhecida como insuficiência renal aguda). A IRA pode acontecer, por exemplo, em uma situação de desidratação importante, ou em uma infecção grave, levando à inflamação sistêmica e liberação de citocinas, dentre outras causas. Níveis elevados de lítio podem ser causa de IRA. A interrupção do estímulo que levou à IRA permite a recuperação da função renal, porém atualmente sabe-se que mecanismos pró-fibróticos são ativados e que pacientes com IRA, mesmo com recuperação completa da função renal após o dano, apresentam risco maior de doença renal crônica progressiva com o passar dos anos em relação a pacientes que nunca tiveram IRA. A IRA é definida pelo aumento de creatinina sérica a curto prazo (aumento de ao menos 0,3 mg/dL em 48 horas, ou aumento de 1,5 vez a creatinina basal em 7 dias) ou pela redução do volume urinário por pelo menos 6 horas (< 0,5 mL/kg/h).

A doença renal crônica (DRC, antigamente conhecida como insuficiência renal crônica) é definida como uma anormalidade na função ou estrutura dos rins por ao menos 3 meses. Os principais componentes que caracterizam a doença renal crônica são a presença de proteinúria e a redução da taxa de filtração glomerular (TFG), geralmente estimada por fórmulas que utilizam a creatinina sérica. A TFG normal é de cerca de 90 a 120 mL/min/1,73 $m^2$. Em geral, quando um paciente apresenta valores de TFG menores que 30 mL/min/1,73 $m^2$, ele necessita de ajustes nas doses de muitas drogas que recebe, principalmente aquelas que possuem excreção predominantemente renal. A DRC é causada principalmente por estímulos contínuos, como a presença de hipertensão arterial ou diabetes, ou, ainda, por IRA repetidas. O uso crônico de lítio pode levar à nefropatia crônica intersticial, mas não costuma ser causa de doença renal crônica avançada com necessidade de diálise. Pacientes em uso de lítio que estão estáveis do ponto de vista psiquiátrico e que não apresentem perda rápida de função renal geralmente podem manter a medicação mesmo quando há algum grau de DRC, com monitorização de creatinina sérica de rotina ao longo do acompanhamento.

De modo geral, os níveis de elevação em toxinas urêmicas e eletrólitos necessários para gerar sintomas em pacientes com IRA são menores que naqueles com DRC, pelo tempo de instalação do distúrbio ser mais curto na IRA. Dessa forma, valores como 6 mEq/L de potássio sérico podem não ser preocupantes em pacientes com DRC, principalmente se a elevação for crônica e progressiva, mas em geral levam a complicações importantes em pacientes com IRA, em decorrência da rápida instalação da hipercalemia que costuma acontecer nesse cenário.

## DIAGNÓSTICOS EM NEFROLOGIA QUE SIMULAM QUADROS PSIQUIÁTRICOS

Alguns quadros orgânicos em pacientes com doenças renais podem simular diagnósticos psiquiátricos. Os principais são a encefalopatia urêmica, a síndrome do desequilíbrio em hemodiálise e os distúrbios do potássio e do sódio, descritos a seguir.

### Encefalopatia urêmica

O acúmulo de toxinas consequente à disfunção renal aguda ou crônica pode levar a uma disfunção cerebral conhecida como encefalopatia urêmica. Em geral, manifesta-se em pacientes com TFG abaixo de 15 mL/min/1,73 $m^2$, mas pode acontecer com TFG mais altas. Não existe teste confirmatório para o diagnóstico, e testes complementares como análise de liquor, tomografia ou eletroencefalograma não são úteis para o diagnóstico de encefalopatia urêmica, mas podem ser utilizados para diagnóstico diferencial, já que a encefalopatia urêmica é um diagnóstico de exclusão. Algumas outras condições podem mimetizar a encefalopatia urêmica, como desmielinização osmótica, síndrome do desequilíbrio, encefalopatia hipertensiva e outras.

Não existe um nível de corte de ureia ou creatinina para determinar se a causa de disfunção cerebral em pacientes com função renal reduzida é a encefalopatia urêmica. Em estudo prévio com crianças com níveis de ureia acima de 193 mg/dL, encefalopatia urêmica foi observada em 40% dos pacientes. Quanto maiores os níveis de ureia, maior o risco de desenvolvimento de convulsões.

A apresentação clínica da encefalopatia urêmica pode ser ampla, sendo geralmente progressiva se não tratada. A terapia de substituição renal (a mais comum delas é a diálise, que pode ser hemodiálise ou diálise peritoneal) remove parte das toxinas, e seu início reverte ao menos parcialmente a encefalopatia urêmica (a melhora pode ocorrer em dias a semanas). A encefalopatia urêmica é, portanto, uma indicação de início de diálise em pacientes com IRA ou DRC, e ocasionalmente o teste terapêutico com diálise pode ser necessário para estabelecer se a disfunção cognitiva é consequência de encefalopatia urêmica. Em pacientes sem melhora sintomática após o início da diálise, outros diagnósticos devem ser considerados.

A principal hipótese é de que a encefalopatia urêmica seja causada pelo acúmulo de neurotoxinas. Várias substâncias já foram identificadas como potenciais neurotoxinas, como indoxil sulfato, compostos de guanidina, ácido indólico, fenóis, carnitina e lantionina. O indoxil sulfato pode ativar o receptor aril-hidrocarboneto (AhR), um fator de transcrição presente em várias células altamente expresso no sistema nervoso central. Ele pode levar à inflamação vascular e sintomas neurológicos.

Pacientes com DRC e redução lenta de TFG podem apresentar fadiga, anorexia, perda de peso, náusea e disfunção cognitiva lentamente progressiva (p. ex., com alterações na memória e perda de capacidade de fazer cálculos). Pacientes com IRA, entretanto, podem apresentar *delirium*, convulsões e coma. Ao exame físico, pode haver hiper-reflexia, nistagmo e papiledema, além de miopatia e neuropatia periférica.

Em geral, a hemodiálise é mais eficiente que a diálise peritoneal. Dessa forma, a hemodiálise é mais efetiva na reversão da encefalopatia urêmica que a diálise peritoneal. Entretanto, muita eficiência pode ser indesejada às primeiras sessões, pois pode levar à síndrome do desequilíbrio osmótico, discutida a seguir.

Em casos de agitação psicomotora importante e necessidade de contenção do paciente para que a diálise seja feita com segurança, pode-se usar o protocolo de *delirium*. É possível utilizar medicações como o haloperidol em pacientes em diálise, sendo que doses isoladas podem ser usadas em dose normal (o acúmulo pode acontecer em caso de doses repetidas). Entretanto, o paciente deve ser reavaliado e devemos utilizar essa estratégia com parcimônia, pois o haloperidol pode reduzir o limiar convulsivo.

Em casos de agitação extrema não controlada, o mais seguro é interromper a diálise e estabilizar o paciente antes de nova tentativa de dialisar.

## Síndrome do desequilíbrio osmótico durante hemodiálise

Não há testes diagnósticos para a síndrome do desequilíbrio, e o diagnóstico também é de exclusão. A síndrome do desequilíbrio osmótico acontece quando há alterações rápidas na osmolalidade plasmática com o início de diálise, pela remoção rápida de fluidos e solutos com força osmótica. A rápida correção de distúrbios pode levar a edema cerebral e aumento de pressão intracraniana, com manifestações neurológicas subsequentes. Acontece na hemodiálise, por conta de sua maior eficiência, não tendo sido descrita em diálise peritoneal.

A ureia tem alto volume de distribuição e seus níveis no cérebro são equivalentes aos plasmáticos. Após uma sessão de hemodiálise rápida, pode levar de 12 a 24 horas até que a ureia cerebral se equilibre novamente à ureia sérica. Dessa forma, até que esse período seja atingido, pode haver movimentação de água para o cérebro, com edema cerebral.

Os sintomas mais leves da síndrome de desequilíbrio osmótico incluem cefaleia, náusea e câibras musculares. Durante a hemodiálise, esses sintomas são comuns e podem também estar associados à depleção volêmica quando há remoção excessiva de fluidos (alta ultrafiltração). Entretanto, a síndrome do desequilíbrio costuma acontecer predominantemente nas primeiras horas da diálise, enquanto a hipovolemia costuma acontecer na segunda metade do procedimento. Outras possíveis causas de cefaleia durante a hemodiálise incluem hipo e hipertensão, distúrbios metabólicos, como disnatremias, privação de cafeína (que é dialisável), cefaleia associada com medicações ou hematomas subdurais (lembrar que as sessões de hemodiálise costumam se acompanhar de heparina intravenosa para evitar a coagulação do filtro e das linhas extracorpóreas). Síndromes do desequilíbrio mais graves podem levar a convulsões, rebaixamento do nível de consciência e herniação por edema cerebral. A síndrome do desequilíbrio grave é rara, pois na prática clínica os cuidados preventivos para evitá-la são usuais.

Para evitar a síndrome do desequilíbrio, grandes gradientes osmóticos devem ser evitados durante as sessões de hemodiálise. Isto pode ser alcançado de várias formas: (1) redução na dose e/ou no tempo de diálise, para remover menos solutos por sessão; (2) remoção de solutos em velocidade mais lenta, como nas terapias estendidas ou contínuas; (3) administração de outros solutos osmoticamente ativos, como sódio ou manitol, para que a osmolalidade plasmática não seja tão alterada durante a remoção de ureia e outros solutos.

A redução na quantidade de solutos removidos nas primeiras terapias em pacientes novos em diálise (ou em pacientes agudos com níveis de ureia e sódio muito aumentados) por meio da redução da dose de diálise é uma medida que leva a menor risco de síndrome do desequilíbrio osmótico. Isto pode ser feito com a redução dos fluxos de sangue e dialisato (o banho da diálise), utilização de capilar pequeno, ou, ainda, com a redução do tempo total de diálise. Para reduzir o risco de síndrome do desequilíbrio, a redução de ureia não deve ser maior que 60 a 70 mg/dL em 24 horas, e deve ser ainda menor se o paciente apresentar hipernatremia ou hiperglicemia pré-diálise.

O uso de perfis de sódio, em que o sódio do banho no início da hemodiálise começa elevado (entre 148 e 149 mEq/L) e vai sendo reduzido ao longo da terapia (até 138 a 140 mEq/L), ajuda a evitar sintomas da síndrome do desequilíbrio.

Manitol (25 g ao início da terapia nas três primeiras sessões) pode ser usado para a prevenção de síndrome do desequilíbrio osmótico em diálise, pois as alterações na osmolalidade do sangue podem ser reduzidas em 60% com o uso do manitol, e os sintomas de desequilíbrio são menos frequentes em pacientes que utilizam manitol (10% em pacientes com manitol e 67% naqueles sem manitol).

O tratamento da síndrome do desequilíbrio é de suporte, com foco no tratamento para reverter o aumento da pressão intracraniana e edema cerebral.

## Distúrbios do potássio

O potássio ($K^+$) é um íon essencialmente intracelular: apenas 2% do $K^+$ corpóreo se encontram no fluido extracelular, a uma concentração de 3,5 a 5,0 mEq/L.

O potássio é importante para manter o funcionamento normal de qualquer célula por ser um dos íons responsáveis pela diferença do potencial de membrana obtido pelo funcionamento da bomba $Na^+/K^+$ ATPase. Muitos tecidos excitáveis, como nervos e músculos, utilizam a diferença do potencial de membrana para seu adequado funcionamento. A hipercalemia ($K^+$ sérico > 5,0 mEq/L) reduz o potencial de membrana, e a hipocalemia ($K^+$ sérico < 3,5 mEq/L) leva à hiperpolarização e arresponsividade da membrana. Alterações no balanço do potássio levam a distúrbios da condução elétrica cardíaca, com arritmias e morte súbita. Além disso, tanto a hipo quanto a hipercalemia podem levar a distúrbios musculares, como fraqueza e paralisia flácida, podendo eventualmente simular quadros psiquiátricos.

O balanço externo de potássio acontece predominantemente pelo funcionamento dos rins. Em uma dieta ocidental, ingerimos cerca de 50 a 150 mmol de $K^+$ por dia, sendo que os rins excretam 90% desse total (resultando em uma fração de excreção de potássio, o percentual excretado do que é filtrado, em torno de 7 a 20%).

Nos rins, a reabsorção do $K^+$ filtrado ocorre em 60% nos túbulos renais proximais, 25% na alça espessa ascendente, entre 5 e 7% nos túbulos distais e de 3 a 5% no ducto coletor, onde acontece o controle fino do potássio. No ducto coletor, há a ação do hormônio aldosterona, que, além de regular a $Na^+/K^+$ ATPase, leva a aumento da atividade do canal ENaC, que reabsorve sódio no ducto coletor. A ativação de ENaC leva à excreção renal de potássio por meio da excreção pelo canal ROMK, localizado na célula principal do ducto coletor (Figura 2).

Situações de hipomagnesemia impedem o fechamento do canal ROMK, e é por isso que a hipomagnesemia perpetua situações de hipocalemia.

Se houver aumento na ingestão de potássio, a excreção renal pode aumentar em até dez vezes para compensar essa elevação e manter o balanço externo de potássio. Entretanto, se houver redução na ingestão de potássio, a excreção renal pode levar até 14 dias para compensar e reduzir a excreção. Pacientes com distúrbios alimentares estão sujeitos, portanto, a hipocalemias.

Cerca de 10% do potássio ingerido são eliminados por excreção fecal, sendo que em situações de diarreia essa excreção pode ser maior e levar a balanço negativo de potássio, com consequente hipocalemia.

Além do balanço externo de potássio, existe o balanço interno de potássio, que mantém o equilíbrio entre o potássio intra e o extracelular. Alterações na concentração de $K^+$ extracelular são inicialmente tamponadas por esse balanço

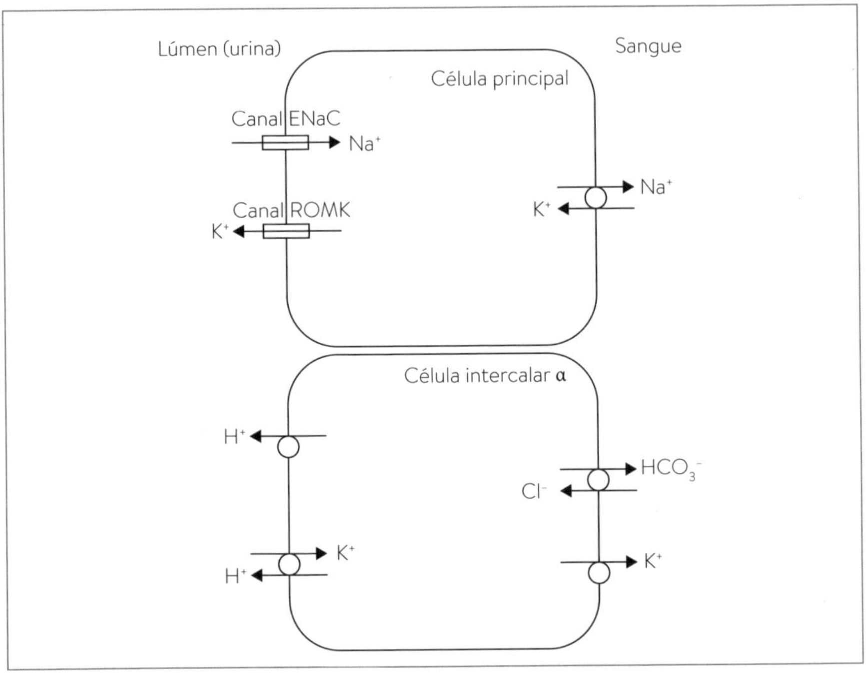


**Figura 2** Células principal e intercalar α do ducto coletor renal, onde acontece o controle fino da excreção de potássio urinário. O aumento do potássio plasmático e o consequente aumento da aldosterona são os principais reguladores da secreção de potássio, com elevação da excreção urinária.

interno, já que ajustes na excreção renal de potássio podem levar horas para acontecer. Insulina e catecolaminas estimulam a bomba $Na^+/K^+$ ATPase, fazendo com que o $K^+$ seja bombeado do extra para o intracelular.

O equilíbrio acidobásico do organismo também influencia no balanço interno de $K^+$. Situações de acidose metabólica levam à saída de $K^+$ do intra para o extracelular pela redução do funcionamento da bomba $Na^+/K^+$ ATPase e pela ativação de cotransportadores que enviam $K^+$ para fora da célula.

Situações de vômitos levam à perda de ácidos e líquidos pelo organismo. Nos rins há redução do funcionamento da $H^+/K^+$ ATPase da célula intercalar α (Figura 2) para poupar ácido, e a ativação do sistema renina-angiotensina-aldosterona para reter sal e água. O resultado de ambos os mecanismos compensatórios é o aumento na excreção de potássio renal.

Já as reduções de função renal (IRA e DRC) levam à retenção de potássio corpóreo, por redução na filtração. Doenças mais raras, como as tubulopatias (doenças tubulares sem redução na filtração renal), podem levar à hipocalemia por perda renal de potássio, mas a incidência dessas doenças é baixa (a síndrome de Gitelman, p. ex., acomete uma em 40 mil pessoas).

As principais causas e os sintomas de hipo e hipercalemia estão listados na Tabela 1.

**Tabela 1** Principais causas e sintomas de hipo e hipercalemia

| | Causas | Sintomas |
|---|---|---|
| Hipocalemia ($K^+$ < 3,5 mEq/L) | Redução na ingesta: anorexia<br>Ativação de catecolaminas: IAM, feocromocitoma, meningococcemia, uso de medicação beta-agonista, hipertireoidismo<br>Perdas renais: vômitos, bulimia, hiperaldosteronismo, uso de diuréticos de alça (furosemida) ou tiazídicos, uso de outras medicações que aumentem a perda renal de potássio (anfotericina, cisplatina, tenofovir, aminoglicosídeos), síndromes genéticas perdedoras de potássio (Bartter, Gitelman etc.)<br>Perdas extrarrenais: diarreia<br>Ativação de insulina: paralisia periódica familiar | Fraqueza muscular<br>Paralisia arreflexa<br>Íleo paralítico<br>Insuficiência respiratória.<br>Rabdomiólise (que pode levar à IRA)<br>Alterações de ECG: aumento do intervalo ST, depressão da onda T, elevação da onda U<br>*Diabetes insipidus* nefrogênico (com poliúria e hipernatremia) |
| Hipercalemia ($K^+$ > 5,0 mEq/L) | Redução na excreção renal: IRA e DRC (causas mais comuns)<br>Redução na secreção tubular renal de potássio: Addison, hipoaldosteronismo, uso de inibidores do sistema renina-angiotensina-aldosterona (inibidores de ECA, BRA, espironolactona), amiloride, ciclosporina, tacrolimus, trimetoprim<br>Déficit de insulina: hiperglicemia no diabetes<br>Lesão celular: rabdomiólise, hemólise, lise tumoral, queimadura, trauma<br>Bloqueio beta-adrenérgico: carvedilol<br>Acidose | Fraqueza muscular<br>Alterações de ECG: onda T apiculada simétrica, prolongamento do intervalo PR, diminuição da onda P, alargamento do complexo QRS, fibrilação ventricular |

BRA: bloqueadores do receptor da angiotensina; DRC: doença renal crônica; ECA: enzima conversora da angiotensina; ECG: eletrocardiograma, IAM: infarto agudo do miocárdio; IRA: injúria renal aguda.

O tratamento da hipocalemia deve ser feito com a reposição de potássio. Para cada 1 mEq/L de redução no potássio sérico (p. ex., $K^+$ que vai de 4 para 3 mEq/L), considera-se que há um déficit de potássio corpóreo total de 200 a 400 mEq.

Em casos de reposição intravenosa, as soluções de potássio devem ser diluídas preferencialmente em solução sem glicose (pois a glicose ativa a insulina, que leva à entrada de potássio nas células e dificulta a reposição), em concentração de 40 a 60 mEq/L (lembrar que cada 1 mL de KCl 19,1% contém 2,5 mEq de potássio). A solução deve ser infundida a uma velocidade de 20 a 25 mEq de potássio por hora, com reposição diária de potássio de no máximo 200 mEq.

Como a deficiência de magnésio leva à maior perda renal de potássio, quando há hipocalemia e hipomagnesemia (magnésio sérico menor que 1,5 mg/dL) associadas, a reposição de magnésio deve ser feita de forma concomitante à reposição de potássio. Podemos acrescentar magnésio à solução intravenosa de KCl. O sulfato de magnésio a 10% contém 0,8 mEq de magnésio por mL. Para reposição de magnésio intravenoso, 16 a 32 mEq de magnésio podem ser acrescentados à solução de potássio. Nesse caso, a reposição deve ser administrada lentamente, em cerca de 4 horas.

Um exemplo de reposição de potássio intravenosa pode ser encontrado na Tabela 2.

A reposição de potássio também pode ser feita de forma oral, principalmente em casos de menor gravidade (geralmente potássio sérico entre 3 e 3,5 mEq/L e pacientes sem sintomas importantes associados com hipocalemia). O xarope de KCl a 10% contém 1,3 mEq/mL, e o comprimido de KCl 600 mg contém 8 mEq de potássio. Assim, uma ampola de KCl a 19,1% (25 mEq) equivale a 19 mL do xarope de KCl a 10% e a três comprimidos de KCl 600 mg.

Após reposição, é necessária a monitorização dos níveis séricos dos eletrólitos para avaliar se há necessidade de maior suplementação.

Em casos de perdas renais crônicas de potássio (como nas tubulopatias perdedoras de potássio), o uso de diuréticos poupadores de potássio (espironolactona, amiloride) pode reduzir as perdas.

**Tabela 2** Exemplo de reposição intravenosa de potássio e magnésio

| | Acesso central | Acesso periférico |
|---|---|---|
| Solução fisiológica 1.000 mL<br>KCl 19,1% – 20 mL (50 mEq)<br>(± $Mg_2SO_4$ 10%, 20 a 40 mL) | IV em 2 horas (se magnésio associado, estender tempo para 4 horas) | IV em 3 a 4 horas |

IV: intravenoso; KCl: cloreto de potássio; $Mg_2SO_4$: sulfato de magnésio.

O tratamento da hipercalemia pode ser feito por quatro vias:

1. Estabilização da membrana cardíaca (suporte provisório enquanto há hipercalemia com alterações eletrocardiográficas):
   - Gluconato de cálcio 10% – 10 a 30 mL.
   - Solução fisiológica 100 mL.
   - IV em 10 a 20 minutos.
2. Estímulos para a movimentação de potássio do extra para o intracelular:
   - Bicarbonato de sódio 8,4% – 1 mL/kg (se presença de acidose metabólica).
   - E/ou solução glicosada 10% – 250 mL.
   - E/ou insulina regular – 5 U, IV, em 10 a 30 minutos.
   - E/ou inalação com agentes beta 2-agonistas, como salbutamol ou fenoterol.
3. Aumento da excreção de potássio corpóreo:
   - Diuréticos de alça: furosemida (dose a depender da função renal e resposta): 20 a 100 mg intravenosos.
   - E/ou resinas de troca:
     - Sorcal® 15 a 30 g + manitol 10% 50 a100 mL a cada 6 ou 8 horas.
   - Diálise.
4. Retirada de drogas que aumentam a concentração sérica de potássio (como inibidores da enzima conversora da angiotensina, bloqueadores do receptor da angiotensina, antagonistas da aldosterona etc.).

## Distúrbios do sódio

Tanto a hiponatremia ($Na^+$ sérico < 135 mEq/L) quanto a hipernatremia ($Na^+$ sérico > 150 mEq/L) são alterações eletrolíticas com alta morbidade e mortalidade e podem levar a quadros de confusão mental e rebaixamento do nível de consciência. A rápida redução do sódio plasmático pode levar à hiposmolalidade relativa plasmática em relação às células, fazendo com que água livre entre nas células e haja edema cerebral. Já a rápida elevação na osmolalidade plasmática que ocorre quando há rápida elevação no sódio plasmático pode levar ao fenômeno de desmielinização osmótica, com quadro neurológico grave de hiper-reflexia, tetraparesia, Parkinson, síndrome *locked-in* e até morte (em geral após 1 a 7 dias da rápida ascensão de sódio sérico).

As hiponatremias podem acontecer por estados hipovolêmicos (geralmente secundária à perda de fluidos), hipervolêmicos (dilucional, em insuficiência cardíaca avançada, cirrose ou disfunção renal) ou euvolêmicos (principalmente por insuficiência adrenal ou síndrome da antidiurese inapropriada, antigamente conhecida como síndrome da secreção inapropriada do hormônio antidiurético). A hiponatremia euvolêmica por síndrome da diurese inapropriada pode ser causada por medicações que induzem o aumento na expressão da proteína aquaporina-2 na membrana da célula principal do ducto coletor renal, aumentando a reabsorção de água livre. Medicações comumente associadas a essa síndrome são as drogas antidepressivas, antiepilépticas e antipsicóticas, assim como o sildenafil e os diuréticos tiazídicos.

O tratamento da hiponatremia passa pelo controle de sua causa. Hiponatremias hipovolêmicas devem ser tratadas com salina isotônica. Hiponatremias hipervolêmicas são tratadas com restrição hídrica e diuréticos (preferencialmente diuréticos de alça, como a furosemida). Já as hiponatremias isovolêmicas podem ser tratadas cronicamente com restrição hídrica e oferta de solutos (como sódio em comprimidos, ou ureia), para aumentar a excreção urinária de solutos e arrastar água na excreção. Medicações que antagonizam a ação do hormônio antidiurético podem ser utilizadas (como os vaptans), mas ainda não são muito disponíveis. Se a retirada da causa de base for possível, isto é recomendado.

Em casos de hiponatremia aguda, principalmente quando sintomática (confusão mental, convulsões), a administração de salina hipertônica intravenosa é recomendada. Em geral, utiliza-se a solução de cloreto de sódio a 3%, que pode ser feita com 150 mL de NaCl 20% diluídos em 850 mL de água ou solução sem sódio (como a solução glicosada). Em hiponatremia aguda e sintomática, a solução de cloreto de sódio a 3% pode ser ofertada em 100 mL intravenosos em 10 minutos (podendo ser repetida até três vezes).

Monitorização intensa deve ser feita nesses casos, pois a correção demasiadamente rápida também pode levar a distúrbios graves (como citado, a ascensão rápida nos níveis de sódio pode levar à desmielinização osmótica). O objetivo é a ascensão do sódio em cerca de 5 mEq/L. Não devemos aumentar ou reduzir o sódio sérico de um paciente com variações maiores que 10 a 12 mEq/L ao dia.

A hipernatremia pode ser secundária a estados hipovolêmicos (causa mais comum, por perda de água ou redução na ingesta), hipervolêmicos (geralmente iatrogênicos, por excesso de soluções hipertônicas, como bicarbonato de sódio) ou normovolêmicos (em casos de diabetes insipidus, que pode ser de origem neurogênica, em que há redução nos níveis de hormônio antidiurético, ou nefrogênica, em que há resistência à ação desse hormônio). Uma causa frequente de diabetes insipidus nefrogênico é o uso de lítio.

O tratamento da hipernatremia deve incluir o tratamento de sua causa: hidratação, preferencialmente com soluções hipotônicas (concentração de sódio menor que a sérica) em casos de hipernatremia hipovolêmica, e retirada das soluções hipertônicas nas hipernatremias hipervolêmicas. Os diuréticos tiazídicos podem ter um papel no tratamento das hipernatremias hipervolêmicas, mas ainda com pouca evidência científica. O *diabetes insipidus* nefrogênico também pode ser tratado com a utilização de tiazídicos (pois a inserção de aquaporina-2 leva à maior absorção de água livre), e o diabetes insipidus central pode ser tratado com medicações análogas ao hormônio antidiurético, como é o caso da desmopressina (também conhecida como DDAVP). Novamente, se a retirada da causa de base for possível, isto é recomendado.

## DEPRESSÃO E ANSIEDADE EM PACIENTES COM DRC E IRA

Pacientes com DRC têm alta prevalência de depressão, mesmo em estágios menos avançados da disfunção renal. Cerca de 20% dos pacientes com DRC em estágios iniciais apresentam depressão. Essa incidência é maior que a encontrada em pacientes com outras comorbidades crônicas, como diabetes (11%), insuficiência cardíaca (14%) ou doença arterial coronária (16%). Internações por causas psiquiátricas, como depressão, ansiedade e abuso de substâncias, são até três vezes mais comuns em pacientes com DRC que em indivíduos com outras doenças crônicas.

Em pacientes com DRC estágio 5 em diálise, a prevalência de depressão major pode chegar a 30%, e sintomas de depressão podem ser encontrados em mais de 40% dos pacientes. Nessa mesma população, sintomas de ansiedade podem ser encontrados em mais de 30% dos pacientes.

Doses de ajuste para a função renal para as principais medicações antidepressivas podem ser encontradas na literatura. É necessária a redução de dose para selegilina, amitriptilinoxida, venlafaxina, desvenlafaxina, milnacipram, bupropiona, reboxetina e tianeptina. Algumas das principais medicações estão incluídas na Tabela 3.

**Tabela 3** Correção de doses de acordo com a função renal de algumas das principais medicações antidepressivas e antipsicóticas

| | TFG ≥ 30 mL/min/1,73 m² | TFG = 15 a 29 mL/min/1,73 m² | TFG < 15 mL/min/1,73 m² | Dose em diálise |
|---|---|---|---|---|
| Amitriptilina | 75 a 200 mg/dia | Sem ajuste | Sem ajuste | Sem ajuste. Pacientes em diálise parecem ser mais sensíveis aos efeitos anticolinérgicos dos tricíclicos |
| Aripiprazol | 10 a 30 mg/dia | Sem ajuste | Sem ajuste | Sem ajuste |

*(continua)*

**Tabela 3** Correção de doses de acordo com a função renal de algumas das principais medicações antidepressivas e antipsicóticas (*continuação*)

| | TFG ≥ 30 mL/min/1,73 m² | TFG = 15 a 29 mL/min/1,73 m² | TFG < 15 mL/min/1,73 m² | Dose em diálise |
|---|---|---|---|---|
| Bupropiona | 150 a 450 mg/dia | 150 mg/dia | 150 mg/dia | 150 mg/dia, uso não recomendado |
| Carbamazepina | 400 a 600 mg/dia | Sem ajuste | Sem ajuste | Sem ajuste |
| Citalopram | 10 a 40 mg/dia | Sem ajuste | Sem ajuste | Sem ajuste |
| Clozapina | 200 a 450 mg/dia | Sem ajuste. Usar com cautela. | Começar com dose mais baixa e subir devagar | Começar com dose mais baixa e subir devagar |
| Desvenlafaxina | 25 a 50 mg/dia | 25 mg/dia | 25 mg/dia | 25 mg/dia |
| Escitalopram | 10 a 20 mg/dia | 5 a 10 mg, aumentar com cautela | 5 a 10 mg, aumentar com cautela | 10 mg, aumentar com cautela |
| Fluoxetina | 20 a 80 mg/dia | Sem ajuste | Sem ajuste | Sem ajuste |
| Haloperidol | Sem ajuste | Sem ajuste | Doses isoladas: sem ajuste. Para uso crônico, começar com doses menores (doses repetidas podem levar ao acúmulo) | Doses isoladas: sem ajuste. Para uso crônico, começar com doses menores (doses repetidas podem levar ao acúmulo). Não dialisável |
| Lamotrigina | 25 a 200 mg/dia | Começar com dose mais baixa e subir devagar | Começar com dose mais baixa e subir devagar | Começar com dose mais baixa e subir devagar |
| Lítio | Conforme nível sérico | Conforme nível sérico | Conforme nível sérico | Conforme nível sérico. Dialisável em casos de intoxicação por lítio |
| Milnacipram | 25 a 100 mg/dia | 25 a 50 mg/dia | 25 a 50 mg/dia (uso não recomendado) | 25 a 50 mg/dia (uso não recomendado) |

*(continua)*

**Tabela 3** Correção de doses de acordo com a função renal de algumas das principais medicações antidepressivas e antipsicóticas (*continuação*)

| | TFG ≥ 30 mL/min/1,73 m² | TFG = 15 a 29 mL/min/1,73 m² | TFG < 15 mL/min/1,73 m² | Dose em diálise |
|---|---|---|---|---|
| Mirtazapina | 15 a 45 mg/dia | 7,5 a 15 mg, aumentar com cautela | 7,5 a 15 mg, aumentar com cautela | 7,5 a 15 mg, aumentar com cautela |
| Olanzapina | 5 a 20 mg/dia oral | Começar com 5 mg/dia e aumentar conforme necessário | Começar com 5 mg/dia e aumentar conforme necessário | Começar com 5 mg/dia aumentar conforme necessário |
| Paroxetina | 10 a 50 mg/dia | 10 mg, aumentar com cautela | 10 mg, aumentar com cautela | 10 mg, aumentar com cautela |
| Quetiapina | 50 a 750 mg/dia | Dose inicial de 25 mg/dia, com aumento de 25 a 50 mg/dia conforme resposta | Dose inicial de 25 mg/dia, com aumento de 25 a 50 mg/dia onforme resposta | Dose inicial de 25 mg/dia, com aumento de 25 a 50 mg/dia conforme resposta |
| Reboxetina | 4 a 12 mg/dia | 4 a 6 mg/dia | 4 a 6 mg/dia | 4 a 6 mg/dia |
| Risperidona | 2 a 6 mg/dia oral | Começar com 0,5 mg duas vezes ao dia, com aumento de 0,5 mg duas vezes ao dia até 1 a 2 mg duas vezes ao dia. Usar com cautela. | Começar com 0,5 mg duas vezes ao dia, com aumento de 0,5 mg duas vezes ao dia até 1 a 2 mg duas vezes ao dia. Usar com cautela. | Começar com 0,5 mg duas vezes ao dia, com aumento de 0,5 mg duas vezes ao dia até 1 a 2 mg duas vezes ao dia. Usar com cautela. |
| Selegilina | 5 a 10 mg/dia | 5 mg/dia (uso não recomendado) | 5 mg/dia (uso não recomendado) | 5 mg/dia (uso não recomendado) |
| Sertralina | 50 a 200 mg/dia | 50 mg, aumentar com cautela | 25 mg, reduzir dose máxima | 25 mg, reduzir dose máxima |
| Trazodona | 150 a 600 mg/dia | Sem ajuste | 150 mg, aumentar com cautela | 150 mg, aumentar com cautela |

*(continua)*

**Tabela 3** Correção de doses de acordo com a função renal de algumas das principais medicações antidepressivas e antipsicóticas (*continuação*)

| | TFG ≥ 30 mL/min/1,73 m² | TFG = 15 a 29 mL/min/1,73 m² | TFG < 15 mL/min/1,73 m² | Dose em diálise |
|---|---|---|---|---|
| Valproato | 600 mg a 2,5 g/dia oral | Sem ajuste | Sem ajuste | Sem ajuste |
| Venlafaxina | 75 a 300 mg/dia | 37,5 a 112,5 mg/dia | 37,5 a 112,5 mg/dia | 37,5 a 112,5 mg/dia |

## CONCLUSÃO

Os transtornos psiquiátricos podem ser bastante comuns em pacientes com doenças renais, e frequentemente sinais e sintomas orgânicos apresentados pelos pacientes com alterações renais podem simular doenças psiquiátricas e neurológicas. A avaliação conjunta pelas equipes de nefrologia e psiquiatria pode eventualmente ser necessária.

## REFERÊNCIAS BIBLIOGRÁFICAS


1. Bobot M, Thomas L, Moyon A, Fernandez S, McKay N, Balasse L, et al. Uremic toxic blood-brain barrier disruption mediated by AhR activation leads to cognitive impairment during experimental renal dysfunction. J Am Soc Nephrol. 2020;31(7):1509-21.
2. Olano CG, Akram SM, Hashmi MF, Bhatt H. Uremic encephalopathy. StatPearls Publishing. 2022.
3. Mistry K. Dialysis disequilibrium syndrome prevention and management. Int J Nephrol Renovasc Dis. 2019;12:69-77.
4. Clase CM, et al. Potassium homeostasis and management of dyskalemia in kidney diseases: conclusions from a Kidney Disease: Improving Global Outcomes (KDIGO) Controversies Conference. Kidney Int. 2020;97(1):42-61.
5. Braun MM. Electrolytes: sodium disorders. FP Essent. 2017;459:11-20.
6. Nagler EV, et al. Antidepressants for depression in stage 3-5 chronic kidney disease: a systematic review of pharmacokinetics, efficacy and safety with recommendations by European Renal Best Practice (ERBP). Nephrol Dial Transplant. 2012;27(10):3736-3745.
7. Ashley C, Currie A; UK Renal Pharmacy Group. The renal drug handbook, 3rd.ed. London: Radcliffe; 2009.

# 11

# Cirurgia plástica e interconsulta psiquiátrica

Dov Charles Goldenberg
Julia Alice Cavicchioli Goldenberg

## INTRODUÇÃO

O cenário de prática da cirurgia plástica é um campo fértil para o encontro de pacientes portadores de transtornos mentais e o desenvolvimento de doenças psiquiátricas em pacientes potencialmente suscetíveis. Isto se aplica aos ambientes ambulatorial e hospitalar e às situações eletivas, de urgência ou emergência.

A cirurgia plástica é especialidade única, por ter muitas demandas que partem do próprio paciente, que pode requerer tratamento sem apresentar uma doença propriamente dita. Procedimentos em cirurgia plástica apresentam objetivos estéticos e reparadores funcionais em maior ou menor grau. O objetivo do tratamento pode pender para uma das vertentes, mas sempre se considera a outra como interdependente. Não é possível favorecer a estética em detrimento da função e vice-versa.

O paciente pode procurar ativamente atendimento por um cirurgião plástico ou requerer a intervenção do cirurgião em uma situação excepcional. A existência de um diagnóstico específico com conhecimento prévio pelo paciente, a magnitude que a condição representa no contexto de vida dele e, por outro lado, a instalação súbita de uma condição desfigurante são exemplos de cenários que podem estar relacionados à presença ou desenvolvimento de transtornos psiquiátricos. Em outros termos, o paciente pode apresentar um transtorno psiquiátrico prévio, requerer tratamento cirúrgico e desenvolver um transtorno após o procedimento ou em consequência desse procedimento e seus resultados.

Por outro lado, o tratamento pela cirurgia plástica pode melhorar uma condição psicológica ou relacionada e ser uma boa solução em alguns transtornos mentais associados com distúrbios da imagem corporal.

Neste capítulo, serão abordados os principais transtornos psiquiátricos no contexto da especialidade. A relação da cirurgia plástica com a imagem corporal, os contextos eletivos e de urgência e as principais doenças tratadas pela cirurgia plástica serão abordados, buscando definir o melhor manejo clínico nas diferentes situações.

## PRINCIPAIS TRANSTORNOS PSIQUIÁTRICOS NO CONTEXTO DA CIRURGIA PLÁSTICA

O paciente, o diagnóstico, o estresse perioperatório, a expectativa do resultado, o resultado visto pelo paciente e o resultado visto pelo médico são elementos-chave para correlacionar cirurgia plástica e transtornos psiquiátricos.

Nesse contexto, independentemente da etiologia da deformidade a ser tratada (congênita, traumática, neoplásica etc.), o paciente pode experimentar um espectro de sintomas, desde níveis limítrofes de ansiedade até transtornos graves. Em geral, antecedentes pessoais e interações sociais são mais relevantes que a magnitude da deformidade em si[1].

A cirurgia plástica atrai pacientes que podem ser difíceis, se não impossíveis de satisfazer. Com frequência, pacientes procuram a cirurgia plástica como ferramenta para solucionar conflitos internos emocionais e, ao realizá-la, se deparam com a frustração de permanecer com seus conflitos não solucionados.

Para o cirurgião, é fundamental diferenciar o paciente descontente com o resultado daquele que, com algum tipo de transtorno mental, não compreende ou não assimila o resultado cirúrgico[2]; ou, ainda, do paciente que deposita na mudança corporal a expectativa de compensações emocionais inalcançáveis.

É evidente que, na diversidade de pacientes, encontramos alguns com características peculiares, como aqueles preocupados em demasia com o aspecto estético ou os com desejo de perfeição, mesmo sem saber exatamente o que isto significa. Impulsionados pela mídia social e pela pressão das *selfies*, muitos pacientes se aproximam ou realmente preenchem critérios diagnósticos de transtornos mentais.

Os principais transtornos no contexto da cirurgia plástica envolvem, de acordo com o DSM-5[3], os transtornos de ansiedade, transtornos de personalidade, transtornos obsessivo-compulsivos e transtornos relacionados com trauma e estresse.

### Transtornos de ansiedade

A cirurgia plástica produz ansiedade. Estudos mostram que cerca de 50% dos pacientes submetidos a cirurgias plásticas apresentam algum grau de ansiedade durante o processo cirúrgico.

Sintomas ansiosos, recursos individuais de enfrentamento a crises, expectativas de resultados muitas vezes além do físico, funções psicológicas e desfecho da cirurgia são pontos críticos em pacientes de cirurgia plástica[4].

A adequada seleção de pacientes, identificando potenciais desencadeantes, reforçamento positivo, educação, suporte social e uso de ferramentas de diagnóstico, deve fazer parte da rotina do cirurgião plástico.

Sintomas de ansiedade nos momentos próximos a uma cirurgia são compreensivelmente esperados e a ansiedade cirúrgica evolui em um espectro de pouca influência no desfecho cirúrgico à quebra da homeostase mental e consequentes efeitos na adaptação pós-operatória. Ansiedade exacerbada e sensação de vulnerabilidade e de ameaça podem ser reações psicológicas que potencialmente comprometem o cuidado do paciente e o desfecho cirúrgico. Transtornos de ansiedade devem ser do conhecimento do cirurgião plástico, e se sinais são percebidos, deve-se desencadear a busca por cuidados especializados (Figura 1). Os principais desencadeantes são:

- Alterações na imagem corporal.
- Passado com história de traumas.
- Perda de controle.
- Disrupção de padrões de vida.
- Expectativas iniciais inatingíveis.
- Medo da dor e do desconforto pós-operatório.

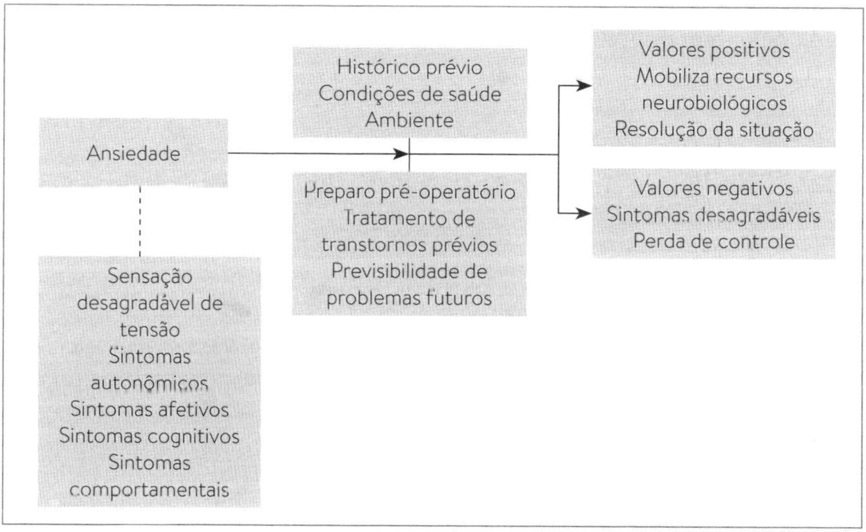


**Figura 1** Efeitos da ansiedade no processo cirúrgico.

Transtornos de ansiedade agudos ocorrem com maior frequência e, em geral, são limitados a períodos de até 4 semanas; quando perduram, requerem cuidado especializado psiquiátrico.

## Transtornos de personalidade

Os transtornos de personalidade acometem cerca de 10% da população geral. Eles geralmente têm início na adolescência ou início da idade adulta e são divididos em três grupos. No universo da cirurgia plástica, são relevantes e prevalentes os transtornos de personalidade do grupo B, que incluem transtorno de personalidade narcisística, transtorno de personalidade histriônica e transtorno de personalidade *borderline* (TPB).

### Transtorno de personalidade narcisista

Acomete cerca de 1% da população geral, porém estudos revelam traços de personalidade narcisista em até 25% dos pacientes que buscam cirurgias plásticas[5]. Pacientes em geral se apresentam ao consultório de cirurgia plástica demonstrando uma grandiosidade inexplicável acompanhada de uma necessidade de admiração, ambas características do diagnóstico. Buscam cirurgias com o objetivo de se sentirem ainda mais belos e importantes, flertando muitas vezes com resultados inatingíveis ou busca da perfeição.

### Transtorno de personalidade histriônica

Como o transtorno de personalidade narcisista, o transtorno de personalidade histriônica também se apresenta mais prevalente em consultórios de cirurgia plástica (10%) do que na população geral (ao redor de 2%). As principais características incluem comportamento de busca de atenção em excesso e instabilidade emocionais[5].

### Transtorno de personalidade *borderline* (TPB)

Pacientes com transtorno de personalidade *borderline* frequentemente discordam das indicações cirúrgicas, apresentam-se insatisfeitos com os resultados cirúrgicos e alternam suas queixas buscando a realização de múltiplos procedimentos. Em geral, não focam em uma única região corporal e, muitas vezes, são reconhecidos como "pacientes de policirurgias" ou "insaciáveis por cirurgias"[6].

As características desses pacientes devem ser identificadas no período pré-operatório, evitando situações de difícil manejo (Quadro 1).

**Quadro 1** Principais características do transtorno de personalidade *borderline* em cirurgia plástica

| |
|---|
| Gênero feminino |
| Idade entre 2ª e 4ª décadas |
| Antecedentes psiquiátricos |
| Antecedentes de eventos adversos na infância |
| Histórico de múltiplos procedimentos estéticos prévios |
| Preocupação com múltiplas áreas corporais |
| Insatisfação ou raiva de cirurgiões anteriores |
| Comportamento de automutilação, múltiplas tatuagens ou *piercings* |
| Comportamento de "*splitting*" |
| Deficiências sociais |

A patogênese do TPB é multifatorial, incluindo uma base genética importante. Acredita-se também na existência de forte associação com eventos adversos na infância, bem como alterações neurológicas anatômicas associadas[2,6].

O paciente com TPB apresenta problemas ligados à sua autoimagem e, também, alta sensibilidade à rejeição e preocupação com abandono. Muitas vezes, exprime suas emoções em um comportamento dicotomizado (*splitting*), com tendência a encarar eventos de maneira absolutamente boa ou ruim. Essas características podem explicar em parte a presença das novas queixas consecutivas e demanda por reoperações. Ainda nesse sentido, o cuidado e a dedicação do profissional com relação ao acolhimento ao paciente e suas queixas podem se prestar a evitar um rompimento do vínculo estabelecido entre o médico e o paciente.

## Transtorno dismórfico corporal

O transtorno de dismorfia corporal (TDC) está entre os mais classicamente relacionados à especialidade da cirurgia plástica[2,5].

Com frequência observado em algumas demandas específicas, como cirurgias faciais e rinoplastias, o paciente em geral é detalhista ao extremo quanto à sua queixa (inclusive trazendo esquemas, desenhos e até propostas de tratamento) ao mesmo tempo que apresenta vergonha de sua condição, gerando estresse e isolamento social[7]. O paciente consome boa parte de seu tempo comparando-se e utilizando táticas para "corrigir ou disfarçar seu defeito"[8]. Em alguns casos, a tentativa de alterar ou esconder o suposto defeito pode levar a lesões da pele, mas de maneira não intencional, diferentemente da automutilação, além de ideações suicidas[8].

De acordo com o DSM-5[3], o diagnóstico de TDC se baseia nos seguintes critérios:

1. Preocupação com um ou mais defeitos ou falhas percebidas na aparência física que não são observáveis ou que parecem leves para os outros.
2. Em algum momento durante o curso do transtorno, o indivíduo executou comportamentos repetitivos (p. ex., verificar-se no espelho, arrumar-se excessivamente, beliscar a pele, buscar tranquilização) ou atos mentais (p. ex., comparando sua aparência com a de outros) em resposta às preocupações com a aparência.
3. A preocupação causa sofrimento clinicamente significativo ou prejuízo no funcionamento social, profissional ou em outras áreas importantes da vida do indivíduo.
4. A preocupação com a aparência não é mais bem explicada por preocupações com a gordura ou o peso corporal em um indivíduo cujos sintomas satisfazem os critérios diagnósticos para um transtorno alimentar.

Outros transtornos psiquiátricos podem coexistir em pacientes com TDC, como transtornos depressivos, outras formas de transtornos obsessivos-compulsivos e fobia social[8,9].

## Transtornos relacionados com trauma e estresse

O transtorno de estresse pós-traumático (TEPT) acomete cerca de 1 a 4% população geral e aproximadamente 3 a 58% de indivíduos de risco, como aqueles profissionalmente sujeitos. É mais frequente em idosos, mulheres e pacientes com baixo limiar para dor[4,10].

Em cirurgia plástica, o atendimento a pacientes vítimas de trauma é um elemento importante nos atendimentos de urgência, incluindo os ferimentos de partes moles e fraturas de face, as grandes perdas teciduais em tronco e extremidades, bem como as queimaduras. Esses eventos muito frequentemente são desencadeantes de TEPT.

O TEPT manifesta-se como a reexperiência do trauma e a busca em evitar pensamentos, emoções e situações ligadas ao evento traumático, que podem gerar quadros de hiperexcitação autonômica. A presença de cicatrizes e deformidades após uma lesão traumática torna-se, dessa maneira, uma lembrança indelével e estimuladora do desencadeamento de crises. O papel da cirurgia reparadora nesse contexto deve ser considerado um método de tratamento objetivo da deformidade e benéfico ao bem-estar psíquico do paciente.

Estudos também correlacionam o desencadeamento de TEPT a experiências negativas anteriores, como abuso sexual na infância. Mesmo em pacientes que buscam cirurgias estéticas, esses antecedentes podem se tornar desencadeantes de quadros pós-operatórios. Nesses casos, a reativação dos sintomas gera perda de controle e desencadeia crises de ansiedade[4].

## AUTOIMAGEM E CIRURGIA PLÁSTICA

### Autopercepção

Deformidades corporais podem ter múltiplas origens. Conviver com uma deformidade congênita apresenta diferenças significantes quando comparado à perda de referências da imagem corporal após um trauma ou mutilação cirúrgica. Em teoria, o paciente com deformidades congênitas tem uma autorreferência. Conhecida e percebida ao longo da vida de maneiras distintas, a partir do momento em que se percebe diferente, geralmente no início da infância (ao redor de 4 a 5 anos), pode percorrer um caminho de aceitação, convencimento ou isolamento. Crianças e adolescentes com diferenças faciais experimentam uma variedade de comportamentos estigmatizantes, como olhares e provocações. O risco de estigmatização é maior do que entre as crianças sem deficiência e aumenta quanto maior a diferença facial e quanto mais velha a criança[11,12].

Já o indivíduo que se conhece como normal em relação aos seus pares e tem um evento agudo causador de uma deformidade (a perda da autoimagem adquirida) pode desenvolver um transtorno mental, principalmente se esse fato se associar a traços prévios específicos de personalidade ou doença mental preexistente.

Indubitavelmente, a face é a sede da maior parte das associações entre deformidades e transtornos mentais. A face identifica o indivíduo e dificilmente é coberta. Seus elementos anatômicos são característicos, e perdas da forma são associadas com alta complexidade técnica para sua reparação.

Ser visto como diferente gera uma série de estressores que podem desencadear transtornos mentais e requerer a atenção especializada do psiquiatra. Segundo Valente[13], baixa autoestima, autoimagem negativa, isolamento social e medo de rejeição são característicos de pacientes com deformidades faciais. Isto pode levar a atitudes de evitação social, escapismo, hábitos de falar sozinho, comparação social, conformismo e camuflagem.

A avaliação objetiva da necessidade de tratamentos estéticos ou reparadores e a medida da eficácia do tratamento são desafios atuais da cirurgia plástica. Para tal, estudos científicos visam obter informações estatisticamente relacionadas a fim de auxiliar nas tomadas de decisão. O uso de instrumentos psicométricos validados e confiáveis tem sido considerado elemento relevante para o respaldo de decisões médicas[12]. Questionários gerais de avaliação da qualidade de vida têm demonstrado que alterações e disfunções são mais frequentes em pacientes submetidos a cirurgias plásticas se comparados a uma população controle, denotando que a busca por melhorias estéticas e funcionais impacta na qualidade de vida do indivíduo. No entanto, carecem em demonstrar a origem das disfunções e a severidade das alterações. Visando aprofundar o assunto, questionários específicos para mensuração de problemas emocionais associados com deformidades faciais e corporais foram criados. Um exemplo é o *Derriford Appearance Scale*[14]. A aplicação visa não somente a melhor seleção de pacientes como também definir diagnósticos, avaliar protocolos de tratamento e desfechos clínicos.

Em um estudo clínico relacionado ao mais complexo tipo de mudança facial, um grupo de pesquisadores acompanhou seis pacientes submetidos a transplantes de face. Quadros de *delirium*, comportamento suicida, sintomas depressivos, medo de fenômenos imunológicos de rejeição, medo de exposição midiática e comprometimento na qualidade de vida foram os aspectos psíquicos mais prevalentes[15].

## PACIENTE DE CIRURGIA PLÁSTICA E AS CIRURGIAS ELETIVAS

Cada vez mais pacientes buscam a cirurgia plástica como um meio de melhorar a aparência, corrigir deformidades e reconstruir defeitos. O número de cirurgias tem aumentado exponencialmente em todo o mundo, consequente à maior divulgação, menores custos e maior oferta de profissionais. Esses fatores podem colocar em risco a relação médico-paciente e a realização adequada de diagnósticos de transtornos mentais, na medida em que o maior número de cirurgias realizadas pode significar menos tempo de dedicação ao atendimento individualizado.

Um dogma da cirurgia plástica é considerá-la uma especialidade única, na qual procedimentos cirúrgicos são realizados sempre com objetivos de melhoria estética e funcional. Portanto, a divisão em cirurgia plástica estética e reparadora não é adequada do ponto de vista da filosofia da especialidade. Didaticamente, essa divisão pode ser aceita ao elucidar o principal propósito de um procedimento ou definir a demanda gerada pelo paciente.

Nos pacientes que buscam a cirurgia plástica para fins primariamente estéticos, a prevalência e a incidência de transtornos mentais é bem maior que na população geral. Uma revisão sistemática publicada por Shridharani et al.[5] analisa os principais procedimentos cirúrgicos e suas associações a transtornos mentais. De forma geral, 47,7% dos pacientes que buscam procedimentos estéticos reúnem critérios para algum tipo de transtorno mental. Analisando o período pós-operatório, comentam que complicações de ordem psicológica são mais prevalentes que complicações de ordem física. No entanto, quando se analisam procedimentos específicos, o papel da cirurgia plástica é frequentemente positivo. Este é o caso de cirurgias para aumento e redução mamários, em que o procedimento reduz queixas pré-operatórias de baixa autoestima, ansiedade e depressão. Cirurgias de rejuvenescimento facial atingem taxas de satisfação de 85%, e cirurgias de redesignação sexual apresentam também taxas de satisfação geral acima de 75%. Em reconstruções mamárias após mastectomias por câncer, a reconstrução imediata se mostra superior à reconstrução tardia nas avaliações de qualidade de vida. Já para as rinoplastias, os resultados são mais complexos, sendo um grupo de risco para o diagnóstico de síndrome da perda de identidade, quando mudanças faciais mais intensas comprometem a autopercepção e TDC. Pacientes com diagnóstico de TDC não se beneficiam de procedimentos cirúrgicos, têm resultados frequentemente questionados e considerados insuficientes pelos pacientes[9].

Cirurgias consideradas primariamente reparadoras são aquelas que visam a recuperação de uma condição, função ou forma, aproximando o paciente de uma condição de normalidade para determinada população. Ou seja, há uma indicação de saúde física, em função da presença de uma deformidade, seja ela congênita ou adquirida. Em todos os momentos do processo cirúrgico, a atenção às questões mentais e psicológicas deve ser considerada, e cuidados específicos com a recuperação psicológica do paciente devem ser instituídos[10] (Figura 2).

**Cuidados pré-operatórios**

- Educação sobre processos cirúrgicos e resultados esperados
- Suporte para lidar com medos e preocupações
- Suporte para lidar com sintomas depressivos
- Suporte para lidar com dor

**Cuidados pós-operatórios**

- Suporte para lidar com estresse
- Suporte para lidar com expectativas
- Diagnóstico precoce de sintomas depressivos
- Controle adequado da dor

**Figura 2** Suporte psicológico pré e pós-operatório.

## CIRURGIA PLÁSTICA NA URGÊNCIA

O atendimento da cirurgia plástica na urgência engloba a reconstrução no trauma, o atendimento ao paciente queimado, o tratamento cirúrgico de grandes infecções de partes moles e as reconstruções oncológicas não planejadas. Em todas essas situações, o paciente é surpreendido com agressões à sua integridade física de forma violenta e inesperada. O processo de ajuste a essa condição torna-se particularmente difícil, considerando-se a aleatoriedade, a imprevisibilidade e a sensação de injustiça que invadem o paciente. Perdas funcionais, deformidades aparentes, reoperações, complicações cirúrgicas, longos períodos de internação e necessidade de múltiplas cirurgias transformam a rotina de pacientes. É praticamente esperado que transtornos de ordem psíquica surjam ou sejam exacerbados. O atendimento multidisciplinar a esses pacientes envolvendo as equipes de psiquiatria e psicologia é mandatório.

A seguir, neste capítulo, focaremos o trauma de face e as queimaduras, por serem as situações mais prevalentes. Por similaridade, outras condições traumáticas poderão ser avaliadas e discutidas.

## Traumas da face

O trauma facial, incluindo lesões de partes moles e esqueléticas, é bastante estudado acerca das sequelas psíquicas secundárias às mudanças na aparência e às sequelas funcionais. Quando avaliado após 1 ano de sua ocorrência e comparando-se a traumas de outras localizações, o trauma facial leva a maiores taxas de depressão, ansiedade e hostilidade. Questões sociais, desemprego e falta de suporte social podem agravar ainda mais essas questões. Pacientes vítimas de traumas faciais apresentam ainda altas taxas de sintomas somatoformes, abuso de substâncias psicoativas, problemas com autoimagem, estigmatização social e redução na qualidade de vida e satisfação em viver, de forma independente da gravidade das lesões[10].

Em estudo clínico de Islam et al.[16], a chance de desenvolvimento de TEPT foi maior em pacientes vítimas de trauma de face do que controles submetidos a cirurgias faciais reparadoras não traumáticas (OR = 2,68), bem como o risco de depressão e transtornos de ansiedade.

## Queimaduras

Queimaduras estigmatizam o corpo e a alma do paciente. O evento é sempre traumático e pode envolver outras fatalidades associadas. Envolvem sensações de culpa e pesar. Afetam o paciente de forma invasiva, gerando estresse físico, dor, pânico, perdas econômicas e perspectivas reais de sequelas graves. Bich et al. referem que a ocorrência de queimaduras está associada à presença de diagnósticos psiquiátricos pré-traumáticos, como depressão, TEPT e distúrbios somatoformes[17].

Dependendo da extensão da área queimada, podem implicar internações prolongadas em terapia intensiva e enfermarias, com potencial elevado de complicações clínicas e mortalidade.

As alterações psicológicas e psíquicas que surgem no paciente queimado podem decorrer da presença de doenças preexistentes, desbalanços bioquímicos agudos (hipertensão, hipoglicemia, distúrbios hidroeletrolíticos, sepse) e uso de medicações (analgésicos e sedativos). Castana et al.[18] enumeram os quadros clínicos psiquiátricos mais frequentes nas fases de cuidado intensivo crítico e de hospitalização nos pacientes grandes queimados. Na fase mais aguda, durante a ressuscitação volêmica e períodos de internação em unidades de terapia intensiva, consideram mais frequentes:

- *Delirium* (em pacientes com áreas queimadas superiores a 30% da superfície corporal).
- Psicoses orgânicas.
- Encefalopatia do paciente queimado (letargia, coma, síndromes de abstinência).
- TEPT agudo (primeiros 3 meses).
- Distúrbios do sono.
- Depressão.
- Dor crônica.

Na fase de hospitalização em enfermarias, após alta das unidades de terapia intensiva, o paciente já em internação prolongada pode experimentar novos problemas, reforçando a necessidade de acompanhamento e tratamento psiquiátrico:

- Fobias.
- Transtornos de ansiedade.
- TEPT crônico (3 a 6 meses) e tardio (após 6 meses).
- Pesadelos.
- Depressão.
- Transtornos depressivos.

A dor no paciente queimado é um capítulo relevante. É aguda durante o acidente, nas trocas de curativos e nas áreas doadoras de enxertos. Persiste durante os primeiros dias, semanas ou meses e sofre a interposição da dor pela imobilidade, retrações cicatriciais e necessidade de fisioterapia e terapia ocupacional. Dores crônica e aguda coexistem. A dor, *per se*, pode ser um fator predisponente às manifestações psiquiátricas e seu controle de forma perene é fundamental.

A participação na equipe multidisciplinar de especialistas em prevenção e controle da dor é mandatória, a fim de permitir o manejo adequado de drogas, prevenir o desenvolvimento de dependência química de analgésicos opioides e otimizar a associação com medicamentos psiquiátricos, quando necessário.

Por fim, após a alta hospitalar o acompanhamento psicológico e psiquiátrico é determinante para manter o paciente sob controle emocional, no enfrentamento de sua reabilitação física, na aceitação das alterações de sua imagem e para sua adequada reinserção social.

Apesar do acompanhamento multidisciplinar, cabe ao cirurgião plástico reconhecer os sinais e sintomas sugestivos dos principais transtornos psiquiátricos a fim de solicitar a interconsulta da equipe de psiquiatria.

## COMPLICAÇÕES EM CIRURGIA PLÁSTICA ASSOCIADAS COM O USO DE SUBSTÂNCIAS PSICOATIVAS

Diversas substâncias psicoativas podem causar deformidades físicas ou interferir nos resultados de cirurgias plásticas[19].

O uso de maconha, benzodiazepínicos, anfetaminas, heroína, metadona e esteroides anabolizantes aumenta a incidência de ginecomastia. A suspensão do uso pode ou não regredir a hipertrofia glandular, havendo necessidade de abordagem cirúrgica sempre após a suspensão ou controle de uso do agente causal.

Pacientes que fazem uso contínuo de cocaína podem desenvolver pseudovasculite induzida por cocaína. O quadro clínico é caracterizado por intensa vasoconstrição cutânea e necrose tecidual; são observados aumento da agregação plaquetária, redução da atividade fibrinolítica, ativação de células endoteliais e vasculite imunomediada. Na região nasal, leva à perfuração septal, lesões de palato duro e mole, ulcerações faríngeas e até complicações esqueléticas[19]. Quando são submetidos a procedimentos que envolvem a elevação de retalhos vascularizados (como rinoplastias, ritidoplastias, abdominoplastias), pode ocorrer hiper-reatividade ao uso de vasoconstritores locais e piora da perfusão tecidual com necrose isquêmica dos retalhos.

Em pacientes que utilizam drogas por via endovenosa, injeção extravascular inadvertida pode causar celulites, flebites e destruição de tecidos moles, requerendo abordagem cirúrgica reconstrutiva pela equipe de cirurgia plástica.

## REFERÊNCIAS BIBLIOGRÁFICAS


1. Bessell A, Brough V, Clarke A, Harcourt D, Moss TP, Rumsey N. Evaluation of the effectiveness of Face IT, a computer-based psychosocial intervention for disfigurement-related distress. Psychol Health Med. 2012;17(5):565-77.
2. Wever CC, Wever AM, Constantian M. Psychiatric disorders in facial plastic surgery. Facial Plast Surg Clin North Am. 2020;28(4):451-60.
3. American Psychiatric Association. Manual diagnóstico e estatístico de transtornos mentais [recurso eletrônico]: DSM-5. Nascimento MIC, et al. (trad.); Cordioli AV (rev. técn.), et al. 5. ed. Dados eletrônicos. Porto Alegre: Artmed; 2014.
4. Rankin M, Borah GL. Anxiety disorders in plastic surgery. Plast Reconstr Surg. 1997;100(2):535-42.
5. Shridharani SM, Magarakis M, Manson PN, Rodriguez ED. Psychology of plastic and reconstructive surgery: a systematic clinical review. Plast Reconstr Surg. 2010;126(6):2243-51.
6. Morioka D, Ohkubo F. Borderline personality disorder and aesthetic plastic surgery. Aesthetic Plast Surg. 2014;38(6):1169-76.
7. Chan JK, Jones SM, Heywood AJ. Body dysmorphia, self-mutilation and the reconstructive surgeon. J Plast Reconstr Aesthet Surg. 2011;64(1):4-8.
8. Zhang Y, Ma H, Wang Y. Case report of body dysmorphic disorder in a suicidal patient. Shanghai Arch Psychiatry. 2016;28(1):48-51.
9. Kisely S, Morkell D, Allbrook B, Briggs P, Jovanovic J. Factors associated with dysmorphic concern and psychiatric morbidity in plastic surgery outpatients. Aust N Z J Psychiatry. 2002;36(1):121-6.
10. De Sousa A. Psychological issues in acquired facial trauma. Indian J Plast Surg. 2010;43(2):200-5.
11. Masnari O, Landolt MA, Roessler J, Weingaertner SK, Neuhaus K, Meuli M, et al. Self- and parent-perceived stigmatisation in children and adolescents with congenital or acquired facial differences. J Plast Reconstr Aesthet Surg. 2012;65(12):1664-70.
12. Masnari O, Schiestl C, Weibel L, Wuttke F, Landolt MA. How children with facial differences are perceived by non-affected children and adolescents: perceiver effects on stereotypical attitudes. Body Image. 2013;10(4):515-23.
13. Valente SM. Visual disfigurement and depression. Plast Surg Nurs. 2004;24(4):140-8.
14. Harris DL, Carr AT. The Derriford Appearance Scale (DAS59): a new psychometric scale for the evaluation of patients with disfigurements and aesthetic problems of appearance. Br J Plast Surg. 2001;54(3):216-22.
15. Lemogne C, Bellivier F, Fakra E, et al. Psychological and psychiatric aspects of face transplantation: Lessons learned from the long-term follow-up of six patients. J Psychosom Res. 2019,119.42-9.
16. Islam S, Ahmed M, Walton GM, Dinan TG, Hoffman GR. The association between depression and anxiety disorders following facial trauma: a comparative study. Injury. 2010;41(1):92-6.
17. Bich CS, Kostev K, Baus A, Jacob L. Burn injury and incidence of psychiatric disorders: A retrospective cohort study of 18,198 patients from Germany. Burns. 2021;47(5):1110-7.
18. Castana O, Makrodimou M, Katsaraki E, Apostolopoulou C, Alexakis D. Fluctuation of psychological status in burn patients during hospitalization. Ann Burns Fire Disasters. 2006;19(1):30-2.
19. Selvaggi G, Spagnolo AG, Elander A. A review of illicit psychoactive drug use in elective surgery patients: Detection, effects, and policy. Int J Surg. 2017.

# 12
# Neurocirurgia e interconsulta psiquiátrica

Brasil Chian Ping Jeng
Pedro Henrique Martins da Cunha
Wellingson Silva Paiva

## INTRODUÇÃO

As doenças e as condições psiquiátricas podem ser potencialmente graves, sobretudo quando o paciente apresenta outra patologia associada. Quando não são diagnosticadas e tratadas rapidamente, o desfecho pode ser catastrófico, com alta morbidade e possibilidade de evolução mais desfavorável, incluindo óbito.

Neste capítulo, abordaremos os transtornos psiquiátricos (TP) mais frequentes em pacientes neurocirúrgicos de hospitais gerais, com ênfase em sua identificação e manejo inicial nesse grupo de pacientes.

Alguns dos desafios com relação à avaliação dos pacientes com lesão cerebral envolvem a diminuição da capacidade de se comunicar, dificultada pela doença de base, como em estados de perda de memória, declínio cognitivo, anosognosia ou afasia. Muitas vezes é difícil, ou até mesmo impossível, determinar o momento da instalação ou piora de algum sintoma psiquiátrico, que pode ter sido influenciado pelo estado pré-mórbido, ou mesmo agravado ou ocasionado pela patologia neurocirúrgica.

Neste capítulo, são abordadas as principais condições neurocirúrgicas que levam os pacientes a serem internados em hospitais gerais e as manifestações e condições psiquiátricas relacionadas a elas, que levam à necessidade de avaliação e acompanhamento psiquiátrico.

# PRINCIPAIS PATOLOGIAS NEUROCIRÚRGICAS E TRANSTORNOS PSIQUIÁTRICOS MAIS FREQUENTES

## Hemorragia intracraniana (HI)

Cerca de 15% dos acidentes vasculares cerebrais (AVC) são hemorrágicos (AVCh). A rápida identificação de um sangramento intracraniano pode salvar a vida do paciente e reduzir a possibilidade de futuras sequelas[1].

As principais causas de HI podem ser encontradas no Quadro 1.

**Quadro 1** Principais causas de hemorragia intracraniana

| |
|---|
| Hipertensão: a causa mais comum |
| Coagulopatia: pode ser relacionada com medicamentos (anticoagulantes ou antiagregantes plaquetários), doenças como púrpura trombocitopênica idiopática ou trombótica, coagulação intravascular disseminada |
| *Em pacientes psiquiátricos, a ingestão de substâncias que contenham varfarina é uma potencial causa de hemorragia intracraniana |
| Lesões estruturais: aneurismática, em malformações arteriovenosas ou cavernosas, fístula arteriovenosa dural, trombose venosa cerebral |
| Neoplásicas: primária ou em doença metastática |
| Espontânea: angiopatia amiloide cerebral |
| Pós-trauma |
| Outras: endocardite infecciosa, transformação hemorrágica de AVC isquêmico |

Adaptado de Kottapally et al., 2016[2].

A hemorragia pode ser detectada com auxílio da tomografia computadorizada (TC) de crânio sem contraste, com sensibilidade de até 98,6% nas primeiras 6 horas do ictus[1].

### Diagnóstico e manejo

Os TP mais comuns observados após o AVC são comprometimento cognitivo e demência, depressão, mania, transtornos de ansiedade e transtorno de expressão emocional involuntária (TEEI), com risos e/ou choros patológicos.

#### *Depressão pós-AVC*

Tanto no AVC isquêmico quanto no hemorrágico, a depressão é o TP mais prevalente. Foi demonstrado, inclusive, que o tamanho da hemorragia está relacionado com sua prevalência[5].

Até 25% dos pacientes hospitalizados com AVC agudo desenvolvem depressão maior (DM), clinicamente indistinguível da sua forma idiopática[3].

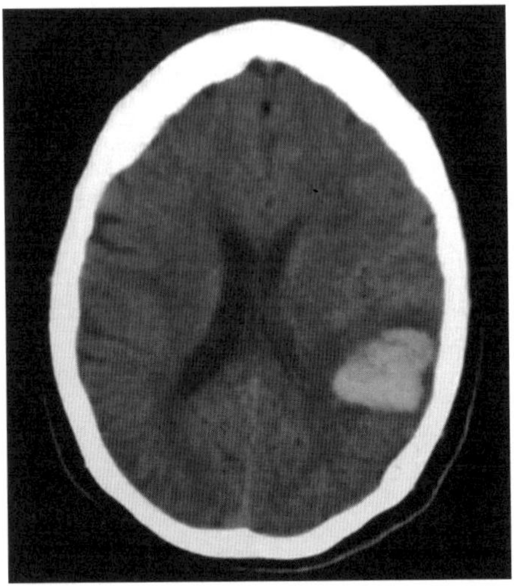

**Figura 1** Exemplo de tomografia de paciente com hemorragia intracraniana: o sangramento pode ser visto como uma região ovalada hiperdensa em região parietal esquerda.

**Quadro 2** Localização da hemorragia e manifestações neuropsiquiátricas mais comuns[3,4]

| |
|---|
| Acidente vascular cerebral (AVC) em hemisfério esquerdo: afasia ± paresia |
| AVC em hemisfério direito: anosognosia, desatenção, raciocínio espacial prejudicado e síndromes de negligência |
| AVC frontal: prejuízo na motivação, memória, julgamento e controle de impulsos |
| AVC em regiões cerebrais anteriores e à esquerda têm maior propensão a causar depressão |

Estudos sugerem que a depressão pós-AVC é a principal determinante de incapacidade e funcionamento interpessoal prejudicado, além de ter grande impacto na mortalidade[6].

O tratamento é realizado da mesma forma que na depressão idiopática. Ensaios randomizados mostraram que antidepressivos são eficazes na prevenção e podem reverter prejuízos na incapacidade e até reduzir a mortalidade. Vale ressaltar também a importância de sua prevenção e cuidados com os familiares[7].

*Transtorno de ansiedade generalizada (TAG)*

Pode acontecer em até 25% dos pacientes com AVC agudo. Eles apresentam preocupação, inquietação, fadiga, falta de concentração e distúrbios do sono, não acompanhados de tristeza, depressão ou anedonia.

Geralmente respondem bem às terapias tradicionais, apesar dos poucos estudos relacionados[3].

### *Transtorno de expressão emocional involuntária (TEEI)*

Distúrbio de expressão emocional que pode ocorrer em várias doenças neurológicas. Muito descrito pós-AVC, pode ocorrer em 10 a 20% dos casos. Não há relação com localização demonstrada[8].

Os pacientes apresentam demonstrações emocionais (incluindo riso e choro) provocadas por estímulos inespecíficos, inapropriados ou mesmo na ausência deles. Os episódios são incontroláveis e irresistíveis, têm resolução lenta e podem ser incapacitantes.

O tratamento com nortriptilina e antidepressivos inibidores seletivos da recaptação de serotonina (ISRS) pode levar à melhora sintomática[9].

Agitação, comportamento agressivo ou hiporreativo também podem ocorrer. A avaliação psiquiátrica e o correto manejo dos TP comórbidos podem reduzir a morbidade, melhorar o bem-estar do paciente e reduzir o tempo de internação.

## Traumatismo cranioencefálico (TCE)

O TCE acontece após uma força externa alterar a função cerebral, podendo ser originado de um ferimento não penetrante (fechado), como uma pancada, golpe ou cisalhamento; ou penetrante (aberto)[10].

Os pacientes vítimas de traumatismos, tanto acidentais quanto autoprovocados ou realizados por terceiros, muitas vezes têm um TP de base. A rápida e adequada avaliação é determinante na evolução favorável. Muitos são adictos, utilizam drogas lícitas ou ilícitas, ou possuem doenças psiquiátricas prévias.

Os sintomas neurológicos advindos do TCE geralmente se estabilizam com o tempo, mas os TP tendem a ter evolução variável, podendo diminuir ou mesmo recidivar muito tempo após a lesão inicial[3].

### Avaliação e manejo

O comportamento pré-mórbido do paciente pode influenciar tanto na possibilidade de acontecer o trauma quanto na sua gravidade e repercussão; TP pré-mórbidos como alcoolismo, impulsividade, depressão ou transtorno de personalidade afetam significativamente o comportamento pós-lesão[3].

A prevalência dos principais TP relacionados ao TCE é demonstrada no Quadro 3.

**Quadro 3** Prevalência dos principais transtornos psiquiátricos relacionados ao traumatismo cranioencefálico

| |
|---|
| Déficits cognitivos: 20 a 80% |
| Transtornos do humor:<br>• Depressão maior: 6 a 77%<br>• Mania: 3 a 9% |
| Transtornos de ansiedade: 11 a 70% |
| Apatia: 10% |
| Psicose: 2 a 20% |
| Transtorno comportamental: 10 a 100% |

Adaptado de Rao et al., 2002[11].

O manejo farmacológico deve ser gradual, com o mínimo de medicamentos possível, evitando depressores do sistema nervoso central, como fenitoína, haloperidol, barbitúricos e benzodiazepínicos, e atentando às interações medicamentosas[11].

*Depressão maior (DM)*

É o TP mais comum após o TCE, podendo se manifestar como tristeza persistente, anedonia, insônia, redução do apetite e energia, pensamentos de culpa ou inutilidade, desamparo e até suicídio.

Fatores de risco: funcionamento psicológico anormal antes do trauma, lesões nos gânglios frontais dorsolaterais esquerdos e/ou nos gânglios da base esquerdos.

Tratamento: farmacoterapia e psicoterapia.

*Mania*

Menos comum que a DM, mas potencialmente mais grave em razão da possibilidade de violência, irritabilidade, impulsividade e alucinações.

Com poucos estudos terapêuticos específicos, seu manejo é semelhante ao da mania não relacionada ao trauma.

*Transtornos de ansiedade*

O mais comum é o transtorno de ansiedade generalizada (TAG), seguido pelo transtorno de estresse pós-traumático (TEPT) e transtorno obsessivo-compulsivo (TOC). Já o transtorno do pânico tem a mesma prevalência que a da população geral.

Como na maioria dos TP pós-TCE, os pacientes são tratados da mesma forma que aqueles com ansiedade primária.

### Apatia

Perda de interesse nas atividades do cotidiano e relações interpessoais. Em geral, surge como um novo distúrbio e não necessariamente no contexto da depressão.

Pode estar relacionada a danos ao lobo frontal mesial e estruturas subcorticais.

Estimulantes, agentes dopaminérgicos (como amantadina ou bupropiona) e inibidores da colinesterase têm sido usados empiricamente para o tratamento, ainda que com eficácia limitada. A educação do cuidador é essencial para o entendimento e o tratamento dessa condição.

### Déficits cognitivos (DC)

Dificuldade de atenção, concentração, memória, linguagem e outras formas de função executiva são relatadas. Perda de memória é a principal queixa nos pacientes que sofrem de TCE.

DC são o resultado de efeitos cumulativos de danos cerebrais focais e difusos, em particular, relacionados à lesão axonal que ocorre no TCE na aceleração, desaceleração e cisalhamento.

A eficácia dos medicamentos é limitada. A reabilitação cognitiva pode ajudar em alguns casos.

### Alterações da personalidade ou comportamento pós-TCE

As mais comuns são inadequação social, impulsividade e agressividade.

Seu manejo é complexo, pois pode se associar a outras condições psiquiátricas. Abrange medicamentos, envolvimento de cuidadores e familiares e psicoterapia.

### Síndrome pós-concussiva (SPC)

Conjunto de fenômenos clínicos, mais frequentes no TCE leve, é caracterizada por sintomas físicos, cognitivos e emocionais. Até 90% de recuperação acontecem 3 meses após a lesão. Nos quadros crônicos, a lesão axonal difusa geralmente está implicada, contribuindo para a dificuldade de readequação e retorno às atividades habituais[3,11].

## Traumatismo raquimedular (TRM)

O TRM deve ser suspeitado em todo paciente que apresente déficit motor ou sensitivo focal após um trauma, principalmente naqueles que permanecem com preservação das funções dos nervos cranianos e do estado mental.

Assim como no TCE, há um risco maior em pacientes com doenças psiquiátricas prévias, e também maior possibilidade de sequelas em decorrência de menor queixa por parte dos afetados, com TP prévios graves ou naqueles que tentaram autoextermínio ou estão em uso de medicamentos depressores do SNC, ocasionando, muitas vezes, atraso na propedêutica.

O TRM é mais frequente em pacientes que tentaram autoextermínio ao pular de altura, geralmente casos de esquizofrenia ou depressão, presentes em até 77% deles. Portanto, avaliação e acompanhamento psiquiátrico, medicamentos e psicoterapia são indicados nesses casos[12].

### Avaliação e manejo

Após estabilização inicial, exames de neuroimagem devem ser realizados, e uma avaliação e acompanhamento psicológico e psiquiátrico são necessários tanto em pacientes que possuíam um TP prévio quanto nos que apresentarem alterações psiquiátricas no pós-trauma, dependência de terceiros, transtornos de estresse pós-traumático (TEPT), da própria condição sequelar ou de limitação, além da possibilidade de adição a medicamentos, especialmente os analgésicos opioides.

## Patologias não traumáticas da coluna

O quadro clínico é variado, podendo haver dor cervical, torácica ou lombar, dor em membros de característica radicular (respeitando dermátomos) ou alteração da função sensório-motora.

Muitas vezes, as doenças não traumáticas evoluem com limitação funcional, dor, incapacidade e afastamento de atividades laborativas, levando ao surgimento ou piora de depressão ou ansiedade.

Importante causa de morbidade, a dor lombar crônica é a maior causa de perda de anos vividos por deficiência em todo o mundo, e a relação de ansiedade e depressão nessa população de pacientes não é casual.

Após avaliação e acompanhamento psiquiátrico, o tratamento é realizado com terapia medicamentosa e terapia psicológica, além de suporte emocional aos familiares[13,14].

## Hidrocefalia (HCF)

A HCF pode ser congênita, previamente diagnosticada e tratada, ou não tratada; HCF adquirida com etiologia identificável ou hidrocefalia de pressão normal (HPN) suspeita ou comprovada. Muitos dos pacientes possuirão cirurgias prévias (a mais comum a derivação ventriculoperitoneal) e alterações mentais ou cognitivas prévias, relacionadas ou não à hidrocefalia[15].

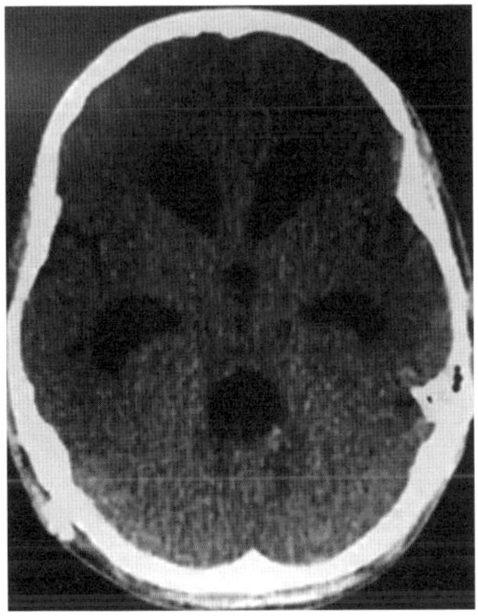

**Figura 2** Exemplo de tomografia computadorizada em corte axial, evidenciando marcante hidrocefalia.

## Diagnóstico e manejo

A hidrocefalia pode se manifestar como uma síndrome de hipertensão intracraniana (HIC), principalmente quando aguda ou descompensada, e também em pacientes com disfunções ou mau funcionamento de derivações; ou como a tríade sintomática da HPN: declínio cognitivo, apraxia da marcha e incontinência urinária (IU)[15].

A HPN é uma doença que ocasiona um tipo de demência potencialmente tratável, portanto sua correta identificação e o diagnóstico diferencial com doenças psiquiátricas primárias são fundamentais. Ela pode ser a causa inicial de um declínio cognitivo no paciente, ou, ainda, ser a piora de uma demência ou quadro psiquiátrico prévio.

A depressão é até três vezes mais prevalente nos pacientes com HCF, e sua apresentação com ou sem transtornos de ansiedade pode acontecer em até 50% dos pacientes[16].

Pacientes com HPN podem, ainda, desenvolver sintomas com dominância frontal (Quadro 4).

Em uma série de 35 pacientes com HPN, mais de 70% apresentavam algum TP. O mais comum foi o transtorno de humor, caracterizado nesse estudo como depressão-ansiedade (50% dos casos); seguido de síndromes psicóticas (20%) e transtorno bipolar (um caso)[18].

Posteriormente, um relato de esquizofrenia com intolerância mesmo a doses baixas de antipsicóticos revelou ser associado com hidrocefalia de pressão normal

| Quadro 4 Principais transtornos psiquiátricos na hidrocefalia de pressão normal |
|---|
| Alterações de personalidade |
| Apatia |
| Ansiedade |
| Depressão |
| Síndromes psicóticas, como alucinações e estados agressivos |
| Transtorno obsessivo-compulsivo |
| Euforia ou agitação |
| Síndrome de Otelo (delírio de conteúdo específico caracterizado por uma falsa crença fixa de que o parceiro foi ou está sendo infiel) |
| Furto |
| Mania |

Adaptado de Kito et al., 2009; e Oliveira et al., 2014[17,18].

comunicante, com melhora do quadro após o tratamento cirúrgico, inclusive com redução de medicamentos[19].

Como em outras condições neurocirúrgicas que causam limitação, não se sabe ao certo se o quadro de depressão em pacientes com HPN é consequência de uma perturbação primária na regulação e liberação de neurotransmissores ou se é resultado da autoconsciência da limitação motora, incontinência e habilidades cognitivas, resultando em uma limitação pessoal e para a família[17].

Apesar de o tratamento ideal para os diversos TP relacionados com HCF não estar bem estabelecido, sabe-se que o tratamento da HCF melhora o quadro motor e a continência, com impacto variável no quadro mental. Medicamentos e psicoterapia também são indicados, ainda que exista uma lacuna de estudos em relação ao tema[17,18].

## Neoplasia do sistema nervoso central

### Introdução

Transtornos psiquiátricos são frequentes nos pacientes com tumor cerebral, seja pelos efeitos neuropsiquiátricos diretos do tumor, ou pelo sofrimento psicológico decorrente de seu diagnóstico, prognóstico ou tratamento. As taxas de depressão, ansiedade e transtornos de estresse pós-traumático (TEPT) são altas, porém subdiagnosticadas, mal avaliadas e negligenciadas muitas vezes[20].

Enquanto a prevalência de depressão e transtornos de ansiedade na população geral é em torno de 5 a 7%, respectivamente, nos indivíduos tratados de câncer, as taxas são muito mais altas, 20% para depressão e 10% para ansiedade[21].

## Diagnóstico e manejo

### *Delirium*

Até 20% dos pacientes podem apresentar *delirium* pós-operatório, com uma taxa de mortalidade quatro vezes maior em 30 dias (de 1,5% para cerca de 9% em média), e mais que o dobro do tempo de internação (6 para 14 dias em média). O quadro clínico pode variar na apresentação dependendo do local e do tipo do tumor. Como fatores de risco, a idade, o uso de medicamentos (como benzodiazepínicos ou barbitúricos), doença mental ou demência prévia estão entre os mais importantes[22].

### *Transtornos do humor (TH)*

O tumor pode causar alterações do humor em razão de sua localização, produção de hormônios e citocinas ou interrupção da homeostase. Cirurgias, quimioterapia, esteroides e radiação também podem levar a quadros de alteração mental ou a TH[20].

### *Depressão*

Presença de sintomas depressivos (cognitivos, afetivos, volitivos) não explicados por sintomas somáticos associados com o câncer (como fadiga, sonolência, letargia, ou déficit funcional).

Pacientes com câncer com maior risco de desenvolver depressão são os mais jovens, com mais limitações funcionais e falta de suporte emocional e/ou social e história de TP prévio[23].

Os sintomas podem anteceder o diagnóstico do tumor, muitas vezes mimetizando quadros de TP puros. Quadros de depressão refratária podem ser a única manifestação de um tumor cerebral, portanto, se a resposta for ruim a diversos tratamentos, um novo exame de imagem pode ser necessário[24].

Com poucos estudos terapêuticos específicos, seu manejo é semelhante ao da depressão idiopática, com psicoterapia e medicamentos com efeitos antidepressivos.

### *Ansiedade*

Sintomas relacionados com ansiedade não explicados por sintomas somáticos associados ao câncer (como distúrbios do sono, anorexia, comprometimento funcional).

Os fatores de risco para ansiedade incluem trauma prévio, desmoralização, metástase e história prévia.

O manejo é realizado com psicoterapia e medicamentos.

*Transtorno do estresse pós-traumático (TEPT)*

Sintomas não explicados por efeitos neuropsiquiátricos do tumor ou tratamentos. Resultam de experiências traumáticas relativas ao câncer no passado ou a memórias relacionadas.

Os medicamentos usuais para TP, como antidepressivos, ansiolíticos e benzodiazepínicos, podem ser usados para o controle dos sintomas, mas com poucos estudos, o que faz seu uso ser predominantemente de caráter empírico. Terapia cognitivo-comportamental costuma ser muito eficaz para esse distúrbio[23].

*Esquizofrenia*

Apesar de não haver correlação causal demonstrada, um relato de caso apresentou um quadro de esquizofrenia de 15 anos de remissão dos sintomas positivos sob farmacoterapia otimizada com novo início de sintomas e diagnóstico de um meningioma meningotelial que melhorou dos sintomas psiquiátricos após a cirurgia[25].

## Miscelânea

Outros pacientes neurocirúrgicos hospitalizados podem necessitar de avaliação psiquiátrica em diversas condições.

O Quadro 5 resume outras possíveis indicações.

| **Quadro 5**[2] Outras indicações |
|---|
| Dor crônica e indicação de intervenção neurocirúrgica ou pós-operatório com persistência sintomática apesar das medidas |
| Pacientes com sintomas não relacionados à patologia, ou com somatização |
| Familiares de pacientes com doenças graves ou desfechos desfavoráveis |

# CONCLUSÃO

Como podemos observar, os transtornos psiquiátricos em pacientes com afecções neurocirúrgicas são muito prevalentes. Sua correta identificação, avaliação, acompanhamento e tratamento são de suma importância para a evolução favorável dos pacientes.

# REFERÊNCIAS BIBLIOGRÁFICAS


1. Backes D, Rinkel GJE, Kemperman H, Linn FHH, Vergouwen MDI. Time-dependent test characteristics of head computed tomography in patients suspected of nontraumatic subarachnoid hemorrhage. Stroke. 2012;43(8):2115-9.
2. Kottapally M, Josephson SA. Common neurologic emergencies for nonneurologists: when minutes count. CCJM. 2016;83(2):116-26.
3. Lyketsos CG, Kozauer N, Rabins PV. Psychiatric manifestations of neurologic disease: where are we headed? Dialogues Clin Neurosc. 2007;9(2):111-24.
4. Morris PL, Robinson RG, Raphael B, Hopwood MJ. Lesion location and poststroke depression. JNP. 1996;8(4):399-403.
5. Avadhani R, Thompson RE, Carhuapoma L, Yenokyan G, McBee N, Lane K, et al. Post-stroke depression in patients with large spontaneous intracerebral hemorrhage. J Stroke Cerebrovasc Dis. 2021;30(11):106082.
6. Robinson RG, Bolduc PL, Price TR. Two-year longitudinal study of poststroke mood disorders: diagnosis and outcome at one and two years. Stroke. 1987;18(5):837-43.
7. Robinson RG. Nortriptyline versus fluoxetine in the treatment of depression and in short-term recovery after stroke: a placebo-controlled, double-blind study. Am J Psychiatry. 2000;157(3):351-9.
8. Schiffer R, Pope LE. Review of pseudobulbar affect including a novel and potential therapy. JNP. 2005;17(4):447-54.
9. Robinson G, Starkstein E. Stroke: validation treatment study. Am J Psychiatry. 1993;8.
10. Vella MA, Crandall ML, Patel MB. Acute management of traumatic brain injury. Surg Clin North Am. 2017;97(5):1015-30.
11. Rao V, Lyketsos CG. Psychiatric aspects of traumatic brain injury. Psychiatric Clin North Am. 2002;25(1):43-69.
12. Kano H, Matsuo Y, Kubo N, Fujimi S, Nishii T. Spinal injuries in suicidal jumpers. Spine. 2019;44(1):E13-8.
13. Fernandez M, Colodro-Conde L, Hartvigsen J, Ferreira ML, Refshauge KM, Pinheiro MB, et al. Chronic low back pain and the risk of depression or anxiety symptoms: insights from a longitudinal twin study. Spine J. 2017;17(7):905-12.
14. Wormgoor MEA, Indahl A, Egeland J. The impact of comorbid spinal pain in depression on work participation and clinical remission following brief or short psychotherapy. Secondary analysis of a randomized controlled trial with two-year follow-up. PLoS ONE. 2022;17(8):e0273216.
15. Hamilton MG. Treatment of hydrocephalus in adults. Semin Pediat Neurol. 2009;16(1):34-41.
16. Israelsson H, Allard P, Eklund A, Malm J. Symptoms of depression are common in patients with idiopathic normal pressure hydrocephalus: The INPH-CRasH Study. Neurosurgery. 2016;78(2):161-8.
17. Kito Y, Kazui H, Kubo Y, Yoshida T, Takaya M, Wada T, et al. Neuropsychiatric symptoms in patients with idiopathic normal pressure hydrocephalus. Behav Neurol. 2009;21(3-4):165-74.
18. Oliveira MF, Oliveira JRM, Rotta JM, Pinto FCG. Psychiatric symptoms are present in most of the patients with idiopathic normal pressure hydrocephalus. Arq Neuro-Psiquiatr. 2014;72(6):435-8.
19. Mishra BR, Sarkar S, Mishra S, Praharaj SK, Mahapatra P, Sinha VK. Antipsychotic sensitivity in normal pressure hydrocephalus. Gen Hospital Psychiatry. 2011;33(1):83.e11-83.e13.
20. Gibson AW, Graber JJ. Distinguishing and treating depression, anxiety, adjustment, and post-traumatic stress disorders in brain tumor patients. Ann Palliat Med. 2021;10(1):875-92.
21. Chang CK, Hayes RD, Broadbent MTM, Hotopf M, Davies E, Møller H, et al. A cohort study on mental disorders, stage of cancer at diagnosis and subsequent survival. BMJ Open. 2014;4(1):e004295.
22. French J, Weber T, Ge B, Litofsky NS. Postoperative delirium in patients after brain tumor surgery. World Neurosurgery. 2021;155:e472-9.

23. Pitman A, Suleman S, Hyde N, Hodgkiss A. Depression and anxiety in patients with cancer. BMJ. 2018;k1415.
24. Ferreira LP, Pinheiro CF, Fernandes NA, Ferreira CN. When depression hides a brain tumor: a case of glioblastoma. Prim Care Companion CNS Disord. 2019;21(6).
25. Trevizol AP, Cerqueira RO, Brietzke E, Cordeiro Q. New-onset psychiatric symptoms following intracranial meningioma in a patient with schizophrenia: a case study. Braz J Psychiatry. 2019;41(1):91-2.

# 13
# Dermatologia e interconsulta psiquiátrica

Paula Gerlero
Marcello Menta Simonsen Nico

## INTRODUÇÃO

A psicodermatologia é um ramo da dermatologia e da psiquiatria em que os conceitos vêm progredindo notavelmente nas últimas décadas[1]. Relaciona diretamente a pele com a psique, de modo que dermatoses incapacitantes podem causar problemas psíquicos e doenças psiquiátricas podem desencadear lesões na pele, em geral sob a forma de manipulação cutânea.

Em mais de um terço dos pacientes dermatológicos, o manejo eficaz da condição da pele envolve a consideração de fatores psicológicos associados[2].

Pacientes com transtornos psicodermatológicos procuram com mais frequência dermatologistas do que psiquiatras, constantemente oferecendo resistência às consultas com esses últimos (sobretudo em situações com perda de crítica). Por consequência, a cooperação entre psiquiatras e dermatologistas é crucial e serve não apenas ao propósito de uma terapia oportuna, mas também melhora a qualidade de vida desses pacientes[3].

As psicodermatoses podem afetar todas as faixas etárias. Neste capítulo, apresentaremos os quadros dermatológicos clássicos das psicodermatoses. Discutiremos uma seleção das doenças psicodermatológicas mais frequentes na prática dermatológica, sua classificação e tratamento, conforme os atuais conceitos da psicodermatologia.

## CLASSIFICAÇÃO

As doenças psicodermatológicas podem se classificar em quatro grupos principais[4]:

- Distúrbio psiquiátrico primário: ocorre em quadros em que a doença é exclusivamente psiquiátrica, sem nenhuma dermatose verdadeira; o distúrbio psiquiátrico leva o paciente a manipular a pele. Nesta categoria estão a tricotilomania, a dermatite artefata, as escoriações neuróticas e o delírio de infestação.
- Distúrbio psiquiátrico secundário: quadros em que a desfiguração decorrente de uma dermatose provoca distúrbios psiquiátricos como ansiedade e depressão. São exemplos as alterações psicológicas e psíquicas que se observam em muitos casos de alopecia areata, vitiligo, acne e hidradenite supurativa.
- Distúrbio cutaneossensorial: quadros de sensações desconfortáveis na pele, relatados pelos pacientes sem que haja alterações dermatológicas primárias que as justifiquem. Exemplos: glossodínia, vulvodínia, prurido generalizado ou localizado (genital, anal, couro cabeludo etc.).
- Distúrbios psicofisiológicos: verdadeiras dermatoses influenciadas pelo estado emocional. Dermatite atópica, psoríase e dermatite seborreica são frequentemente exacerbadas em situações de estresse e ansiedade.

As psicodermatoses mais frequentes na prática clínica dermatológica são:

- Delírio de infestação.
- Dermatite artefata ou factícia.
- Escoriação neurótica.
- Munchausen por procuração.
- Prurido *sine materia*.

## DELÍRIO DE INFESTAÇÃO

O delírio de infestação (DI) é o tipo mais frequente de psicose hipocondríaca monossintomática (PHM) com relevância dermatológica. Anteriormente conhecido como delírio de parasitose ou síndrome de Ekbom, é um transtorno delirante somático no qual os pacientes têm uma crença firme e falsa de que estão infestados com algum tipo de organismo vivo, sejam parasitas, insetos, vermes, ácaros, bactérias ou fungos, apesar da falta de provas médicas objetivas de que tal infestação existe[5-6]. Uma variante consiste no delírio de que surgem espontaneamente fibras na pele (doença de Morgellons).

O DI é classificado em primário e secundário. O primário ocorre sem outra comorbidade clínica ou psiquiátrica que leve aos sintomas. O secundário ocorre quando uma outra doença psiquiátrica, médica ou o abuso de substâncias causam os sintomas delirantes[7-8]. Vários medicamentos podem induzir DI, principalmente drogas dopaminérgicas[9-10].

O DI é mais frequente em mulheres idosas; em pacientes jovens, deve-se suspeitar de substâncias[11].

Os pacientes descrevem a sensação de insetos andando pela pele, cavando na pele, até referem ser mordidos por eles. Frequentemente tentam removê-los com as unhas ou com diversos instrumentos (pinças), provocando lesões autoinduzidas, resultantes dos esforços de "remover" os parasitas da pele. Portanto, ao exame dermatológico frequentemente se observam lesões, escoriações, ulcerações, cicatrizes e liquenificação, no entanto, é comum não haver lesões. O chamado "sinal do espécime" consiste na apresentação pelo paciente, em caixinhas ou invólucros, de coleções de restos de pele, fios, pó e até insetos coletados do solo, como "prova" da sua infestação[12] (Figura 1).

A chamada "*folie à deux*", ou loucura por dois, é a ocorrência de um delírio compartilhado, pelo qual os contatos próximos do paciente também acreditam na ilusão[13].

A doença de Morgellons é uma condição controversa que teve ampla cobertura pela mídia e internet, a qual levou um número crescente de pacientes a se apresentar a dermatologistas. Os sintomas são muito semelhantes a DI, em que os pacientes afirmam observar "fibras" sendo produzidas na pele. Recentemente, o Centro de Controle e Prevenção de doenças (CDC) apoiou a categorização da doença de Morgellons como uma forma de DI.

O DI é difícil de tratar, uma vez que os pacientes, por definição, não têm crítica acerca da natureza psiquiátrica de sua doença e frequentemente recusam

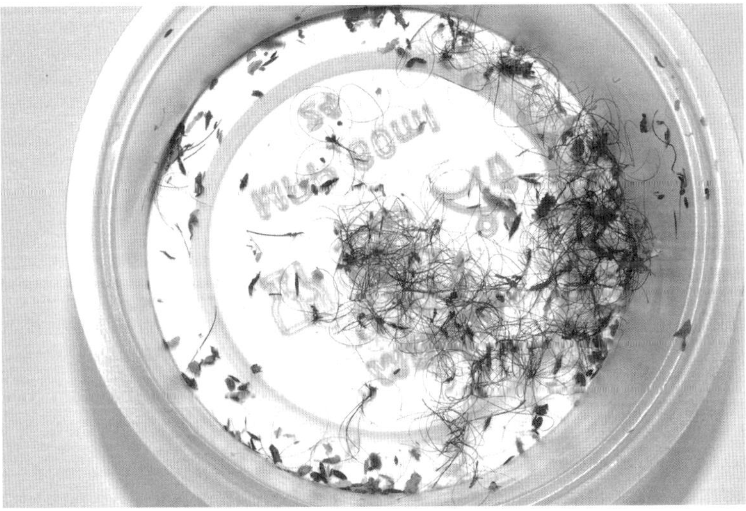

**Figura 1** Delírio de infestação – sinal do espécime – observam-se fragmentos de pelos e debris de pele apresentados pelo paciente como prova da sua "infestação".

o tratamento com medicamentos psicotrópicos, assim como o encaminhamento ao psiquiatra, exigindo atenção dermatológica.

As estratégias recomendadas para a abordagem do DI incluem estreita relação médico-paciente (*rapport*) com uma forte aliança terapêutica e o uso de antipsicóticos. Tentativas de convencimento são totalmente contraindicadas.

Embora os antipsicóticos sejam considerados a primeira linha de tratamento para o DI primário, nenhum deles foi especificamente aprovado para controlá-lo[8].

Antigamente, a pimozida era o tratamento de escolha para o DI, porém os sintomas extrapiramidais, o prolongamento do intervalo QT e as diversas interações medicamentosas fizeram essa droga ser menos utilizada atualmente. Existe evidência de êxito terapêutico com outras terapias antipsicóticas, como risperidona e olanzapina. A risperidona é um tratamento eficaz, bem tolerado e seguro para DI[14]; é um antipsicótico atípico, derivado do benzisoxazol com alta afinidade pelos receptores dopaminérgicos D2 e serotoninérgicos 5-HT2 e se diferencia dos demais agentes (clozapina, olanzapina) pela maior seletividade para esse receptor[15]. Além disso, acredita-se que a maior seletividade da risperidona para esse receptor aumentaria a sua eficácia no tratamento de psicoses[16].

## DERMATITE ARTEFATA OU FACTÍCIA

A dermatite artefata (DA), ou distúrbio dermatológico factício[17], é um tipo de distúrbio psiquiátrico primário caracterizado pela produção consciente e deliberada de lesões cutâneas com o objetivo de satisfazer uma necessidade emocional ou psíquica inconsciente[18]. Os pacientes produzem lesões cutâneas em busca de chamar a atenção de familiares, ou como liberador de emoções (angústia, ansiedade), ou simplesmente como uma forma de compensação ou vantagem (ganho secundário, *malingering*)[19-20].

A DA é mais comum em mulheres e adolescentes, sendo mais frequente em profissionais da área da saúde[21]. A causa é pobremente compreendida, sendo considerada condição multifatorial, incluindo fatores psicossociais e comorbidades psiquiátricas como ansiedade, depressão e personalidade limítrofe (*borderline*) como possíveis causas[18]. Os pacientes negam a produção das lesões e não mostram aflição por elas. É frequente que relatem uma história falsa que carece de substancialidade lógica na progressão das lesões (*hollow history*).

Clinicamente, as lesões apresentam formato bizarro (não natural), por vezes com uma configuração linear ou geométrica, em áreas do corpo de fácil acesso ao paciente como face, couro cabeludo, mãos, braços, pernas, parte superior das costas, entre outras. As lesões podem ser geradas por diversos mecanismos (químicos, mecânicos), podendo haver ulcerações, escoriações, bolhas e queimaduras, de acordo com o mecanismo de produção delas[22]. Em uma análise retrospectiva de 44 pacientes pediátricos com DA, os quadros clínicos mais frequentes foram as escoriações, as ulcerações e as bolhas. As lesões da DA variam: 50% erosões superficiais, 36% máculas hiperpigmentadas, 17% escoriações, 16% necrose profunda, 8% crostas e 7% cicatrizes, podendo haver associação de tipos de lesões[23] (Figura 2).

O diagnóstico diferencial é amplo e varia conforme a apresentação clínica. Em crianças pequenas e em adultos incapacitados, devemos lembrar da síndrome de Munchausen por proximidade (*Munchausen by proxy*), um distúrbio factício em que os cuidadores simulam sinais e sintomas no paciente, com a intenção de chamar a atenção dos médicos[24].

O diagnóstico da DA é um desafio clínico, devendo sempre ser considerado em dermatoses em que não se observa lesão primária, de apresentação muito peculiar, de evolução muito arrastada ou que não apresentam melhora com as terapêuticas anteriormente prescritas. O exame histopatológico da lesão pode ser

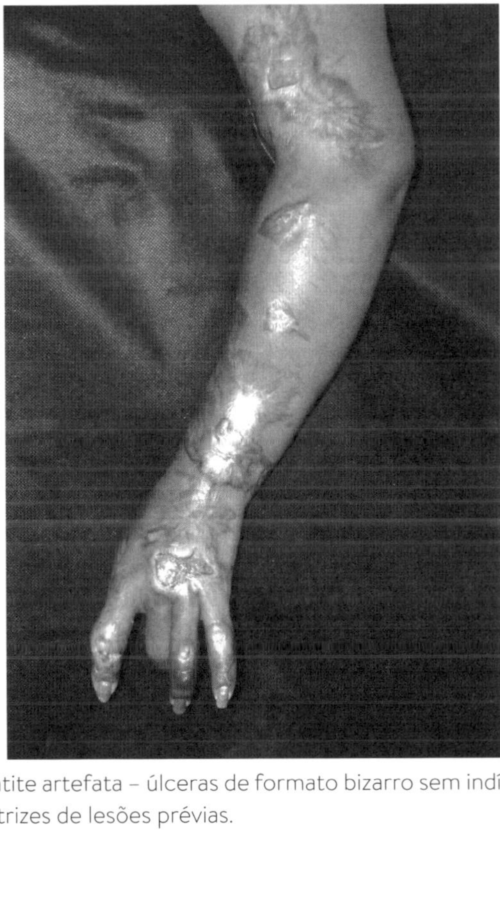

**Figura 2** Dermatite artefata – úlceras de formato bizarro sem indício de inflamação, associadas a cicatrizes de lesões prévias.

útil para afastar outras doenças na demonstração de elementos microscópicos reveladores de traumatismos exógenos.

A confrontação do paciente é absolutamente contraindicada por romper a relação médico-paciente[25]. A abordagem deve ser empática e imperativa, com suporte psicossocial e uma equipe multidisciplinar, com o objetivo da boa relação médico-paciente e da adesão ao tratamento.

## ESCORIAÇÕES NEURÓTICAS

As escoriações neuróticas são classificadas dentro dos distúrbios psiquiátricos primários, em que os pacientes referem uma sensação incontrolável de prurido, queimação ou necessidade de remoção de alguma coisa na pele, levando à formação de lesões muito desfigurantes[1].

Pacientes com escoriações neuróticas frequentemente apresentam quadros diagnosticados como depressão, transtornos compulsivos ou obsessivo-compulsivos (TOC) e com transtorno de personalidade limítrofe[17].

As lesões normalmente se localizam em áreas facilmente atingidas pelas unhas, como antebraços, braços, face e região dorsal superior. Clinicamente, as lesões são muito variáveis, desde escoriações, lesões ulcerocostrosas, com crostas hemáticas ou purulentas, até cicatrizes com variável desfiguração (Figuras 3 e 4).

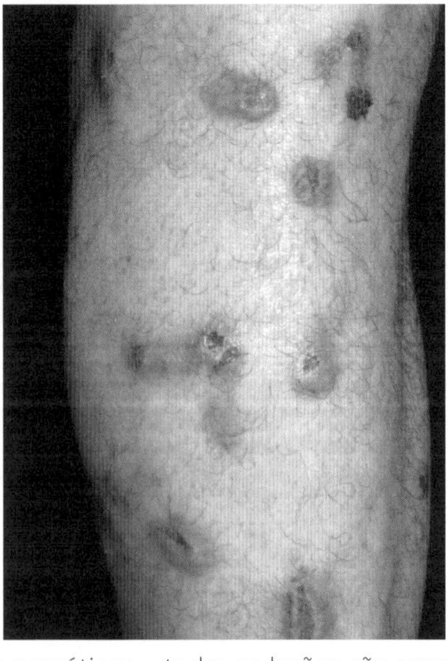

**Figura 3** Escoriações neuróticas – todas as lesões são provocadas pelo ato de se escoriar, não existindo dermatose pruriginosa de base.

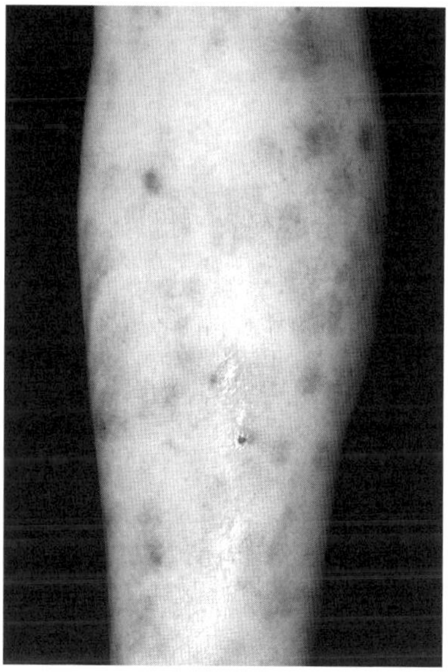

Figura 4 Escoriações neuróticas – o mesmo paciente, mas adequadamente controlado com psicofármacos.

O diagnóstico será feito pelo quadro clínico, exceto no caso de uma afecção cutânea primitiva.

Não existem ensaios controlados de avaliação comportamental ou psicoterapêutica para o tratamento da escoriação neurótica. Tratamentos eficazes reportados em relatos de casos incluem uma técnica comportamental chamada "reversão de hábito", que consiste em automonitoramento, registro de episódios de lesões na pele e procedimentos que produzem respostas alternativas ao hábito de se coçar[26]. Antidepressivos e tratamento para TOC são indicados.

Esses pacientes são os que mais podem se beneficiar da associação dermatologista-psiquiatra, pois não há perda crítica. É comum que eles já estejam sob tratamento psiquiátrico e a abordagem das lesões dermatológicas, após discussão em conjunto, pode então consistir em aumento de doses de medicamentos ou acréscimo de droga com melhor efeito na manipulação da pele.

## SÍNDROME DE MUNCHAUSEN E SÍNDROME DE MUNCHAUSEN POR PROCURAÇÃO

A síndrome de Munchausen pertence à categoria dos transtornos factícios e é definida como uma tríade de sintomas factícios, *shopping* de médicos/hospitais e pseudologia fantástica[27]. O paciente em geral exibe uma história exagerada e altamente dramatizada, que tem envolvimento de outros órgãos e histórico de hospitalizações recorrentes[28]. A automutilação é delegada na maioria das vezes aos prestadores de saúde; um exemplo seria um paciente apresentando dor e comprometimento clinicamente invisível na pele e solicitando repetidamente biópsias de pele[27] (Figura 5).

Munchausen por procuração ou perturbação factícia imposta a outro, de acordo com o DSM-5[22], é mais comumente observada em crianças ou em idosos debilitados. No caso das crianças, elas são agredidas pelos seus cuidadores/familiares para estabelecer contato com os profissionais de saúde. É uma forma particular de abuso infantil e as lesões cutâneas que podem ser apresentadas por essas crianças não são "autoinfligidas", mas sim infligidas por um adulto responsável[27].

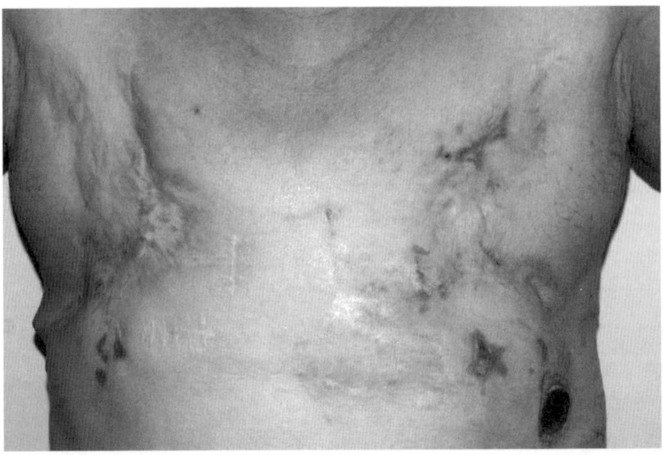

**Figura 5** Síndrome de Munchausen – áreas de necroses e cicatrizes em paciente que, por anos, frequentava prontos-socorros, fazendo com que os plantonistas excisassem as «lesões» da sua pele. Observe que o tecido mamário acabou sendo todo excisado.

## PRURIDO *SINE MATERIA*

O prurido pode ser psicogênico por meio da estimulação direta da área sensorial do prurido no córtex cerebral, constituindo sintoma de doença mental[29]. O diagnóstico de prurido psicogênico é feito depois de afastar causas exógenas (escabiose, asteatose) e endógenas (metabólicas e endócrinas).

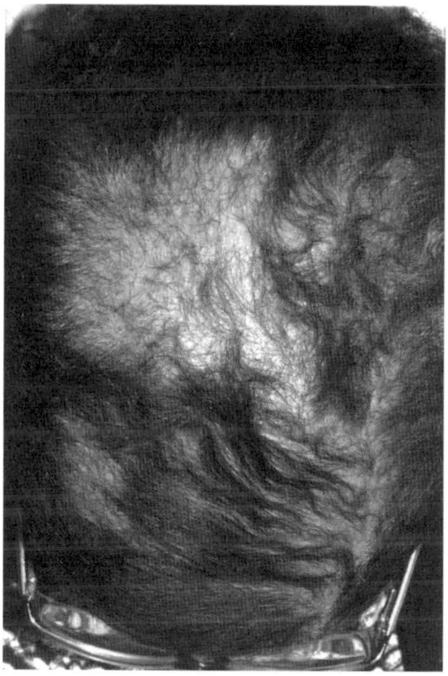

**Figura 6** Prurido *sine materia* – prurido incapacitante no couro cabeludo levando à coçadura e fratura dos cabelos, ocasionando alopecia. Não havia nenhuma dermatose, sendo o prurido de causa psíquica.

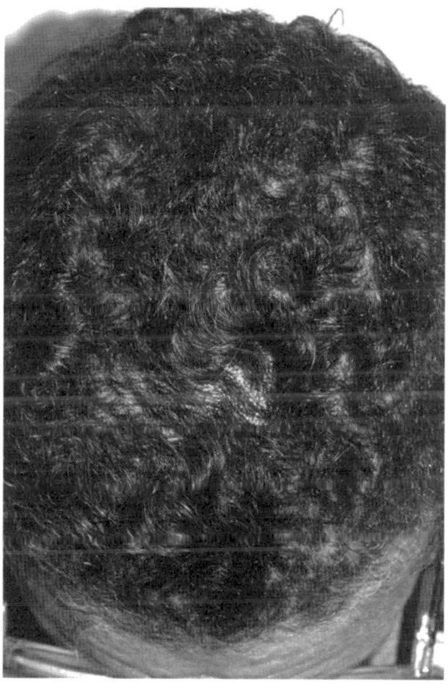

**Figura 7** A mesma paciente após tratamento com antidepressivos – controle do prurido seguido de crescimento do cabelo.

O prurido de causa psicogênica é secundário a transtornos psiquiátricos primários, sendo comumente manifestação cutânea de quadros depressivos e transtornos obsessivos-compulsivos. Apresentações clínicas incluem o prurido *sine materia*, prurido genital, anal e do couro cabeludo (Figuras 6 e 7).

## REFERÊNCIAS BIBLIOGRÁFICAS


1. Rivitti EA. Dermatologia de Sampaio e Rivitti. Afecções psicogênicas, psicossomáticas e neurogênicas. 4.ed. São Paulo: Artes Médicas; 2018.
2. Jafferany M. Psychodermatology: a guide to understanding common psychocutaneous disorders. Prim Care Companion J Clin Psychiatry. 2007;9(3):203-13.
3. Brkić J, Gunarić A, Tomić I, et al. Report of two psychodermatological cases: Neurotic excoriation and dermatitis artefacta. Psychiatr Danub. 2020;32(Suppl 2):298-301.
4. Matta Rivitti Machado MC. Dermatologia pediátrica. Psicodermatoses na infância. 3.ed. Barueri: Manole, 2022.
5. Wong JW, Koo J. Delusions of parasitosis. Indian J Dermatol 2013;58:49-52.
6. Kimsey LS. Delusional infestation and chronic pruritus: a review. Acta Derm Venereol. 2016;96:298–302.
7. Campbell EH, Elston DM, Hawthorne JD, Beckert DR. Diagnosis and management of delusional parasitosis. J Am Acad Dermatol. 2019;80:1428-34.
8. McPhie ML, Kirchhof MG. A systematic review of antipsychotic agents for primary delusional infestation. J Dermatolog Treat. 2022;33:709-21.
9. Kemperman PMJH, Bruijn TVM, Vulink NCC, Mulder MMC. Drug-induced delusional infestation. Acta Derm Venereol. 2022;102:adv00663.
10. Romero Sandoval K, Festa Neto C, Nico MMS. Delusional infestation caused by pramipexole. Clin Exp Dermatol. 2018;43:192-3.
11. Martins AC, Mendes CP, Nico MM. Delusional infestation: a case series from a University dermatology center in São Paulo, Brazil. Int J Dermatol. 2016;55:864-8.
12. Hylwa SA, Bury JE, Davis MDP, Pittelkow M, Bostwick JM. Delusional infestation, including delusions of parasitosis: Results of histologic examination of skin biopsy and patient-provided skin specimens. Arch Dermatol. 2011;147(9):1041-5.
13. Nico MMS, Dwan AJ. Cutaneous ulcers, delusional disorders and Munchausen by proxy: From Somatic to Psychological Diagnosis and Approach. Acta Derm Venereol. 2022;102:adv00654.
14. Guedes NLKO, Dwan AJ, Gerlero P, Nico MMS. Delusional infestation treated with risperidone: a series of 27 patients. Clin Exp Dermatol. 2023;llad411.
15. Gallucci G, Beard G. Risperidone and the treatment of delusions of parasitosis in an elderly patient. Psychosomatics. 1995;36:578-80.
16. Elmer KB, George RM, Peterson K. Therapeutic update: use of risperidone for the treatment of monosymptomatic hypochondriacal psychosis. J Am Acad Dermatol. 2000;43:683-6.
17. Wong JW, Nguyen TV, Koo JY. Primary psychiatric conditions: dermatitis artefacta, trichotillomania and neurotic excoriations. Indian J Dermatol. 2013;58:44-8.
18. Larralde M, Abad E, Luna P, Boggio P, Ferrari B. Dermatología pediátrica. Dermatosis Facticias. 3.ed. Buenos Aires: Editorial Journal, 2020.
19. Shah R, Jamgochian M, Haroon A, Pappert A, Miller J. A 14-year-old with dermatitis artefacta secondary to aerosolized spray deodorant: A rare case with an important learning opportunity. JAAD Case Rep. 2021;19:71-3.
20. Gupta MA, Gupta AK. Self-induced dermatoses: a great imitator. Clin Dermatol. 2019;37(3):268-277.

21. Bérar A, Bouzillé G, Jego P, Allain JS. A descriptive, retrospective case series of patients with factitious disorder imposed on self. BMC Psychiatry. 2021;21(1):588.
22. Canuto MJ, Grizzo Peres Martins AC, Dwan AJ, Festa Neto C, Menta Simonsen NM. Extraordinary findings in a case of self-inflicted cutaneous lesions. Acta Dermato-Venereologica. 2012;97(8):967–968.
23. Alcántara Luna S, García Bravo B, Rodríguez Pichardo A, Camacho Martínez FM. Dermatitis artefacta in childhood: A retrospective analysis of 44 patients, 1976-2006. Pediatr Dermatol. 2015;32(5):604-8.
24. Nico MMS, Dwan AJ. Cutaneous ulcers, delusional disorders and Munchausen by proxy: From somatic to psychological diagnosis and approach. Acta Derm Venereol. 2022;102:adv00654.
25. Jimenez XF, Nkanginieme N, Dhand N, Karafa M, Salerno K. Clinical, demographic, psychological, and behavioral features of factitious disorder: a retrospective analysis. Gen Hosp Psychiatry. 2020;62:93-95.
26. Arnold LM, Auchenbach MB, McElroy SL. Psychogenic excoriation: Clinical features, proposed diagnostic criteria, epidemiology and approaches to treatment. CNS Drugs. 2001.
27. Gieler U, Consoli SG, Tomás-Aragones L, et al. Self-inflicted lesions in dermatology: terminology and classification-a position paper from the European Society for Dermatology and Psychiatry (ESDaP). Acta Derm Venereol. 2013;93(1):4-12.
28. Huffman JC, Stern TA. The diagnosis and treatment of Munchausen's syndrome. Gen Hosp Psychiatry. 2003;25:358-63.
29. Tuerk MJ, Koo J. A practical review and update on the management of pruritus sine materia. Cutis. 2008;82(3):187-94.

# 14
# Hematologia e interconsulta psiquiátrica

Lívia Ciaramello Vieira
Kasys Meira Gervatauskas

## INTRODUÇÃO

O adoecimento do corpo coloca demandas psíquicas novas ao paciente. Por vezes, a pessoa precisa se reconhecer em um corpo com mais limitações, dores ou incômodos. Em situações dramáticas de doenças que ameaçam a vida, a possibilidade da morte se torna mais presente do que em outros momentos.

Discorreremos especificamente sobre distúrbios psiquiátricos que podem relacionar-se a doenças hematológicas. A apresentação das doenças do sangue é ampla e variada, e suas repercussões na vida das pessoas acometidas também podem ser muito diversas. Os sintomas psíquicos, por sua vez, apresentam-se de forma diferente, não apenas a depender do tipo de doença e sua intensidade, mas também da singularidade do sujeito e de sua relação com o próprio corpo, com as doenças, com os sintomas, com o cuidado, com a morte e, portanto, também com a vida.

Sem desconsiderar a complexidade do adoecer, mas com o intuito de organizar elaborações científicas acerca da intersecção entre sofrimento psíquico e doenças hematológicas, dividiremos esta seção em dois tópicos: neoplasias hematológicas e seu impacto na saúde mental e manifestações psiquiátricas de doenças hematológicas benignas.

Vale a ressalva de que, em alguns casos, as manifestações neuropsiquiátricas nesses pacientes têm causas eminentemente orgânicas, como ocorre nas histiocitoses, nos acometimentos encefálicos de linfomas e leucemias, ou na púrpura trombocitopênica trombótica. Não abordaremos essas entidades em específico por compreender que elas fogem do escopo deste capítulo.

## NEOPLASIAS HEMATOLÓGICAS E SEU IMPACTO NA SAÚDE MENTAL

As neoplasias hematológicas são um grupo diverso de doenças, muitas vezes com comportamento clínico e prognóstico completamente distintos. Os linfomas não Hodkin, as leucemias agudas e crônicas e o mieloma múltiplo compõem os subgrupos mais volumosos desses cânceres, com incidência anual aproximada de mais de 25 mil casos, segundo o Instituto Nacional de Câncer (INCA)[1]. O impacto dessas doenças na vida de um indivíduo pode advir da incurabilidade da condição ou, mais comumente, dos transtornos causados por um tratamento prolongado e com toxicidades notáveis, incluindo fadiga, dor, náuseas e desfiguração[2,3].

Apesar de este tópico ser mais estudado para neoplasias sólidas, já existe uma robusta literatura denotando a associação dos cânceres do sangue com depressão e ansiedade (os dois transtornos psiquiátricos mais compreendidos nessa população)[4-6].

A prevalência de ansiedade na população com neoplasias hematológicas pode chegar a 37%, um número eminentemente maior do que o observado na população em geral, de 7%. Quando se trata de depressão, essa diferença também é notável, podendo acometer 51% das pessoas com cânceres hematológicos frente a 5% da população[7,8].

Somando-se ao ônus da própria doença, os transtornos psiquiátricos podem levar a uma queda ainda mais acentuada da qualidade de vida dos pacientes com câncer[8]. Outra relevante associação envolvendo transtornos psíquicos nesses pacientes é uma diminuição na sobrevida. Pacientes com câncer que desenvolvem depressão têm probabilidade menor de sobreviver[9]. Esse aspecto também foi demonstrado em pacientes com cânceres hematológicos[10], inclusive naqueles que já padeciam de ansiedade ou depressão anteriormente ao diagnóstico hematológico. Acredita-se que retardamentos para o início do tratamento, bem como má adesão, sejam as causas desse pior prognóstico.

Por fim, é notável a importância dos transtornos mentais em pacientes com neoplasias hematológicas, seja por sua alta prevalência ou por suas consequências desastrosas. A ausência de medidas programáticas para enfrentar esse problema aumenta ainda mais seu impacto[11]. É imprescindível que os serviços que disponham de equipes de onco-hematologia disponham de um time multidisciplinar de apoio sociopsíquico[12].

# MANIFESTAÇÕES PSIQUIÁTRICAS DE DOENÇAS HEMATOLÓGICAS BENIGNAS

## Doença falciforme

A doença falciforme é uma alteração no gene da betaglobina que tem como consequência a produção de uma hemoglobina mutante com tendência à polimerização, dando início aos processos fisiopatológicos complexos que compreendem essa condição, como hemólise, inflamação e oclusão vascular. Com expressão mais acentuada na população negra, só no Brasil 3500 crianças nascem por ano com a doença[13].

A dor é o sintoma cardinal do estado falcêmico. Como patologia crônica grave e de início precoce, a vida dos enfermos desenvolve-se muito em torno dos sintomas e complicações. As manifestações clínicas são divididas em agudas e crônicas. As agudas costumam ser mais presentes na infância, sendo as mais relevantes os eventos vaso-oclusivos, síndrome torácica aguda, sequestro esplênico e AVC. As crônicas têm piora progressiva e manifestam-se mais tardiamente ao longo da vida por meio de disfunções orgânicas diversas, em especial renal, hepática e ocular. Essas complicações, quando não são fatais, ameaçam a saúde e o bem-estar e contribuem para a baixa expectativa de vida, com sobrevida média de 30 a 40 anos[14].

Desde cedo, as pessoas portadoras da doença têm necessidade de suporte médico e hospitalizações recorrentes que resultam em redução da frequência escolar, limitações físicas e cerceamento da convivência com os pares[15]. O quadro clínico dramático, a convivência constante com dores e crises álgicas e o afastamento de ambientes de socialização são precoces e impactam significativamente a construção da identidade do enfermo. Sintomas depressivos e ansiosos podem aparecer ainda na infância e adolescência[15]. Provavelmente a propensão a sintomas depressivos e ansiosos e ao retraimento relaciona-se com uma série de dificuldades impostas pelo adoecimento, que tendem a se agravar na adolescência, quando intercorrências da doença falciforme restringem atividades prazerosas e a socialização. Crianças e adolescentes portadores dessa condição também podem ter baixa habilidade social, distúrbios de alimentação e problemas de comportamento e conduta[16].

Além das repercussões dessa alteração genética no corpo do paciente e seus desdobramentos psíquicos, a família e os cuidadores também têm a vida transformada com a notícia dessa condição tão grave e fatal. A forma como eles encaram e se organizam frente às demandas de cuidado, às crises dolorosas e ao risco de morte relaciona-se com as possibilidades do próprio paciente de lidar com a sua condição[16]. O suporte aos cuidadores coloca-se, então, como uma ferramenta auxiliar para o sucesso do tratamento.

As taxas de depressão entre adultos com anemia falciforme variam entre 18 e 44%, valores semelhantes aos de outras doenças crônicas severas[17]. A gravidade da doença, a maior necessidade de hospitalizações, o suporte social ruim, o baixo nível educacional, a baixa renda familiar e o gênero feminino relacionam-se ao aumento da prevalência de depressão em pacientes com doença falciforme. Por outro lado, aqueles com depressão crônica podem ter mais sintomas relacionados ao estado falcêmico[18]. O limiar de dor tende a diminuir e, assim, a capacidade em lidar com o principal sintoma dessa condição fica comprometida, levando a um aumento das crises álgicas, da busca por serviços de saúde e das internações. A depressão contribui para pior curso da doença falciforme e vice-versa[15].

O tratamento dos sintomas depressivos para pacientes falcêmicos deve ser priorizado e pode auxiliar no controle da dor, das complicações e das crises vaso-oclusivas. Acompanhamento psiquiátrico com avaliação da necessidade de intervenção medicamentosa, psicoterapia e acesso ao serviço social para investigação socioeconômica e endereçamento das situações diagnosticadas são indicados para controle do quadro depressivo e provável melhoria da qualidade de vida e curso da doença[18].

## Distúrbios da coagulação

Os distúrbios da coagulação podem ser divididos, para fins didáticos, entre o polo trombótico e o sangrante. Iniciaremos esta sessão abordando o primeiro.

A associação de eventos trombóticos com distúrbios psiquiátricos vem tomando maior relevância na última década[19]. A trombose, ou coagulação do sangue no meio intravascular, é um evento clínico relativamente comum, atingindo até duas em cada mil pessoas[20]. Suas consequências na saúde mental podem advir de diferentes facetas: desde o "pânico pós-trombótico", em que o indivíduo mantém um estado de hipervigilância e medo da recorrência do episódio, passando pelas modificações no estilo de vida que a anticoagulação impõe e, finalmente, pela síndrome pós-trombótica e diminuição da qualidade de vida relacionada[21]. Devemos considerar, entretanto, que muitos dos pacientes que desenvolvem eventos trombóticos já possuem antecedentes mórbidos clínicos e psiquiátricos, agravados por essa nova circunstância[22]. Por fim, uma ressalva importante a ser feita na relação entre trombose e distúrbios psíquicos é a de que não existe relação inversa entre eles, ou seja, transtornos mentais não aumentam as chances de um paciente ter trombose[23].

Passando para o segundo aspecto das coagulopatias, os distúrbios que propiciam sangramentos, vamos abordar as hemofilias e os distúrbios plaquetários.

As hemofilias são distúrbios hereditários que predispõem à baixa produção de fatores da coagulação. As hemofilias A (deficiência do fator VIII) e B (deficiência do fator IX), as mais comuns, estão presentes em aproximadamente 400 mil homens ao redor do mundo[24]. Ainda existe um amplo debate sobre as causas, porém sabe-se que a incidência de transtornos mentais em pacientes com hemofilia é significativamente maior do que na população geral[24], sendo a depressão, a ansiedade e o TDAH os mais comuns. Isso pode ser reflexo, dentre outros fatores, da restrição de atividades, do comparecimento precoce e intenso aos serviços de saúde e do medo das consequências da hemofilia, ainda que muitas vezes se atribua apenas aos distúrbios articulares esse ônus à saúde mental[25]. A adesão ao tratamento profilático com fatores da coagulação é fundamental para o manejo clínico desses pacientes, e pode ser afetada de forma desastrosa pelos distúrbios psíquicos[26]. A doença de Von Willebrand (DvW), outro tipo de hemofilia mais relacionado à deficiência da proteína homônima, também está associada ao aumento de depressão e ansiedade, com menor qualidade de vida nos indivíduos acometidos por esses transtornos psíquicos[27].

Enfim, a púrpura trombocitopênica imune (PTI) é um distúrbio relativamente comum, atingindo até 27 em cada 100 mil adultos[28], e é caracterizada pelo ataque imune às plaquetas e pela diminuição de seu nível no sangue, podendo propiciar sangramentos. O efeito psíquico dessa doença foi menos estudado, porém há maior prevalência de sintomas que impactam a qualidade de vida desses pacientes, como fadiga (89%) e ansiedade (47%)[29]. Esses sintomas têm relação com a doença em si e o medo de sangramentos, mas, também, com o tratamento com corticosteroides e incertezas quanto à resposta ao tratamento[29].

## Anemias carenciais

A anemia é um sintoma que abrange um grupo diverso de doenças, não cabendo englobar todas essas causas subjacentes dentro de um mesmo grupo e relacioná-lo a transtornos psiquiátricos, ainda que exista na literatura a associação entre essas duas condições[30]. Dessa forma, decidimos trazer as anemias carenciais (ferropênica e deficiência de vitamina B12 e ácido fólico) para o foco deste capítulo, por compreender a relevância dessas condições e seu forte impacto na saúde mental.

A anemia por deficiência de ferro, ou ferropênica, atinge 10% da população mundial, sendo o transtorno hematológico mais comum[31]. Existe uma crescente compreensão de que a falta do ferro pode ter impactos negativos na memória e no sono, influindo, também, no comportamento[32], em especial por sua relação com a funcionalidade do glutamato e seu principal receptor (GABA). Dentre as principais consequências da ferropenia na saúde psíquica, vale ressaltar a maior incidência de ansiedade, depressão e transtorno afetivo bipolar (TAB)[33], distúrbios do sono e diminuição da capacidade laboral[34]. Feitas essas considerações, é importante ressaltar que a associação entre ferritina baixa e sintomas psiquiátricos é inexistente em mulheres e extremamente questionável em homens[35]. Outrossim, não existe qualquer estudo comprovando a melhora de sintomas psiquiátricos com a reposição de ferro em pacientes sem anemia e, por fim, o excesso de ferro pode ser deletério para os pacientes[36].

A deficiência de vitamina B12 e de ácido fólico é classicamente associada com distúrbios psiquiátricos[37], em especial a deficiência de folato, ainda que em decorrência de características metabólicas comuns ambas as deficiências se interponham em suas manifestações clínicas. A explicação fisiopatológica reside no acúmulo de metabólitos intermediários como ácido metilmalônico e homocisteína. Depressão é o distúrbio psíquico mais associado com deficiência de folato, e pode preceder as manifestações hematológicas[38]. Ademais, diminuição cognitiva, psicose e confusão também podem se manifestar nessa condição[39]. Em geral, as manifestações psiquiátricas tendem a melhorar com a reposição desses nutrientes[40].

## EFEITOS HEMATOLÓGICOS DE MEDICAÇÕES USADAS NA PSIQUIATRIA

Os efeitos colaterais das medicações chamadas psicotrópicas são amplos, abrangendo a maioria dos sistemas e órgãos humanos. As consequências do uso desses fármacos no sangue e em seus componentes são igualmente diversas[41,42]. Neste capítulo, escolhemos fazer uma abordagem focada nas diferentes classes das medicações utilizadas na psiquiatria e seus respectivos efeitos adversos no que tange à hematologia. É importante notar que os efeitos colaterais chamados "de bula" desses medicamentos se baseiam em notificações após a introdução do fármaco no mercado, porém nem sempre esse efeito tem uma relação tão clara com a droga. Optamos por priorizar aqueles efeitos com base em estudos retrospectivos, prospectivos ou relatos de caso.

### Inibidores seletivos da recaptação da serotonina (ISRS)

Os ISRS compõem a classe mais relevante dentro das medicações utilizadas por pacientes com transtornos psiquiátricos, em decorrência de seu vasto uso. Os efeitos hematológicos já descritos desses medicamentos são incrivelmente numerosos e serão especificados com mais detalhes à frente. No entanto, os efeitos colaterais que envolvem função plaquetária e sangramentos são, de longe, os mais notáveis. Os dois principais fármacos de uso corriqueiro são a sertralina e a fluoxetina, ainda que citalopram, paroxetina e outros sejam abordados recorrentemente em estudos desse tipo[42].

## Leucócitos

A serotonina como hormônio periférico parece desempenhar um efeito importante na regulação da função e do número das células imunes, em especial da linhagem mieloide, ou seja, neutrófilos, monócitos e macrófagos[43,44]. A despeito dessa relação fisiológica, não há uma relação clara entre o uso dessas medicações e as alterações numéricas dessas células, ou mesmo alguma alteração em sua efetividade. Existem alguns relatos de casos relacionando o uso de sertralina e neutropenia (definida por neutrófilos < 1.500/mL; neutropenia grave quando esse número atinge < 500/mL)[45] e um estudo retrospectivo que cita um aumento do número dos linfócitos com redução das demais séries[46].

## Série eritroide

Anemia (níveis de hemoglobina < 12 mg/dL em mulheres e < 13 mg/dL em homens)[47] e depressão já foram associadas, assim como o uso de ISRS e anemia[48], porém não há um mecanismo claro proposto para tal efeito. Inclusive, estudos experimentais sugerem um aumento da eritropoiese com suplementação de serotonina[49]. Um possível efeito seriam sangramentos pelo trato gastrointestinal (TGI)[48]. Em gestantes, vale ressaltar, o uso de ISRS foi associado com maior risco de anemia no pós-parto, em decorrência de sangramentos[50].

## Plaquetas e hemostasia

A ação principal dos ISRS é a inibição do receptor 5-HTT, responsável pela reabsorção da serotonina para o meio intracelular, tanto nos neurônios quanto nas plaquetas[51]. As plaquetas são o mais importante reservatório de serotonina extraneuronal[52], por meio de seus grânulos densos. A serotonina (ou 5-HT) é um componente fundamental na atividade plaquetária e na hemostasia, amplificando a ativação dessas células, promovendo vasoconstrição e participando da agregação das plaquetas[53].

Dentro dessa perspectiva fisiológica, imaginou-se que o uso dos ISRS poderia ter alguma implicação na hemostasia primaria, hipótese que se demonstrou acertada do ponto de vista clínico[51]. Os testes de agregação plaquetária, por exemplo, se alteram substancialmente quando realizados em pacientes utilizando essas medicações: tanto a secreção como a agregação em ADP e colágeno diminuem[53].

Diversos relatos de casos associaram o uso dos ISRS com manifestações hemorrágicas nos anos 1990, dando origem a estudos prospectivos e retrospectivos subsequentes que encontram associações bem estabelecidas entre o uso dessas medicações e sangramento aumentado[51,54].

A integração entre ISRS, anticoagulantes orais diretos (DOAC) e antiagregantes plaquetários demonstrou-se perigosa no sentido de aumento de episódios de sangramento maior – em especial no TGI[54,55], o que não foi demonstrado com o uso concomitante de AINE. O manejo perioperatório dos inibidores seletivos da recaptação da serotonina ainda é incerto, com resultados conflitantes em diferentes estudos[56, 57]. Por fim, os ISRS podem causar, ainda que raramente, trombocitopenia.

## Antidepressivos duais e tricíclicos

Os antidepressivos duais e tricíclicos têm ação menos específica do que os inibidores seletivos da recaptação da serotonina, agindo também nos receptores de recaptação da norepinefrina[42]. Os efeitos hematológicos desses fármacos são menos elucidados. No entanto, muitos dos estudos que abarcam os ISRS também incluíram os duais ou tricíclicos, em especial a mirtazapina e a duloxetina, em suas análises. Pode-se concluir, portanto, que muitas das manifestações anteriormente descritas na sessão dos ISRS se aplicam a essas duas classes adicionais[58]. Devemos pontuar que existem dois efeitos mais específicos dos antidepressivos tricíclicos que, apesar de raros, podem ser clinicamente relevantes: a agranulocitose (definida pela contagem de neutrófilos menor do que 500/mL e a ausência de precursores dessa linhagem na medula) e a eosinofilia. Essa classe também está mais associada à trombocitopenia.

## Antipsicóticos

A classe dos antipsicóticos é uma das mais antigas dentre as usadas na psiquiatria[41], e esses fármacos são implicados de forma contundente em manifestações hematológicas, em especial na indução de citopenias. Existe uma tendência maior dos medicamentos de segunda geração em causar essas alterações, porém todos podem ser associados. Dentro dessa classe, a clozapina é a droga que mais tem efeitos colaterais hematológicos[61].

### Leucócitos

A diminuição dos glóbulos brancos é um efeito relativamente raro dos antipsicóticos, porém de extrema relevância[62]. A diminuição dos neutrófilos representa a preocupação mais iminente nesse contexto, com mortalidade de 5%[63]. A clozapina tem chance de 3% de causar essa alteração[64], muitas vezes de forma assintomática a princípio, criando a necessidade de se monitorar os níveis dos neutrófilos periodicamente. Caso neutropenia grave (neutrófilos < 500/mL) seja flagrada, o medicamento deve ser cessado e algumas fontes indicam iniciar antibióticos de forma profilática até que os níveis se normalizem. Outras gerações de antipsicóticos também foram relacionadas com essa manifestação[65]. Episódios de leucocitose, ou seja, elevação no número das "células brancas", já foram relatados, porém são mais raros[61].

#### Linhagem eritroide

Anemia é um efeito referido por alguns estudos retrospectivos e relatos de caso no uso desses fármacos[61]. Um mecanismo distinto é descrito para os antipsicóticos atípicos, que podem ser implicados na anemia ferropriva por alterações no metabolismo desse elemento, qual seja a supressão do gene *HFE* e diminuição da transferrina, com consequente aumento do ferro extracelular[66]. Existem, também, relatos de anemia hemolítica, tanto autoimune quanto por estresse oxidativo (associada, p. ex., com deficiência de G6PD), relacionada com essa classe de fármacos[67].

#### Plaquetas e hemostasia

Os antipsicóticos estão associados tanto à plaquetopenia (definida por plaquetas < 150.000/μL) quanto a distúrbios na função plaquetária[68,69]. Esses efeitos, porém, são raros, e pouco foi estudado sobre sua consequência clínica.

### Estabilizadores do humor

Os dois principais representantes dos chamados "estabilizadores do humor" são o lítio e o ácido valproico. Essas duas drogas são notavelmente diferentes entre si: o ácido valproico, ou valproato, é uma medicação da classe dos anticonvulsivantes, enquanto o lítio é um sal natural com diversos efeitos, porém não utilizado como anticonvulsivante. Curiosamente, ambas têm em comum uma série de efeitos hematológicos, ainda que opostos entre si (primeiro artigo). Vale ressaltar que a toxicidade do valproato está mais presente em concentrações acima de 200 μg/mL[70].

#### Leucócitos

O valproato é uma medicação vastamente implicada em pancitopenias, incluindo leucopenia[71]. Além dessa alteração quantitativa, essa medicação também é associada com alterações morfológicas dos neutrófilos na forma Pelger-Huet[72]. O lítio, por outro lado, tem associação histórica com a indução do hormônio G-CSF, responsável pela proliferação dessa linhagem de células, podendo, então, causar leucocitose[73].

### Linhagem eritroide

O ácido valproico, novamente, está implicado na supressão da série eritroide. Além da diminuição da hemoglobina (anemia), esse medicamento também pode provocar macrocitose, ou seja, aumento do volume corpuscular médio para além de 94[72]. A associação do lítio com alterações dessa linhagem não é bem estabelecida[74], ainda que exista uma conexão entre esse fármaco e a anemia aplástica[75].

### Plaquetas e hemostasia

No caso da hemostasia, o ácido valproico apresenta notáveis efeitos colaterais. A trombocitopenia, ou plaquetopenia, é um efeito bem descrito desse medicamento[74]. Além de alterar a contagem de plaquetas, há também uma redução no fator de Von Willebrand e no fibrinogênio. Não há, contudo, uma correlação clara entre esse medicamento e sangramentos[70]. No caso do lítio, o efeito esperado seria o oposto, já que há uma tendência à estimulação da hematopoiese com esse fármaco, porém existem relatos de trombocitopenia associando esse sal como causa[76].

## Benzodiazepínicos

Os benzodiazepínicos são uma das classes mais utilizadas pelos médicos em geral quando se trata de distúrbios ansiosos e do sono. Os efeitos hematológicos dessa classe de medicação, no entanto, são escassos. Aparentemente, existe uma atividade dos benzodiazepínicos na diminuição de superóxidos pelos neutrófilos, podendo indicar uma possível diminuição em sua atividade[77]. Existem relatos correlacionando o clonazepam com um caso de pancitopenia transitória[78]. Alguns poucos relatos tratam sobre trombocitopenia imune ocasionada pelo uso dos benzodiazepínicos[79]. Por fim, o alprazolam parece modificar a estrutura da hemoglobina e diminuir sua afinidade por $O_2$, porém as implicações práticas desse achado são incertas[80].

## REFERÊNCIAS BIBLIOGRÁFICAS

1. Instituto Nacional de Câncer (INCA). Síntese de resultados e comentários; 2023. Disponível em: https://www.gov.br/inca/pt-br/assuntos/cancer/numeros.
2. Hartung TJ, Brähler E, Faller H, Härter M, Hinz A, Johansen C, et al. The risk of being depressed is significantly higher in cancer patients than in the general population: prevalence and severity of depressive symptoms across major cancer types. Eur J Cancer. 2017;72:46-53.
3. Kuczmarski TM, Roemer L, Odejide OO. Depression in patients with hematologic malignancies: The current landscape and future directions. Blood Rev. 2024;101182.
4. Russell K, Moghaddam N, Tickle A. Examining anxiety and depression in haematology cancer patients in ongoing treatment and under watchful waiting: A systematic review and meta-analysis. Eur J Cancer Care. 2022;31(6):e13678.

5. Kuczmarski TM, Jaung T, Mancuso CE, Mozessohn L, Roemer L, Abel GA, Odejide OO. Precancer and cancer-associated depression and anxiety among older adults with blood cancers in the United States. Blood Advances. 2022;6(4):1126-1136.
6. Clinton-McHarg T, Carey M, Sanson-Fisher R, Tzelepis F, Bryant J, Williamson A. Anxiety and depression among haematological cancer patients attending treatment centres: prevalence and predictors. J Affect Dis. 2014;165:176-181.
7. Boyes AW, Clinton-McHarg T, Waller AE, Steele A, D'Este CA, Sanson-Fisher RW. Prevalence and correlates of the unmet supportive care needs of individuals diagnosed with a haematological malignancy. Acta Oncologica. 2015;54(4):507-514.
8. Steel Z, Marnane C, Iranpour C, Chey T, Jackson JW, Patel V, Silove D. The global prevalence of common mental disorders: a systematic review and meta-analysis 1980-2013. Int J Epidemiol. 2014;43(2):476-493.
9. Sherrill C, Smith M, Mascoe C, Bigus E, Abbitt D. Effect of treating depressive disorders on mortality of cancer patients. Cureus. 2017;9(10).
10. Davies EA, Wang YH. Could improving mental health disorders help increase cancer survival?. Lancet Haematol. 2023;10(7):e482-e484.
11. Brett J, Henshall C, Dawson P, Collins GP, Ehlers A, Mitchell-Floyd T, et al. Examining the levels of psychological support available to patients with haematological cancer in England: a mixed methods study. BMJ open. 2023;13(2):e060106.
12. Russell K, Moghaddam N, Tickle A. Examining anxiety and depression in haematology cancer patients in ongoing treatment and under watchful waiting: A systematic review and meta-analysis. Eur J Cancer Care. 2022;31(6):e13678.
13. Ministério da Saúde. Indicadores do programa nacional de triagem neonatal. Brasília, DF: 2007. Disponível em http://dtr2001.saude.gov.br/editora/produtos/livros/genero/livros.htm.
14. Benton TD, Boyd R, Ifeagwu J, Feldtmose E, Smith-Whitley K. Psychiatric diagnosis in adolescents with sickle cell disease: a preliminary report. Current Psychiatry Rep. 2011;13:111-115.
15. Barreto FJN, Cipolotti R. Sintomas depressivos em crianças e adolescentes com anemia falciforme. J Bras Psiquiatria. 2011;60:277-283.
16. Lorencini GRF, Paula KMP. Perfil comportamental de crianças com anemia falciforme. Temas em Psicologia. 2015;23(2):269-80.
17. Levenson JL. Psychiatric issues in adults with sickle cell disease. Primary Psychiatry. 2008;15(5).
18. Hasan SP, Hashmi S, Alhassen M, Lawson W, Castro O. Depression in sickle cell disease. J National Med Assoc. 2003;95(7):533.
19. Haematology TL. Thrombosis and mental health. Lancet Haematol. 2022;9(8):e547.
20. Pastori D, Cormaci VM, Marucci S, Franchino G, Del Sole F, Capozza A, et al. A comprehensive review of risk factors for venous thromboembolism: from epidemiology to pathophysiology. Int J Molecular Sciences. 2023;24(4):3169.
21. Hunter R, Noble S, Lewis S, Bennett P. Long-term psychosocial impact of venous thromboembolism: a qualitative study in the community. BMJ Open. 2019;9(2):e024805.
22. Gkena N, Kirgou P, Gourgoulianis KI, Malli F. Mental health and quality of life in pulmonary embolism: a literature review. Adv Respir Med. 2023;91(2):174-184.
23. Hoirisch-Clapauch S, Nardi AE, Gris JC, Brenner B. Coagulation and mental disorders. Rambam Maimonides Med J. 2014;5(4).
24. Al-Huniti A, Reyes Hernandez M, Ten Eyck P, Staber JM. Mental health disorders in haemophilia: systematic literature review and meta-analysis. Haemophilia. 2020;26(3):431-442.
25. Iannone M, Pennick L, Tom A, Cui H, Gilbert M, Weihs K, et al. Prevalence of depression in adults with haemophilia. Haemophilia. 2012;18(6):868-74.

26. García-Dasí M, Aznar JA, Jiménez-Yuste V, Altisent C, Bonanad S, Mingot E, et al. Adherence to prophylaxis and quality of life in children and adolescents with severe haemophilia A. Haemophilia. 2015;21(4):458-464.
27. Roberts JC, Kulkarni R, Kouides PA, Sidonio Jr RF, Carpenter SL, Konkle BA, et al. Depression and anxiety in persons with Von Willebrand disease. Haemophilia. 2023;29(2):545-554.
28. Mititelu A, Onisâi MC, Roşca A, Vladareanu AM. Current understanding of immune thrombocytopenia: a review of pathogenesis and treatment options. International Journal of Molecular Sciences. 2024;25(4):2163.
29. Kruse A, Kruse C, Potthast N, Milligan K, Bussel JB. Mental health and treatment in patients with immune thrombocytopenia (ITP); Data from the Platelet Disorder Support Association (PDSA) Patient Registry. Blood. 2019;134:2362.
30. Hosseini SR, Zabihi A, Ebrahimi SH, Amiri SRJ, Kheirkhah F, Bijani A. The prevalence of anemia and its association with depressive symptoms among older adults in north of Iran. Journal of Research in Health Sciences. 2018;18(4):e00431.
31. Grosbois B, Decaux O, Cador B, Cazalets C, Jego P. Human iron deficiency. Bulletin de l'Academie Nationale de Medecine. 2005;189(8):1649-63.
32. Kim J, Wessling-Resnick M. Iron and mechanisms of emotional behavior. J Nutritional Biochemistry. 2014;25(11):1101-7.
33. Chen MH, Su TP, Chen YS, Hsu JW, Huang KL, Chang WH, et al. Association between psychiatric disorders and iron deficiency anemia among children and adolescents: a nationwide population-based study. BMC Psychiatry. 2013;13:1-8.
34. Haas JD, Brownlie IV T. Iron deficiency and reduced work capacity: a critical review of the research to determine a causal relationship. J Nutrition. 2001;131(2):676S-690S.
35. Yi S, Nanri A, Poudel-Tandukar K, Nonaka D, Matsushita Y, Hori A, et al. Association between serum ferritin concentrations and depressive symptoms in Japanese municipal employees. Psychiatry Res. 2011;189(3):368-72.
36. Qiu J, Lian F, Fang X. Iron status and mental disorders: a mendelian randomization study. Frontiers in Nutrition. 2022;9:1084860.
37. Bottiglieri T. Folate, vitamin B12, and neuropsychiatric disorders. Nutrition Rev. 1996;54(12):382-90.
38. Hector M, Burton JR. What are the psychiatric manifestations of vitamin B12 deficiency?. J Am Geriatrics Soc. 1988;36(12):1105-12.
39. Sahu P, Thippeswamy H, Chaturvedi SK. Neuropsychiatric manifestations in vitamin B12 deficiency. In Vitamins and hormones, Vol. 119. Academic Press. 2022. pp. 457-70.
40. Liwinski T, Lang UE. Folate and its significance in depressive disorders and suicidality: a comprehensive narrative review. Nutrients. 2023;15(17):3859.
41. Flanagan RJ, Dunk L. Haematological toxicity of drugs used in psychiatry. Human Psychopharmacol: Clin Experimental. 2008;23(S1):S27-S41.
42. Oyesanmi O, Kunkel EJ, Monti DA, Field HL. Hematologic side effects of psychotropics. Psychosomatics. 1999;40(5):414-21.
43. Herr N, Bode C, Duerschmied D. The effects of serotonin in immune cells. Frontiers Cardiovasc Med. 2017;4:48.
44. Gobin V, Van Steendam K, Denys D, Deforce D. Selective serotonin reuptake inhibitors as a novel class of immunosuppressants. Int Immunopharmacol. 2014;20(1):148-156.
45. Akcay E, Yalçin Ö. Sertraline induced severe neutropenia: an adolescent case with the Guillain-Barre syndrome. Klinik Psikiyatri Dergisi-Turkish J Clin Psychiatry. 2021;24(3).
46. Puangsri P, Jinanarong V, Ninla-Aesong P. Impact of antidepressant treatment on complete blood count parameters and inflammatory ratios in adolescents with major depressive disorder. J Psychiatric Res. 2023;157:26-35.

47. Cappellini MD, Motta I. Anemia in clinical practice: definition and classification: does hemoglobin change with aging?. Seminars in Hematology. 2015;52(4):261-9.
48. Vulser H, Lemogne C, Boutouyrie P, Côté F, Perier MC, Van Sloten T, et al. Depression, antidepressants and low hemoglobin level in the Paris Prospective Study III: A cross-sectional analysis. Preventive Med. 2020;135:106050.
49. Amireault P, Hatia S, Bayard E, Bernex F, Collet C, Callebert J, et al. Ineffective erythropoiesis with reduced red blood cell survival in serotonin-deficient mice. Proc National Academy of Sciences. 2011;108(32):13141-6.
50. Lindqvist PG, Nasiell J, Gustafsson LL, Nordstrom L. Selective serotonin reuptake inhibitor use during pregnancy increases the risk of postpartum hemorrhage and anemia: a hospital-based cohort study. J Thrombosis and Haemostasis. 2014;12(12):1986-92.
51. de Abajo FJ. Effects of selective serotonin reuptake inhibitors on platelet function: mechanisms, clinical outcomes and implications for use in elderly patients. Drugs & Aging. 2011;28:345-67.
52. Herr N, Bode C, Duerschmied D. The effects of serotonin in immune cells. Frontiers Cardiovasc Med. 2017;4:48.
53. Halperin D, Reber G. Influence of antidepressants on hemostasis. Dial Clin Neurosci. 2007;9(1):47-59.
54. Rahman AA, He N, Rej S, Platt RW, Renoux C. Concomitant use of selective serotonin reuptake inhibitors and oral anticoagulants and risk of major bleeding: a systematic review and meta-analysis. Thrombosis and Haemostasis. 2023;123(01):054-063.
55. Nochaiwong S, Ruengorn C, Awiphan R, Chai-Adisaksopha C, Tantraworasin A Phosuya, C, et al. Use of serotonin reuptake inhibitor antidepressants and the risk of bleeding complications in patients on anticoagulant or antiplatelet agents: a systematic review and meta-analysis. Ann Med. 2022;54(1):80-97.
56. Xiong GL, Jiang W, Clare RM, Shaw LK, Smith PK, O'Connor CM, et al. Safety of selective serotonin reuptake inhibitor use prior to coronary artery bypass grafting. Clin Cardiol. 2010;33(6):E94-E98.
57. Auerbach AD, Vittinghoff E, Maselli J, Pekow PS, Young JQ, Lindenauer PK. Perioperative use of selective serotonin reuptake inhibitors and risks for adverse outcomes of surgery. JAMA Intern Med. 2013;173(12):1075-81.
58. Lozano PA, Alarabi AB, Garcia SE, Boakye ET, Kingbong HT, Naddour E, et al. The antidepressant duloxetine inhibits platelet function and protects against thrombosis. Int J Mol Sci. 2022;23(5):2587.
59. Noh H, Lee YK, Kang SW, Choi KH, Han DS, Lee HY. Acute eosinophilic pneumonia associated with amitriptyline in a hemodialysis patient. Yonsei Med J. 2001;42(3):357-359.
60. Azadeh N, Kelemen K, Fonseca R. Amitriptyline-induced agranulocytosis with bone marrow confirmation. Clin Lymphoma Myeloma and Leukemia. 2014;14(5):e183-e185.
61. Goswami NN, Gondliya J, Goswami AP. Effects of antipsychotic treatment on haematological parameters of psychotic patients in tertiary care hospital of India. IP Int J Compr Adv Pharmacol. 2023;4(4):131-3.
62. Glocker C, Grohmann R, Burkhardt G, Seifert J, Bleich S, Held T, et al. Antipsychotic drug-induced neutropenia: results from the AMSP drug surveillance program between 1993 and 2016. J Neural Transmission. 2023;130(2):153-163.
63. Pick AM, Nystrom KK. Nonchemotherapy drug-induced neutropenia and agranulocytosis: could medications be the culprit?. J Pharmacy Practice. 2014;27(5):447-452.
64. Nielsen J, Correll CU, Manu P, Kane JM. Termination of clozapine treatment due to medical reasons: when is it warranted and how can it be avoided?. J Clin Psychiatry. 2013;74(6):20799.
65. Duggal HS, Singh I. Psychotropic drug-induced neutropenia. Drugs of Today (Barcelona, Spain: 1998). 2005;41(8):517-526.
66. May M, Barlow D, Ibrahim R, Houseknecht KL. Mechanisms underlying antipsychotic-induced NAFLD and iron dysregulation: a multi-omic approach. Biomedicines. 2022;10(6):1225.

67. Eskildsen MA. Anemia associated with an atypical antipsychotic. Proceedings of UCLA Health. 2020;24.
68. Sahoo S, Singla H, Spoorty M, Malhotra P, Grover S. Thrombocytopenia associated with olanzapine: A case report and review of literature. Indian J Psychiatry. 2016;58(3):339-341.
69. Wu CC, Tsai FM, Chen ML, Wu S, Lee MC, Tsai TC, et al. Antipsychotic drugs inhibit platelet aggregation via P2Y1 and P2Y12 receptors. BioMed Res International. 2016;(1):2532371.
70. Wahba A, Bergez E. Severe pancytopenia induced by Valproic acid. Cureus. 2020;12(10).
71. Acharya S, Bussel JB. Hematologic toxicity of sodium valproate. J Pediatric Hematology/Oncology. 2000;22(1):62-65.
72. Yilmazbaş P, Şenbil N. Hematological side effects of valproate used for the treatment of epilepsy. Namik Kemal Med J. 2021;9(1):39-42
73. Prakash R. A review of the hematologic side effects of lithium. Psychiatric Serv. 1985;36(2):127-8.
74. Tisman G, Wu SJG. Haematological side-effects of lithium. In: Handbook of lithium therapy. Dordrecht: Springer; 1980. p. 338-44.
75. Zaworski J, Delannoy PY, Boussekey N, Thellier D, Georges H, Leroy O. Lithium: one drug, five complications. J Intens Care. 2017;5:1-5.
76. Šakić BO, Dadasović JD. Idiopathic thrombocytopenia side-effect of lithium in a patient with schizophrenia. Klinik Psikofarmakoloji Bulteni-Bull Clin Psychopharmacol. 2013;23(2):180-182.
77. Finnerty M, Marczynski TJ, Amirault HJ, Urbancic M, Andersen BR. Benzodiazepines inhibit neutrophil chemotaxis and superoxide production in a stimulus dependent manner; PK-11195 antagonizes these effects. Immunopharmacol. 1991;22(3):185-194.
78. Bautista-Quach MA, Liao YM, Hsueh CT. Pancytopenia associated with clonazepam. J Hematol Oncol. 2010;3:1-2.
79. Conti L, Gandolfo GM. Benzodiazepine-induced thrombocytopenia: demonstration of drug-dependent platelet antibodies in two cases. Acta haematologica. 1983;70(6):386-388.
80. Maitra S, Saha B, Santra CR, Mukherjee A, Goswami S, Chanda PK, et al. Alprazolam induced conformational change in hemoglobin. Int J Biol Macromol. 2007;41(1):23-29.

# 15

# Transtornos somáticos/funcionais e interconsulta psiquiátrica

Bruna Bartorelli
Antonio Paulo Rinaldi Asciutti

## INTRODUÇÃO

Somatização é um termo amplo que diz respeito à manifestação física de conflitos psíquicos ou questões emocionais, e envolve uma série de fenômenos que vão desde episódios pontuais de manifestações somáticas frente a uma situação estressante e doenças psicossomáticas até quadros graves e incapacitantes, que são os transtornos somáticos propriamente ditos. O termo somatização foi cunhado pelo psiquiatra austríaco Wilhelm Stekel (1868-1940) em 1924, que se referia ao fenômeno como *Organsprache* (idioma dos órgãos, em alemão). Assinala-se a concepção de uma ligação entre questões emocionais e sintomas físicos.

Neste capítulo nos dedicaremos especificamente aos transtornos de sintomas somáticos e transtornos relacionados, também conhecidos como somatoformes. Outras nomenclaturas e termos, algumas vezes pejorativos, são usados para os mesmos quadros: transtornos funcionais, sintomas sem explicação médica, histeria, "piti" e distúrbio neurovegetativo (DNV). A nomenclatura foi mudando ao longo dos anos, assim como os critérios diagnósticos e quadros englobados nesse grupo de transtornos. Atualmente, segundo o DSM-5, contamos com cinco quadros que serão descritos separadamente ao longo deste capítulo (Tabela 1)[1].

São quadros nos quais predominam queixas físicas ou preocupações a respeito da saúde levando a sofrimento importante, comprometimento da funcionalidade e busca incessante por atendimento médico. É importante frisar a questão da organicidade, pois, pelos critérios atuais, não existe a necessidade de que os sintomas não sejam explicados por uma causa orgânica conhecida ou que sejam incompatíveis com a apresentação que se esperaria. O que se leva em consideração para o diagnóstico é como o indivíduo lida com a doença, e não se existe ou não

**Tabela 1** Transtornos somáticos e transtornos relacionados

| |
|---|
| Transtorno de sintomas somáticos |
| Transtorno de ansiedade de doença |
| Transtorno conversivo (transtorno neurológico funcional) |
| Transtorno factício |
| Fatores psicológicos afetando condições médicas |

uma causa orgânica que explique o quadro clínico. Essa mudança visou facilitar o diagnóstico para médicos não psiquiatras, já que os pacientes procuram os mais diversos especialistas por conta de suas queixas, sendo o psiquiatra o último a ser consultado, em geral com muita resistência e por insistência dos outros médicos que não sabem mais o que fazer. Além disso, a ideia de que um sintoma é ou orgânico ou funcional é bastante irreal na prática, pois, na maioria dos casos, há a presença de ambos, sendo muitas vezes impossível delimitar onde começa um e acaba o outro. A dicotomia mente/corpo tem sua utilidade na compreensão teórica do sujeito e de seu adoecer, procurando dividir e esquematizar entre o físico e o emocional, com inúmeros termos utilizados (Figura 1). Profissionais de saúde, pacientes e familiares acabam adotando esse conceito e se privando de uma visão integral do quadro, segmentando o paciente em várias partes e encaminhando-o para diferentes especialistas para o cuidado de cada uma delas. Quando o paciente chega ao psiquiatra já foram anos de queixas, exames, consultas e internações com prejuízo da funcionalidade.

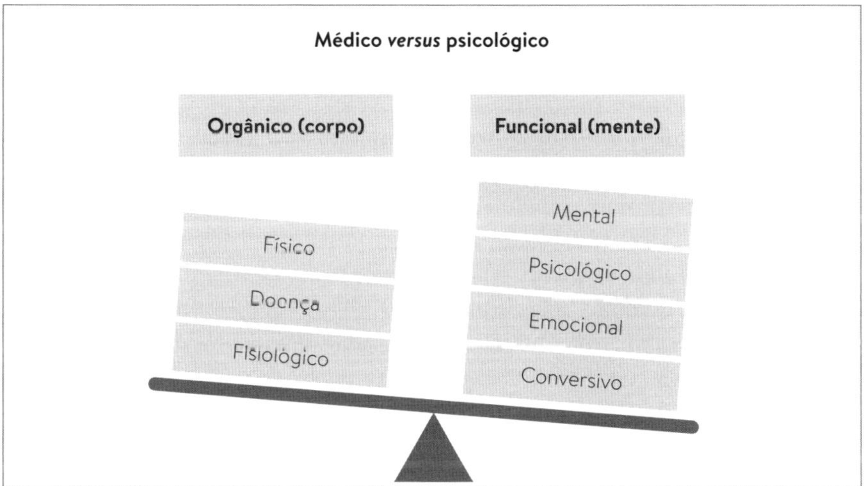


**Figura 1** Dicotomia mente/corpo.

O raciocínio clínico médico é desconstruído nesses quadros, pois diagnóstico e tratamento não se encaixam bem na maneira como compreendemos o adoecer. Normalmente, o paciente procura atendimento com uma queixa e, a partir da anamnese e exame físico, é possível aventar algumas hipóteses diagnósticas. Exames complementares são pedidos para corroborar essas hipóteses e, por fim, chegamos a um diagnóstico e plano terapêutico, que frequentemente alivia os sintomas. Nos transtornos somáticos, isso não acontece como esperado. Muitas vezes, o paciente apresenta inúmeros sintomas desconexos que não podem ser encaixados em uma doença conhecida, e os exames complementares várias vezes são normais ou têm alterações inespecíficas que não explicam a intensidade da queixa. Por serem poliqueixosos e demandantes de uma solução para seu sofrimento, mais exames são pedidos e hipóteses diagnósticas mais raras são pensadas. Geralmente, a resposta ao tratamento é ruim, com pouco alívio das queixas e muitos efeitos colaterais. A relação médico/paciente vai se desgastando pela intensidade das queixas e falta de resposta ao tratamento, até que o mesmo ciclo se inicia com outro profissional[2].

Pacientes com transtornos somáticos circulam pelos serviços de saúde em todas as especialidades e geram gastos voluptuosos com exames e tratamentos desnecessários. Por serem difíceis de manejar e causarem sentimentos ambivalentes nos profissionais, a interconsulta com a psiquiatria é fundamental para auxiliar na condução e no seguimento do tratamento. A principal meta é a identificação precoce dos quadros somáticos para evitar iatrogenia e perda da funcionalidade. Quanto menor o tempo de evolução, melhor o prognóstico.

## DIAGNÓSTICOS

### Transtorno de sintomas somáticos (TSS)

O transtorno de sintomas somáticos caracteriza-se pela presença de um ou inúmeros sintomas físicos, sendo que a dor frequentemente pode ser um deles. Em geral, o paciente apresenta inúmeras queixas e as reporta espontaneamente durante a consulta. Não é raro que já venha com uma lista de sintomas e durante a anamnese responda de forma positiva para muitas das perguntas no interrogatório sobre os diversos aparelhos (ISDA). A história geralmente é confusa, imprecisa e com muitas lacunas. Existe dificuldade em relatar os fatos com coerência e cronologia, tanto para dados biográficos como para a história médica.

Os critérios diagnósticos para TSS estão listados na Tabela 2, sendo importante ressaltar que o principal é a maneira como o paciente lida com a doença, independentemente de haver ou não causa orgânica que justifique o quadro. Não é necessário excluir doença física para o diagnóstico de TSS[3].

**Tabela 2** Transtorno de sintomas somáticos (DSM-5)

| |
|---|
| A. Presença de um ou mais sintomas somáticos que são angustiantes ou provocam prejuízo do cotidiano. |
| B. Pensamentos, sentimentos ou comportamentos excessivos relacionados aos sintomas somáticos ou preocupação com a saúde.<br>1. Pensamentos persistentes e desproporcionais sobre a gravidade dos sintomas.<br>2. Grau elevado e persistente de ansiedade em relação à saúde e aos sintomas.<br>3. Gasto de tempo e energia excessivos com os sintomas ou preocupação com a saúde. |

O diagnóstico é basicamente clínico e o que se observa é uma preocupação desproporcional com as queixas e comprometimento muito maior que o esperado. A vida do paciente vai gradativamente ficando mais restrita e tudo passa a girar em torno da rotina médica. Atividades essenciais como trabalho, vida social e relacionamentos familiar e marital vão dando lugar a uma rotina pautada por consultas, exames e tratamentos. Acontece de as queixas mudarem ao longo da evolução, aparecendo novos sintomas que tomam proporções exageradas. É muito comum haver queixa de cansaço intenso, que impede o engajamento em atividades básicas como cuidar da casa, cozinhar, tomar banho e fazer fisioterapia. O esforço em fazer atividades propostas resulta em dores pelo corpo e necessidade de permanecer de cama por dias, interferindo nas condutas terapêuticas como atividade física, fisioterapia e psicoterapia. Toda a energia está voltada à busca por uma explicação médica e qualquer menção de questões emocionais envolvidas no quadro é veementemente negada. Alguns pacientes apresentam múltiplos sintomas, enquanto outros queixam-se de um sintoma persistente. Muitas vezes, o sofrimento advém não do sintoma em si, mas da ansiedade relacionada a ele[4].

A falta de crítica (ou *insight*) é marcante e o paciente tende a apresentar dificuldade em perceber e nomear afetos, com baixa capacidade de simbolização, pensamento concreto e funcionamento operatório. É o que se denomina alexitimia. Na história de vida do paciente é comum haver dificuldades e traumas precoces como maus-tratos, negligência, abandono e abuso.

O começo dos sintomas acontece na adolescência ou início da vida adulta, frequentemente com queixas menstruais como muita cólica, fluxo intenso e incapacidade de manter as atividades diárias durante esse período. Não há diferença de prevalência entre os gêneros[3]. A idade de início costuma ser antes dos 40 anos[5]. Até o DSM-IV, um dos critérios diagnósticos para transtorno de somatização era início do quadro antes dos 30 anos. Esse critério não existe atualmente, porém é muito atípico o início do quadro após essa idade. Portanto, qualquer paciente com apresentação mais tardia deve ser investigado com mais cuidado, pois pode se tratar de uma doença orgânica. O curso costuma ser crônico com flutuações na intensidade e apresentação dos sintomas.

## Transtorno de ansiedade de doença (TAD)

Como o próprio nome já denota, no TAD existe grande preocupação com a possibilidade de ter uma doença grave. O paciente tende a procurar atendimento médico para realizar consultas e exames e certificar-se de que não há nada de errado com sua saúde. Esse processo acalma momentaneamente sua ansiedade. Hábitos como checar sinais vitais, procurar pelo corpo por sinais de patologia e pesquisar doenças na internet são frequentes. São pacientes muitas vezes conhecidos pelo serviço, pois procuraram insistentemente atendimento médico. Nesse caso, ao contrário dos pacientes com transtorno de sintomas somáticos, não há uma queixa física propriamente dita. Os critérios diagnósticos encontram-se na Tabela 3.

Lendo os critérios diagnósticos é inevitável não pensar na hipocondria e qual seria a diferença com TAD. Na verdade, são sinônimos, mas houve uma mudança no DSM-5 no uso do termo hipocondria por ser considerado pejorativo e com

**Tabela 3** Transtorno de ansiedade de doença (DSM-5)

| |
|---|
| A. Preocupação em ter ou contrair uma doença grave. |
| B. Sintomas somáticos não estão presentes ou, se estiverem, são de intensidade apenas leve. Se uma outra condição médica está presente ou há risco elevado de desenvolver uma condição médica (p. ex., presença de forte história familiar), a preocupação é claramente excessiva ou desproporcional. |
| C. Há alto nível de ansiedade com relação à saúde, e o indivíduo é facilmente alarmado a respeito do estado de saúde pessoal. |
| D. O indivíduo tem comportamentos excessivos relacionados à saúde (p. ex., verificações repetidas do corpo procurando sinais de doença) ou exibe evitação mal-adaptativa (p. ex., evita consultas médicas e hospitais). |
| E. Preocupação relacionada com doença presente há pelo menos 6 meses, mas a doença específica que é temida pode mudar nesse período. |
| F. A preocupação relacionada com a doença não é mais bem explicada por outro transtorno mental, como transtorno de sintomas somáticos, transtorno de pânico, transtorno de ansiedade generalizada, transtorno dismórfico corporal, transtorno obsessivo-compulsivo ou transtorno delirante, tipo somático. |
| Determinar o subtipo:<br>Tipo busca de cuidado: o cuidado médico, incluindo consultas ou realização de exames e procedimentos, é utilizado com frequência.<br>Tipo evitação de cuidado: o cuidado médico raramente é utilizado. |

uma carga negativa. Podemos pensar em um *continuum* de gravidade desses quadros iniciando na hipocondria transitória, muito presente em períodos de epidemias e em estudantes de medicina, seguida do transtorno de ansiedade de doença e, por fim, o transtorno delirante persistente hipocondríaco, quadro mais grave, psicótico, em que a crença é incompatível com a realidade e não removível por argumentação lógica.

O TAD manifesta-se clinicamente em três domínios. O primeiro é o da convicção de doença, ou seja, a crença indissolúvel de ter uma doença grave, impossível de desaparecer mesmo com explicações, exame físico, exames laboratoriais e outros testes. O segundo é o do medo de doença, caracterizado pela preocupação de desenvolver uma condição de saúde, causando sofrimento extremo diante da possibilidade de adoecer. O terceiro é o da preocupação com o corpo, que se manifesta com uma atenção maior a funções fisiológicas, sensações físicas benignas, desconfortos e limitações do corpo[6].

## Transtorno conversivo (TC) ou transtorno neurológico funcional (TNF)

O transtorno neurológico funcional, historicamente conhecido por transtorno conversivo, caracteriza-se pela presença de sintomas neurológicos dos mais variados sem uma doença neurológica orgânica de base que explique o quadro. Nesse caso específico é necessário que uma causa orgânica seja excluída para aquele sintoma em particular, apesar de ser frequente a existência de doenças neurológica e funcional concomitantes (Tabela 4). Quando há doença neurológica estrutural, para o diagnóstico de TC parte dos sintomas não é explicada pelas lesões anatômicas do caso, ou pela fisiopatologia da doença em questão. Em decorrência da alta complexidade, a anamnese e o exame neurológico são fundamentais para um diagnóstico correto, e exames complementares devem ser pedidos criteriosamente, pois podem mais confundir que ajudar.

Pacientes com TNF podem apresentar sintomas variados como paralisias, parestesias, tremor, distonias, alterações da fala, audição, deglutição, memória, sensopercepção, crises convulsivas etc. Muitas vezes, o quadro se instala subitamente após algum fator estressor desencadeante e pode ter curso flutuante ou manter-se cronicamente. São quadros muito importantes na interface da psiquiatria com a neurologia, e a colaboração entre as duas especialidades é fundamental. O ideal é que a interconsulta psiquiátrica seja solicitada com um relatório detalhado do neurologista descrevendo os sinais e manobras realizados durante o exame que demonstram que o quadro é funcional, sem dúvida quanto a causas orgânicas. A observação do paciente além da consulta, na sala de espera ou na enfermaria, pode trazer dados fundamentais para o diagnóstico. É frequente que durante a avaliação o foco no órgão acometido seja maior e que ocorra exacerbação dos

**Tabela 4** Transtorno conversivo (DSM-5)

| |
|---|
| A. Um ou mais sintomas relacionados com alteração da função motora voluntária ou sensorial. |
| B. Achados clínicos evidenciam incompatibilidade entre os sintomas e doenças neurológicas reconhecidas. |
| C. O sintoma ou déficit não pode ser mais bem explicado por outra doença médica ou mental. |
| D. O sintoma ou déficit causa sofrimento clínico significativo ou prejuízo social ou ocupacional. |
| Especificar:<br>1. Tipo de sintoma: fraqueza, paralisia, movimentos anormais, alteração da fala, convulsões, pseudoalucinações, misto.<br>2. Agudo/persistente.<br>3. Com ou sem estressor psicológico. |

sintomas. Quando o paciente está distraído, podemos observar incongruências como usar a mão paralisada para subir na maca ou andar sem fraqueza para ir ao banheiro. São minúcias que auxiliam no diagnóstico.

O diagnóstico precoce é muito importante para a evolução favorável, pois permite que o paciente receba tratamento adequado antes de desenvolver comportamento mal-adaptativo ou alterações orgânicas secundárias ao quadro funcional, como atrofia por desuso e perda da funcionalidade.

Estima-se que até 25% dos pacientes em hospitais gerais tenham sintomas conversivos, 5% atingindo os critérios diagnósticos[7].

## Transtorno factício (TF)

O transtorno factício difere psicopatologicamente dos quadros já descritos, pois a busca por atendimento médico deve-se à produção deliberada de sintomas físicos e/ou psicológicos. São pacientes com alta demanda do sistema de saúde, que ativa e conscientemente falsificam uma doença para obter tratamento.

Existem muitas maneiras de falsificar um quadro, em ordem crescente de gravidade:

- Inventar história falsa: procurar atendimento referindo ter tido um desmaio, relatar episódio de enterorragia ou hematêmese, mentir a respeito de ter câncer ou outra doença grave etc.
- Fingir sintomas: desmaio, convulsões, mal-estar, dor, paralisias, tremor, distonia, confusão mental etc.

- Agravar condição médica preexistente: deixar de usar corretamente medicações para doenças de base para que o quadro desestabilize.
- Provocar sintomas: causar dano a si ativamente pelo uso de medicações ou tóxicos, contaminação de feridas ou alimentos, por exemplo, uso velado de hipoglicemiantes, anticoagulantes, antineoplásicos etc.

O tipo de sintoma falsificado depende do conhecimento médico do paciente, da acessibilidade a medicamentos e da gravidade do quadro. Apesar de serem usados como sinônimos, TF e síndrome de Munchausen não são exatamente a mesma coisa (ver Tabela 5). A síndrome foi descrita pela primeira vez em 1951, por Richard Asher, em um artigo na revista Lancet, que relatava casos de pacientes com múltiplas cirurgias, uso de identidades falsas e evasão do serviço ao serem descobertos. Ele nomeou o quadro em alusão ao militar alemão, Karl Friedrich Hieronymus von Münchhausen (1720 1797), que participou das campanhas russas contra os turcos e, ao retornar, divertia seus colegas com relatos absurdos de episódios que teriam acontecido durante a viagem. São casos mais graves, crônicos, com peregrinação por diversos hospitais, muitas internações, procedimentos invasivos e pseudologia fantástica[8].

A pseudologia fantástica caracteriza-se pela invenção de histórias inverossímeis, mas não totalmente impossíveis, que se repetem ao longo das consultas, às vezes com contradições, nas quais o paciente se apresenta como vítima ou herói. A cada consulta um novo fato é contado de maneira envolvente, entretendo equipe e demais pacientes.

Uma revisão sistemática de 2016 realizada por Yates e Feldman avaliou 455 casos de TF descritos na literatura e encontrou dados muito significativos: 66,2% eram mulheres, 57% profissionais da área da saúde, idade média 34,2 anos e 58,7% optaram em efetivamente provocar sintomas em si próprios. Este último dado revela a gravidade da doença e contradiz dados anteriores que consideravam a minoria dos casos como graves. Interessante notar que em somente 31% dos casos foi possível obter comprovação da fabricação dos sintomas e apenas dois pacientes confessaram fazê-lo[9].

**Tabela 5** Diferenças entre o transtorno factício e a síndrome de Münchhausen

| Transtorno factício | Síndrome de Münchhausen |
|---|---|
| Entre 20 e 30 anos | Entre 30 e 40 anos |
| Inserção social presente | Alta busca por hospitais |
| Presença de acompanhantes | Ausência de acompanhantes e visitantes |
| Comportamento imaturo | Comportamento antissocial |
| Sintomas produzidos em momentos de maior tensão | Vida centrada em manter-se no papel de doente |

Para o diagnóstico de TF é necessário excluir diagnósticos diferenciais, como uma condição clínica, transtorno de sintomas somáticos e simulação[10].

Em contextos de atenção a pacientes menores de idade, principalmente em enfermarias pediátricas, profissionais podem encontrar o transtorno factício por procuração. Trata-se da produção de sintomas artificialmente causados por um cuidador no paciente. Pais e mães podem, por exemplo, administrar medicamentos para produzir efeitos adversos, lesionar intencionalmente as crianças ou falsear sinais clínicos (como aquecendo termômetros). Sufocamento e envenenamento com medicações são os métodos mais utilizados, sendo as drogas mais utilizadas os anticonvulsivantes e os opiáceos. Nesses casos, a pessoa com transtorno factício por procuração é o cuidador, sendo o menor vítima (sem transtorno mental). Essa é uma condição delicada, com alto risco de complicações, e que muitas vezes esbarra em questões ético-legais. Apesar de poder ocorrer até em adolescentes, o mais comum é que as crianças acometidas tenham menos de cinco anos, sendo que a média de idade é de quarenta meses, sem diferença entre os sexos. O transtorno leva de sete a quinze meses para ser diagnosticado, com mortalidade de 10 a 33%. Até 55% das crianças podem apresentar doença física comórbida não provocada, e na história das famílias é frequente a ocorrência de doenças graves e morte em outro filho[11].

## FATORES PSICOLÓGICOS AFETANDO CONDIÇÕES MÉDICAS

Trata-se de uma condição bastante comum em que questões psicológicas ou comportamentais interferem de maneira adversa em uma condição médica. Fatores psicológicos podem, nesse caso, exacerbar condições, promover demora na recuperação, interferir na adesão ao tratamento, ser riscos à saúde ou precipitar sintomas.

## INTENCIONALIDADE E SIMULAÇÃO

Um ponto de muita dúvida para os profissionais de saúde recai sobre a intencionalidade dos pacientes em apresentar sintomas físicos. No TSS e no TC, o paciente não produz o sintoma intencionalmente, a queixa não é "fabricada", simulada ou dissimulada. O sintoma (dor, disfagia, paralisia, cegueira) está presente e gera sofrimento. Com frequência, profissionais tratam como se o paciente "fingisse" o sintoma, para chamar atenção, obter ganhos ou vantagens. Trata-se, na verdade, de um sintoma que existe espontaneamente. No TSS, pode haver uma doença que justifica o sintoma ou o sintoma é funcional (ou seja, não há alterações estruturais que o expliquem). No TC, o sintoma é funcional, por mais que possa haver uma comorbidade neurológica.

Há intencionalidade e produção de sintoma no TF. Essa produção intencional e deliberada não é, contudo, para obter vantagens. O paciente falsifica sintomas para estar no lugar de doente e receber atenção médica, e não para obter comida, vantagens, benefícios sociais ou trabalhistas. O ganho que o paciente obtém nessa posição é inconsciente, e ele não consegue nomear tal satisfação. Quando o sintoma é produzido para obtenção de bens materiais ou trabalhistas, trata-se de simulação. Simulação não é um diagnóstico médico, mas uma condição a ser excluída para o diagnóstico de TF. Após a obtenção da recompensa, a pessoa que simula deixa de apresentar o sintoma, diferentemente do paciente com TF, no qual o sintoma se mantém presente mesmo na ausência de ganhos secundários.

## SINAIS DE ALARME

Na interconsulta, alguns sinais de alarme nos comportamentos e sintomas dos pacientes permitem a suspeita de transtornos de sintomas somáticos e relacionados. Na Tabela 6, estão listados alguns fatores que permitem essa suspeita, na experiência dos autores.

O diagnóstico dos quadros somatoformes é basicamente clínico, por meio de anamnese minuciosa, exame físico, exame neurológico e exames complementares pontuais para a compreensão do caso. Excesso de exames pode confundir mais que esclarecer. Um instrumento simples de rastreio que pode ser facilmente aplicado é o PHQ-15 (*Physical Health Questionnaire*), inventário com quinze perguntas objetivas a respeito da presença e da intensidade de sintomas nas últimas quatro semanas (Tabela 7). A pontuação indica o grau de somatização do paciente, e escores superiores a quinze indicam alto grau de somatização com maior probabilidade de transtornos somáticos, piora da funcionalidade e maior uso do sistema de saúde[12].

## RELAÇÃO MÉDICO-PACIENTE

Pacientes com transtornos somáticos com frequência geram nos profissionais de saúde sentimentos que interferem negativamente no cuidado. Raiva, frustração e impaciência são vividas pelos profissionais diante dos pacientes, que são em geral queixosos e solicitam cuidado de forma intensa. É importante ao profissional reconhecer esses sentimentos e administrá-los para que não sejam tomadas condutas irracionais apenas com base neles (como alta precoce, ausência de atenção a sintomas novos, ausência de analgesia, não investigar queixas etc.). É comum que se use o termo "contratransferência" para nomear os sentimentos que os pacientes geram, positiva ou negativamente, nos profissionais. O termo psicanalítico original é usado de forma diferente, pois refere-se a sentimentos e atitudes inconscientes e que, portanto, não são evidentes ou reconhecíveis.

Tabela 6 Sinais de suspeita de transtornos na interconsulta

| Transtorno | Sinais de alarme |
|---|---|
| Transtorno de sintomas somáticos | Queixas físicas intensas e que causam grande comprometimento |
| | Alta frequência e gravidade de efeitos adversos medicamentosos |
| | Busca constante por atendimento |
| | Dificuldade de nomear emoções |
| | Dificuldade em aceitar que emoções possam se relacionar aos sintomas |
| | Cansaço extremo |
| | Falta de resposta aos tratamentos |
| Transtorno ansioso por doença | Preocupação intensa com gravidade da doença |
| | Realizar ou solicitar muitos exames |
| | Histórico de muitos atendimentos médicos |
| | Pouco conforto após explicação médica |
| | Autochecagem de sinais vitais |
| | Inspeção repetida do corpo à procura de alterações |
| Transtorno conversivo | Sinais incompatíveis ao exame físico |
| | Início de sintomas após situação traumática |
| | Flutuação dos sintomas com distração |
| | Desmaio de olhos fechados |
| | Perda da própria identidade |
| Transtorno factício | Busca constante por atendimento |
| | Queixas incompatíveis com diagnósticos conhecidos |
| | Ausência de acompanhantes ou familiares |
| | Desejo por internação e exames |
| | Comportamento disruptivo na enfermaria |
| | Piora frente à possibilidade de alta |
| | Ameaça equipe de erro médico |
| | Pseudologia fantástica |

Uma postura de cuidado mais positiva pode ser promovida se o profissional mantém em mente que os sintomas do TSS e do TC existem e geram sofrimento, sendo o paciente vítima deles, e não produtor. No TF, por mais que haja produção, o paciente só apresenta aquela maneira de se portar, é refém de estar sempre procurando serviços de saúde, e não o faz para obter algo. Cabe ao profissional entender, no caso de TF, que se vincular ao paciente impede que ele busque mais serviços, submeta-se a exames e procedimentos desnecessários ou exponha-se a riscos médicos.

Tabela 7 PHQ-15

| Nome: ______ Idade: ______ Sexo: ______ Data: ___/___/___ | | | | |
|---|---|---|---|---|
| Se o questionário estiver sendo preenchido por acompanhante, qual o grau de parentesco? ______ | | | | |
| Quantas horas por semana você passa em média com o paciente? ______ | | | | |
| Durante as últimas 4 semanas, quanto você foi incomodado pelos sintomas abaixo? | | | | |
| | Nada (0) | Um pouco (1) | Muito (2) | Escore |
| 1. Dor de estômago | | | | |
| 2. Dor nas costas | | | | |
| 3. Dor nos braços, pernas ou articulações (joelhos, quadris etc.) | | | | |
| 4. Cólica menstrual ou outros problemas relacionados à menstruação Somente mulheres | | | | |
| 5. Dores de cabeça | | | | |
| 6. Dor no peito | | | | |
| 7. Tontura | | | | |
| 8. Sensação de desmaio | | | | |
| 9. Palpitação, coração acelerado | | | | |
| 10. Falta de ar | | | | |
| 11. Dor ou dificuldades durante o ato sexual | | | | |
| 12. Prisão de ventre, intestino solto ou diarreia | | | | |
| 13. Náusea, gases, ou indigestão | | | | |
| 14. Cansaço ou falta de energia | | | | |
| 15. Dificuldade para dormir | | | | |
| Escore total: | | | | |

## MANEJO

O tratamento e o acompanhamento dos pacientes com transtornos somatoformes na interconsulta têm alguns pilares principais: comunicação e abordagem diagnóstica, prevenção de iatrogenias, ligação (encaminhamento) com serviços de psiquiatria e psicoterapia, e tratamento de comorbidades psiquiátricas.

Após realizado o diagnóstico em questão, é importante realizar a comunicação diagnóstica não só para o paciente e familiares, mas também para os profissionais da equipe. É importante que a comunicação valide o sofrimento, e não o coloque como "fruto da cabeça" ou "psicológico". No caso do TSS, vale dizer que a preocupação com os sintomas é intensa, ou que "aquela dor/sintoma parece fazer o paciente sofrer muito". Nunca se deve dizer que o sintoma não existe, que o paciente o está inventando ou que é um "piti". No caso do TAD, a validação se dá com falas como "você parece bastante preocupado em estar doente". O sintoma que traz o paciente com TAD para atendimento deve ser investigado, com anamnese e exames complementares, para que o paciente perceba que está sendo levado a sério. Em pacientes com TC, usar termos como "sintoma psicológico" ou "emocional" pode ser conflituoso. Preferem-se termos como "doença funcional" *versus* "doença estrutural". Ao explicar para o paciente, pode-se dizer que o sintoma existe não por alguma causa que os exames conseguem ver, mas por uma causa que não conseguimos medir. No TF, a comunicação diagnóstica deve ser feita muito cuidadosamente, visando reconhecer a vontade do paciente de obter atenção médica e recomendar acompanhamento por psiquiatras para abordar essa vontade.

Como pacientes somáticos apresentam muitas queixas ou demandas de investigação, devem-se evitar procedimentos e medicações desnecessários. A prescrição de opioides, por exemplo, para pacientes com TSS doloroso é contraindicada, visto não gerar alívio da dor e apresentar riscos consideráveis. Isso vale para procedimentos invasivos de controle álgico. Um segundo ponto a se evitar é a investigação extensa com exames complementares. Pacientes em que há suspeita de transtornos somáticos não devem ser investigados com o mesmo rigor do que aqueles sem essa suspeita, pois exames pedidos incorretamente reforçam a centralidade dos sintomas e podem encontrar alterações que sejam interpretadas pelos pacientes e profissionais como sinais de doença.

O acompanhamento de pacientes com transtornos de sintomas somáticos deve ser realizado por psiquiatras e psicólogos, para minimizar os danos à saúde e trabalhar as condições emocionais envolvidas nos sintomas. Assim, um dos enfoques da interconsulta é, idealmente, a vinculação do paciente a esses profissionais. Isso sempre deve ser sugerido e incentivado de forma validante e cautelosa, para evitar que o paciente se sinta diminuído por suas queixas. A alta da clínica de origem não deve ocorrer, pois mesmo que não exista causa orgânica é importante manter o atendimento regular para acompanhar a evolução do quadro e reassegurar o paciente de que está tudo bem fisicamente. A tendência em encaminhar para a psiquiatria e dar alta imediatamente surte efeitos negativos para o paciente, que se sente desacreditado e desamparado, acabando por procurar um novo serviço para investigar novamente sua queixa. O papel do psiquiatra, muitas vezes, é de tolerar a incerteza diagnóstica e acompanhar a evolução a longo prazo[5]. O acompanhamento psiquiátrico e psicológico por tempo prolongado é fator de melhor prognóstico[13].

Além do olhar sobre questões emocionais relacionadas aos sintomas físicos, deve-se atentar para sintomas depressivos, ansiosos, uso de medicações, uso de álcool e ideação suicida[4].

## SOLICITAÇÃO DE INTERCONSULTA

O acompanhamento de pacientes com TSS, TAD, TC e TF deve ser feito sempre que possível também por psiquiatras, além da equipe principal. Os objetivos do acompanhamento psiquiátrico são o estabelecimento de vínculo, a validação do sofrimento com os sintomas, o fornecimento progressivo de crítica sobre questões emocionais, a prevenção de iatrogenia e a identificação e o manejo de situações de risco (como suicídio, abuso de substâncias, agressividade e repercussões ético-legais). Dessa forma, recomenda-se sempre solicitar interconsulta psiquiátrica para pacientes internados com essas condições.

O pedido de interconsulta para a psiquiatria deve conter o máximo de informações sobre o caso, de maneira concisa e que permita ao psiquiatra avaliar qual é a questão principal a ser abordada. Sugere-se que, no pedido, haja as seguintes informações:

- Diagnósticos prévios e de tratamento crônico.
- Sintoma físico do qual o paciente se queixa, há quanto tempo ele se queixa do sintoma (preferencialmente com a idade de início), se o sintoma é compatível com doença conhecida, se o sintoma muda com o passar do tempo.
- No caso de TNF explicitar dados positivos do exame neurológico que indiquem o diagnóstico: sinal de Hoover, marcha não econômica, tremor com variação de frequência e direção etc.
- Se o paciente busca serviços de saúde com frequência e qual sua demanda.
- Uso de substâncias, opioides, benzodiazepínicos, estimulantes e medicamentos que possam causar dependência.
- Presença de acompanhantes e familiares, e a postura que eles têm diante do caso.

Idealmente, toda solicitação de interconsulta termina com uma dúvida ou direcionamento, como "desejo saber se o paciente preenche critério para TSS" ou "como comunicar o paciente que o sintoma é funcional?". Essa dúvida, com as informações listadas, permite ao psiquiatra compreender a maneira como irá conduzir a entrevista com o paciente e as condutas a serem tomadas.

## CONCLUSÃO

Transtornos somáticos são causa frequente de busca de atendimento médico em pronto atendimento e unidades de internação por cursarem com queixas físicas intensas e incapacitantes, sendo um ponto de intersecção entre a psiquiatria, a neurologia e outras especialidades médicas. O manejo desses casos requer abordagem interdisciplinar, e o papel da interconsulta psiquiátrica é fundamental para orientar pacientes, familiares e profissionais envolvidos a respeito do diagnóstico e da condução do tratamento.

## REFERÊNCIAS BIBLIOGRÁFICAS


1. American Psychiatric Association. Manual diagnóstico e estatístico de transtornos mentais. 5.ed. Artmed, 2014.
2. Van den Bergh O, Witthöft M, Petersen S, Brown RJ. Symptoms and the body: taking the inferential leap. Neurosci Biobehav Rev. 2017;74(Pt A):185-203.
3. Löwe B, Levenson J, Depping M. Somatic symptom disorder: a scoping review on the empirical evidence of a new diagnosis. Psychol Med. 2022;52(4):632-48.
4. Henningsen P. Management of somatic symptom disorder. Dialogues Clin Neurosci. 2018;20(1):23-31.
5. Semple D, Smyth R. Oxford handbook of psychiatry. Oxford University Press, 2019.
6. Scarella TM, Boland RJ, Barsky AJ. Illness anxiety disorder: psychopathology, epidemiology, clinical characteristics, and treatment. Psychosom Med. 2019;81(5):398-407.
7. Feinstein A. Conversion disorder. Continuum: Lifelong Learning in Neurology. 2018.
8. Asher R. Munchhausen's syndrome. Lancet, 1951;1(6650):339-41.
9. Yates GP, Feldman MD. Factitious disorder: a systematic review of 455 cases in the professional literature. Gen Hospital Psychiatry. 2016;41:20-28.
10. Tatu L, Aybek S, Bogousslavsky J. Munchausen syndrome and the wide spectrum of factitious disorders. Front Neurol Neurosci. 2018;42:81-6.
11. Bass C, Glaser D. Early recognition and management of fabricated or induced illness in children. Lancet. 201419;383(9926):1412-21.
12. Kocalevent RD, Hinz A, Brähler E. Standardization of a screening instrument (PHQ-15) for somatization syndromes in the general population. BMC Psychiatry. 2013;13:91.
13. Eastwood S, Bisson JI. Management of factitious disorders: a systematic review. Psychother Psychosom. 2008;77(4):209-18.
14. Arnáez S, García-Soriano G, López-Santiago J, et al. Illness-related intrusive thoughts and illness anxiety disorder. Psychol Psychother. 2021;94(1):63-80.
15. O'Neal M, Baslet G. Treatment for patients with a functional neurological disorder (conversion disorder): an integrated approach. Am J Psychiatry. 2018;175(4):307-14.
16. Abeln B, Love R. An overview of Munchausen syndrome and Munchausen syndrome by proxy. Nurs Clin North Am. 2018;53(3):375-84.
17. Bartorelli B, Ohki FYC, Macaya DAM. Transtorno de sintomas somáticos e transtornos relacionados. In: Clínica psiquiátrica volume 2: as grandes síndromes psiquiátricas. Barueri: Manole; 2021.
18. Bartorelli B, Betbedé A, Mayrink C, et al. Tratamento dos transtornos dissociativos, somáticos e relacionados. In: Clínica psiquiátrica volume 3: a terapêutica psiquiátrica. Barueri: Manole; 2021.

# 16

# Teleconsulta em psiquiatria

Vanessa Favaro

## INTRODUÇÃO

Apesar de novas tecnologias de comunicação existirem desde a década de 1950 e serem testadas na medicina, o uso intensivo desses meios para acessar o paciente só se deu durante a pandemia do vírus SARS-CoV-2. No momento em que o isolamento social se tornou imperativo, os profissionais de saúde buscaram um modo de manter a continuidade do acompanhamento sem que houvesse a interrupção total do contato com pacientes e familiares. No caso da interconsulta em psiquiatria, muitas vezes a proteção do próprio psiquiatra ou a coleta de informações com os familiares poderiam ser o motivo do contato remoto, pois os pacientes com sintomas respiratórios estavam internados em ambientes de muita contaminação viral, exigindo a distância entre as pessoas.

Com a vacinação em massa e a diminuição do perigo biológico, foram observadas facilidades do cuidado que poderiam persistir de forma a romper barreiras geográficas que não fazem mais sentido no momento atual, considerando a disponibilidade da comunicação a distância não só para as instituições e os médicos, mas também para o paciente. A grande popularização de celulares e da internet foi a principal causa de comunicação sem precedentes entre pessoas em vários lugares do mundo. No Brasil, 86,5% das pessoas têm celular e a internet cobre 86,6% dos domicílios[2].

Há, na atualidade, a intenção de compreender com maior profundidade os usos e as limitações de tecnologias de comunicação na psiquiatria e na medicina em geral, com possibilidade de mudanças permanentes na forma como os serviços de saúde são disponibilizados.

## TELEINTERCONSULTA EM PSIQUIATRIA

A vasta abrangência da interconsulta psiquiátrica faz com que se imaginem vários cenários possíveis de uso das tecnologias da comunicação. A teleinterconsulta se mostra favorável ao considerarmos o tamanho continental do nosso país e pela disponibilidade de especialistas principalmente em grandes centros populacionais, em detrimento às regiões mais ermas. A possibilidade de avaliação de casos complexos em pacientes com doenças físicas[3] é de grande ajuda para o clínico que assume o paciente nessas localizações e sob esse tipo de necessidade.

Em algumas situações específicas também podemos imaginar que a teleinterconsulta possa ser recomendada ao invés da interconsulta presencial:

- Nos casos de necessidade de isolamento do paciente por doenças contagiosas e imunossupressão, considerando que é possível haver novas pandemias com as mudanças climáticas que o mundo enfrenta[4].
- Como opção para serviços de saúde distantes dos grandes centros, poupando recursos de deslocamento ao enviar o paciente para um local em que haja especialista.
- Para conversar com as famílias de pacientes e obter informações relevantes em casos nos quais isso seria inviável por impedimento ou inconveniente do deslocamento[6].
- Pacientes com problema de mobilidade que apresentam comorbidades clínicas e psiquiátricas.
- Como matriciamento, para as equipes de saúde da atenção primária, ao permitir que os casos permaneçam sendo acompanhados pelo médico de referência do paciente apoiado pelo psiquiatra. Esse modelo colaborativo amplia o alcance dos serviços de saúde mental e pode trazer benefícios aos pacientes antes impossíveis de serem alcançados[5].

A teleinterconsulta foi disciplinada pelo Conselho Federal de Medicina como uma das modalidades de telemedicina na Resolução CFM 2.314/2022.

> Art. 7º A teleinterconsulta é a troca de informações e opiniões entre médicos, com auxílio de TDICs (Tecnologias digitais, de informação e de comunicação) com ou sem a presença do paciente, para auxílio diagnóstico ou terapêutico, clínico ou cirúrgico.
> Parágrafo único. O médico assistente responsável pela teleinterconsulta deverá ser, obrigatoriamente, o médico responsável pelo acompanhamento presencial. Os demais médicos envolvidos só podem ser responsabilizados por seus atos.

A regulamentação tenta organizar as responsabilidades envolvidas na interconsulta, privilegiando o atendimento presencial. Do ponto de vista ético, tanto o paciente quanto os médicos envolvidos podem se recusar a usar essa modalidade, caso se sintam desconfortáveis com seu uso. Além disso, o atendimento presencial ainda é o modelo assistencial padrão, sendo auxiliado pela teleinterconsulta, mas não substituído.

A comunicação síncrona, ou seja, por telefone ou videoconferência, na qual ambos os participantes estão trocando informações simultaneamente, é a mais estudada até o momento. A comunicação assíncrona (não acontece em tempo real, as informações são acessadas em momentos distintos daquele em que são enviadas: e-mail, mensagens de texto, WhatsApp® etc.) é passível de dúvidas maiores, uma vez que tem um formato mais distante do que conhecemos por interconsulta. Além disso, dá margem a maiores problemas de mau entendimento e falhas de comunicação, pois necessita de objetividade e clareza que nem sempre estão presentes como atributos do discurso escrito, o qual perde a comunicação não verbal como auxílio.

É importante que haja treinamento dos profissionais envolvidos para garantir a qualidade do atendimento. Tanto habilidades técnicas quanto práticas necessárias para realizar a teleinterconsulta são discutidas de antemão. Quanto mais estudos forem realizados nessa área, maior segurança será disponibilizada.

Alguns aspectos organizacionais, de suporte administrativo e de financiamento podem ser impeditivos para o uso de teleinterconsulta. A necessidade de treinamento prévio à realização da tele também é apontada como fundamental para dar mais segurança ao clínico sobre seu uso[7]. A idade do paciente não foi um problema para a realização da teleinterconsulta, ao contrário do que a intuição poderia sugerir, pois pacientes mais velhos conseguiram lidar bem com as demandas da videoconferência, possivelmente porque já utilizam essas ferramentas em seu dia a dia[1]. A satisfação e a sensação de apoio e de resolutividade das equipes é muito satisfatória com tele[5].

A preocupação com o suporte à relação médico-paciente, a impossibilidade de realizar exame físico, especialmente nos casos de *delirium*, as falhas na privacidade do paciente no atendimento a distância e o menor acesso ao cuidado exatamente em populações de menor nível socioeconômico são questões relevantes que precisam ser abordadas ativamente quando se amplia o acesso por telemedicina.

## CONCLUSÃO

A despeito de maior extensão do uso de tecnologias digitais para atendimento ao paciente, é relevante avaliar caso a caso qual o maior benefício para ele em termos de segurança do cuidado, a preferência do profissional e a do paciente, e a qualidade da interação. A interconsulta presencial pode trazer maior proximidade com o paciente e com as equipes assistenciais de outras especialidades, levando a imaginar um cenário futuro no qual a teleinterconsulta seja uma das ferramentas a serem utilizadas para o benefício do paciente de maneira sinérgica ao atendimento presencial, e não substitutiva[5].

A grande experiência que foi realizada nos anos 2020 a 2023, de modo forçado, mostrou que em várias situações a teleinterconsulta auxiliou de modo adequado na melhor assistência ao paciente, sem perda de dados relevantes para diagnóstico, orientação e tratamento adequados.

A comunicação assíncrona, apesar de muito nova historicamente, será cada vez mais estudada para uso como instrumento de auxílio às atividades médicas.

## REFERÊNCIAS BIBLIOGRÁFICAS

1. Cheung SG, Capote J, Fan W, Mishkin AD. Pilot assessment of patient and provider characteristics associated with satisfactory consultation-liaison telepsychiatry encounters. J Acad Consult Liaison Psychiatry. 2021;62(6):582-587.
2. Digital Brazil 2024: navegue pelos dados e insights. 2024. Disponível em: https://globalad.com.br/blog/digital-brazil-2024-navegue-pelos-dados-e-insights/.
3. Goodman ZS, Gardner SM, Rustad JK, Finn CT, Landsman HS, Ho PA. Using academic consultation-liaison telepsychiatry to meet the mental health needs of complex, medically ill patients in underserved areas: a case report. Telemed J E Health. 2024;30(3):895-898.
4. Hilty, DM, Servis, ME, Nesbitt, TS, Hales, RE. The use of telemedicine to provide consultation-liaison service to the primary care setting. Psychiatric Annals. 2013;29(7):421-7.
5. Mishkin AD, Cheung S, Capote J, Fan W, Muskin PR. Survey of clinician experiences of telepsychiatry and tele-consultation-liaison psychiatry. J Acad Consult Liaison Psychiatry. 2022;63(4):334-44.
6. Penzner J, Power J, Green C, Mouallem J, Diamond R, Hong K, Maytal G. Remote liaison to families: a psychiatric response to medical care gaps created by pandemic surge conditions in New York City. Academic Psychiatry. 2021;45.
7. Potkin MT, Mishkin AD, Cheung SG, Hicks-Puig C, Magoon C, Capote J, Muskin PR. Consultation-liaison telepsychiatry: A coded thematic analysis of clinicians' reported experiences. J Acad Consult Liaison Psychiatry. 2023;64(4):340-8.
8. Resolução CFM 2.314/2022. Disponível em: https://sistemas.cfm.org.br/normas/arquivos/resolucoes/BR/2022/2314_2022.pdf.
9. Shapiro PA, Brahmbhatt K, Caravella R, Erickson J, Everly G Jr, Giles K, et al. Report of the academy of consultation-liaison psychiatry task force on lessons learned from the COVID-19 pandemic: Executive summary. J Acad Consult Liaison Psychiatry. 2021;62(4):377-386.

# 17

# Considerações finais

Mauro Shigueharu Oide Junior
Lucas Tokeshi
Isabella D'Andrea Garcia da Cruz
Júlia de Melo Koneski
Alexandre Jack Dwan

Em pouco mais de um século, esse campo que, por vezes, é chamado de medicina psicossomática, ou ainda psiquiatria de ligação, evoluiu da abordagem mais restrita ao ambiente hospitalar para uma atuação ampla, envolvendo políticas de rastreio, prevenção, otimização de recursos e atuação em equipe multidisciplinar. Desse modo, a interconsulta psiquiátrica está presente desde a atenção básica, sob forma de matriciamento, até a atenção terciária, dentro de grandes complexos hospitalares, contribuindo para o entendimento, a prevenção e o cuidado de agravos relacionados à saúde mental.

Este livro busca abordar de forma prática e direta os principais desafios que observamos na interconsulta psiquiátrica da atualidade. O intuito é oferecer uma base de referência aos colegas médicos de cada especialidade, um diálogo debruçado sobre situações reais que podem ser mais bem compreendidas e endereçadas com a devida propriedade.

Como uma obra pós-pandemia de COVID-19, ela também traz ecos da experiência adquirida nesse cenário desolador e visa aprimorar ainda mais o serviço prestado pelos profissionais de saúde, mesmo nas circunstâncias mais desafiadoras.

Diversas áreas médicas participaram da construção do material, o que faz desta uma obra privilegiada. Ao mesmo tempo, a medicina é uma arte em evolução constante. Esperamos no futuro expandir o conteúdo para ainda mais especialidades, além de acompanhar e trazer novas tecnologias que contribuam para uma assistência cada vez melhor.

# Índice remissivo